中医药文化与实用技术（上册）
Культура традиционной китайской медицины
и практические методы лечения (Том 1)

中医药文化
Культура традиционной китайской медицины

主　编　南　征　冯　健　张宁苏

副主编　付耕南　苏　颖　李峻翼　马长春　周禄荣　李　越

编　委　（按姓氏笔画排序）

马　泽　王婷婷　白傲雪　刘　旻　刘芳彤

刘婷婷　杜　薇　李向梅　李俊儒　杨福双

张　璐　陈欣舒　罗湘媛　周翔宇　胡志宇

曹　方　康　明　曾丽蓉　谢　群　褚卉阳

Главные редакторы:

Нань Чжэн, Фэн Цзянь, Чжан Нинсу

Заместители главного редактора:

Фу Гэннань, Су Ин, Ли Цзюньи,

Ма Чанчунь, Чжоу Люйжун, Ли Юэ

Редколлегия: (порядок по чертам фамилий)

Ма Зан, Ван Тинтин, Бай Аосюэ, Лю Минь, Лю Фантун, Лю Тинтин, Ду Вэй, Ли Сянмэй, Ли Цзюньжу, Ян Фушуан, Чжан Лу, Чэнь Синьшу, Ло Сянъюань, Чжоу Сянъюй, Ху Чжиюй, Цао Фан, Кан Мин, Цзэн Лижун, Се Цюнь, Чжу Хуэйян

中国中医药出版社
·北 京·
Издательство традиционной китайской медицины (Пекин)

图书在版编目（CIP）数据

中医药文化与实用技术.上册，中医药文化：汉、俄/南征，
冯健，张宁苏主编.—北京：中国中医药出版社，2021.7
ISBN 978 - 7 - 5132 - 6421- 1

Ⅰ.①中… Ⅱ.①南… ②冯… ③张… Ⅲ.①中国医药
学－文化－汉、俄 Ⅳ.① R2–05

中国版本图书馆 CIP 数据核字（2020）第 177175 号

中国中医药出版社出版
北京经济技术开发区科创十三街 31 号院二区 8 号楼
邮政编码 100176
传真 010－64405721
山东临沂新华印刷物流集团有限责任公司印刷
各地新华书店经销

开本 787×1092 1/16 印张 23 字数 534 千字
2021 年 7 月第 1 版 2021 年 7 月第 1 次印刷
书号 ISBN 978 - 7 - 5132 - 6421 - 1

定价 158.00 元
网址 www.cptcm.com

服 务 热 线 010-64405720
购 书 热 线 010-89535836
维 权 打 假 010-64405753

微信服务号 zgzyycbs
微商城网址 https://kdt.im/LIdUGr
官 方 微 博 http://e.weibo.com/cptcm
淘宝天猫网址 http://zgzyycbs.tmall.com

如有印装质量问题请与本社出版部联系（010－64405510）

前　言
Предисловие

中医药文化是中国优秀传统文化之一，也是中华文明走向世界的名片。在中国"一带一路"倡议的背景下，加快中医药文化的对外交流与合作至关重要。长春中医药大学作为东北亚中医药传播发展基地所在院校，承担着中医药文化传播与中医诊疗技术培训等重要职能，近年来与俄罗斯对外交流日益频繁。为了更好地传播中医药文化，加强中医药实用技术的培训，亟需中医药文化与实用技术的中俄双语对照教材。为此，由长春中医药大学牵头，联合国内多家高等中医药院校，在中国中医药出版社的大力支持下，编写了本套中俄双语对照教材——《中医药文化与实用技术》（上、下册）。

Традиционная китайская медицина поистине считается одним из самых выдающихся элементов китайской культуры, а также является визитной карточкой китайской цивилизации во всем мире. В контексте китайской стратегии «Один пояс-один путь» представляется важным ускорить международный обмен и сотрудничество в области традиционной китайской медицины. Базой для развития и популяризации китайской медицины в Северо-Восточной Азии стал Чанчуньский университет традиционной китайской медицины. Этот университет взял на себя важные функции распространения китайской культуры и обучения методам диагностики и лечения, а в последние годы в этом направлении особенно расширяется обмен опытом с Россией. Для более эффективного распространения культуры традиционной китайской медицины и улучшения подготовки по традиционным практикам крайне необходимы русско-китайские учебные материалы по традиционной китайской медицине и практические пособия по лечебным техникам. С этой целью под руководством Чанчуньского университета традиционной китайской медицины и целого ряда высших учебных заведений, объединенных под эгидой ООН (Организации Объединенных Наций), а также при поддержке Китайского Издательства Традиционной китайской медицины был подготовлен русско-китайский учебник——《Культура традиционной китайской медицины и практические методы лечения》 (Первый, Второй Том).

本套教材具有以下特点：

Данный сборник учебных материалов имеет следующие особенности:

1.中医理论系统全面，知识构建合理

1.Система учений традиционной китайской медицины многогранна и организована в рационально выстроенную структуру

中医药文化的传承和学习，需要中国传统文化做铺垫，同时需要了解中医学基本的理论体系。本教材从中医基础理论知识到临床应用，正本清源，遵循中医经典理论，构建完整的中医理、法、方、药学习体系。

При изучении и передаче богатейших знаний традиционной китайской медицины, дошедших до нас через многие поколения, следует иметь в виду, что в основе китайской медицины лежит традиционная китайская культура, кроме того, необходимо понимать теоретическую систему китайских медицинских учений. Данный учебник, взяв за основу совокупность классических теорий, законов, методов лечения и применения лекарственных препаратов, фокусируется на практическом применении теоретических знаний традиционной медицины.

2.中医理论贯穿始终，诊疗技术实用

2.Неизменно опираясь на теорию традиционной китайской медицины, данный учебник предлагает эффективные на практике методы лечения и диагностики.

对外交流的教材，实用性至关重要。本教材在编写过程中，充分考虑学习者的中国文化底蕴，以实用性为核心，语言简洁意赅，在充分体现中医药理念的基础上，为学习者提供简单、方便、有效的学习途径。

Для обмена опытом и знаниями в этой области очень важно обеспечить практичность учебных материалов по теории традиционной медицины. Данный сборник составлен с учетом осведомленности учащихся о традиционной культуре Китая, в нем изложены основные понятия простым языком, чтобы сделать учебный процесс более комфортным и эффективным.

3.中医思想指导实践，预防、治疗并重

3.Концепция традиционной китайской медицины основана на практичности, и профилактика так же важна, как и лечение.

中医讲求"上工治未病"。本教材突出中医养生与中医治疗的学术思想，结合因时、因地、因人制宜的思想，通过饮食、运动、情志等多方面调整人体阴阳，从而达到防病治病的目的。

В китайской медицине огромное значение придается превентивному лечению. Данный учебник содержит уникальные идеи о поддержании здоровья и лечении согласно методикам китайской медицины, принимая во внимание такие факторы влияния, как время, место и индивидуальные особенности человека; посредством корректировки режима питания, физических упражнений, эмоционального состояния и других аспектов восстанавливается баланс Инь и Ян человеческого тела, а также достигается цель профилактики и лечения заболеваний.

4.中俄交流文化互通，形式内容创新

4.Являясь новаторским по форме и содержанию, данный учебник прокладывает новые пути в направлении тесного взаимодействия и культурного обмена между Россией и Китаем.

中俄交流教材充分考虑到中医药文化特点与俄罗斯风土人情的融合。本教材经多次调研，针对俄罗斯国内常见慢性病、多发病，以及健康保健等方面的需求，将俄罗斯常用的中医治疗方法、中草药等编入教材；方药介绍以中成药为主，方便使用；药膳食疗以俄方喜食食材为主体；养生方式充分考虑俄罗斯地域寒冷等特征，结合地域特点进行教材编写。本套教材在完整介绍中医理论体系的同时，创新编写体例和内容，从中医药文化入手，以中医实用技术为核心，彰显中医药文化风采。

В содержании сборника учтены особенности культуры традиционной китайской медицины в применении к природным условиям и культурным обычаям России. Данные учебные материалы были составлены на основе целого ряда исследований, в ходе которых были выявлены самые распространенные хронические заболевания, а также наиболее частые запросы в области здравоохранения России, популярные методы лечения китайской медицины в России и самые распространенные китайские лекарства; среди лекарств приведены только запатентованные китайские препараты для безопасного использования; рекомендации по режиму питания составлены на основе вкусовых предпочтений большинства россиян; методики оздоровления также составлены, исходя из территориальных и климатических особенностей России. Хотя данный сборник и опирается на теоретическую систему традиционной медицины, в процессе его составления были привнесены новые правила и идеи применения методик, и, делая ключевой акцент на применении на практике теории китайской медицины, удалось подчеркнуть разнообразие и уникальность культуры традиционной китайской медицины.

本套教材由国家名老中医南征教授和黄永生教授分别指导上、下册的编写工作。为加强顶层设计和实用性，编委会成员多次召开编写研讨会，并与俄方专家进行交流。经过多方努力，在中国中医药出版社的大力支持下，在长春中医药大学、天津中医药大学、辽宁中医药大学、石家庄医学高等专科学校、河北中医学院等多所中医药院校专家的共同努力下，本套对外交流教材的编写工作得以顺利完成。在此，对各编写单位和专家表示衷心的感谢！希望本套教材的出版，能够在中医药文化对外交流方面起到积极的推动作用。

Над составлением и редакцией данных учебных материалов работали знаменитые профессора китайской медицины - Нань Чжэн и Хуан Юншэн. В целях повышения эффективности и практичности издания, члены редколлегии провели ряд подготовительных семинаров и обменялись мнениями с российскими экспертами. Приложив немало усилий, при мощной поддержке Китайского Издательства Традиционной китайской медицины, благодаря усердному труду специалистов из Чанчуньского университета традиционной китайской медицины, Тяньцзиньского университета традиционной китайской медицины, Ляонинского университета традиционной китайской медицины, Высшей Медицинской школы в Шицзячжуане, Китайской медицинской академии Хэбэя и многих других учреждений традиционной китайской медицины, удалось успешно завершить подготовку этого учебника. Выражаем искреннюю благодарность всем редакторам и специалистам, принимавшим участие в подготовке учебника! Мы надеемся, что публикация этого сборника учебных материалов сыграет положительную роль в международном культурном обмене, а также обмене опытом в области традиционной китайской медицины.

本套教材编写团队虽竭尽心智，精益求精，但由于编写时间有限，仍有一定的提升空间，敬请中俄双方的专家多提宝贵意见。

Несмотря на то, что издатели учебника приложили максимальные усилия к составлению данных материалов, но из-за ограниченности во времени в содержании могут присутствовать некоторые пробелы; просим специалистов китайской и российской стороны дать нам обратную связь и поделиться своими предложениями по дополнению данного сборника.

南征　冯健　张宁苏

Нань Чжэн, Фэн Цзянь, Чжан Нинсу

2020年9月

Сентябрь, 2020 г.

编写说明
От редакции

　　自古以来，中医药就是古丝绸之路沿线国家交流合作的重要内容。近年来，随着健康观念和医学模式的转变，中医药在防治常见病、多发病、慢性病及重大疾病中的疗效和作用日益得到国际社会的认可和接受。在"一带一路"中医药文化走向世界的大背景下，中医药作为民心相通的"健康使者"，已在"一带一路"沿线人民心中生根开花。为加强与"一带一路"沿线国家在中医药领域的交流与合作，开创中医药全方位对外开放的新格局，由长春中医药大学牵头，组织多家中医药高等院校专家共同编写了中俄交流对外教材《中医药文化与实用技术》，《中医药文化》是其中的上册。本套教材的编写是依据中医药人才培养规律和国际教学的实际，以全面提高中医药国际人才的培养质量、弘扬中医药文化、提升临床诊疗质量为目标，旨在正本清源，突出中医药临床治疗实效特点。本教材供俄罗斯中医人才培养和中医爱好者使用。

С древних времен китайская медицина была важнейшим элементом культурного обмена и международного сотрудничества стран, расположенных вдоль Шелкового пути. В последние годы, в связи с изменением концепции здорового образа жизни и методов лечения, значение и популярность традиционной китайской медицины в борьбе с распространенными хроническими и тяжелыми заболеваниями растет с каждым днем. В рамках стратегии "Один пояс - один путь" культура китайской медицины распространяется по всему миру, традиционная китайская медицина выступает как "посланник здоровья" и пользуется огромной популярностью в странах вдоль Шелкового пути. В целях укрепления сотрудничества со странами вдоль «Пояса и пути» в области традиционной китайской медицины, и создания новых исследовательских структур, обеспечивающих всестороннюю открытость традиционной китайской медицины, под руководством Чанчуньского университета, специалисты высших учебных заведений совместными усилиями подготовили учебные материалы для китайско-российского взаимодействия по вопросам китайской медицины: «Культура традиционной китайской медицины и практические методы лечения», где «Культура традиционной китайской медицины》- содержится в первом томе. Учебные материалы были подготовлены в соответствии со стандартами обучения медицинских работников и опытом международных практик, чтобы вывести качество обучения на международный уровень, популяризировать культуру традиционной китайской медицины, повысить качество клинической диагностики и лечения, а также подчеркнуть особенности и эффективность методик китайской медицины. Данный сборник предназначен для подготовки специалистов, а также для тех, кто интересуется традиционной китайской медициной в России.

漫漫历史长河，不同国家和不同民族形成了丰富多彩、各具特色的传统医药体系。中医药是其中的杰出代表，具有独特的生命观、健康观、疾病观、防治观，不仅为中华民族繁衍生息作出了巨大贡献，也对世界文明进步产生了积极影响。作为中华优秀传统文化的重要载体，中医药在促进文明互鉴、维护人民健康等方面发挥着重要作用。本册教材为上册。

С течением истории, в разных странах сформировались разнообразные, по-своему уникальные системы традиционной медицины. Особое место среди них занимает традиционная китайская медицина - она представляет собой систему уникальных взглядов на жизнь, здоровье, заболевания и профилактику; традиционная медицина не только внесла огромный вклад в развитие и процветание китайской нации, но и оказала большое влияние на эволюцию мировой цивилизации. Будучи важным носителем выдающейся традиционной культуры Китая, китайская медицина играет огромную роль в развитии межкультурного обмена и поддержании здоровья людей. Учебные материалы данного учебника составляют Первый том.

本教材正文部分的内容共分七章。第一章中医经典文化，主要介绍中医药基本理论与中医辨证论治的基本原则；第二章中成药，主要介绍常用中成药的临床用法；第三章中医特色疗法，主要介绍除中药以外具有良好临床疗效的其他治疗方法；第四章中医养生，主要介绍以中医理论为指导，运用调神、导引、四时调摄、食养、药养等方法颐养生命、增强体质、预防疾病的保健方法；第五章中医经典书籍，主要介绍中医学重要的理论专著，介绍了中医药医疗经验和学术理论；第六章中医流派，主要介绍不同时期中医药专家对中医学术思想深入研究和临床实践不断挖掘与总结；第七章中医趣闻，主要把深奥的中医药知识用趣闻轶事、典故等生动活泼、通俗易懂的形式表现出来。

Данный учебник состоит из семи глав. Глава 1 - «Классическая культура китайской медицины» представляет основные теории и базовые концепции комплексной диагностики и лечения в традиционной китайской медицине; в главе 2 - «Китайские лекарственные препараты» - говорится об основных лекарственных препаратах и методах лечения; глава 3 - «Специфические методы лечения в традиционной китайской медицине» - об уникальных эффективных методиках лечения, применяемых помимо лекарственных препаратов; в главе 4 - «Поддержание здоровья в китайской медицине» представлены различные подходы к оздоровлению организма и профилактике заболеваний, такие, как: регулирование настроения, оздоровление в разные времена года, поддержание здоровья через режим питания, прием лекарств и т.д.; в главе 5 - «Классическая литература традиционной китайской медицины» представлены важнейшие теоретические источники китайской традиционной медицины, в которых собраны основные теории и практические знания предшественников; глава 6 - «Направления китайской медицины» - об исследованиях и главных открытиях выдающихся китайских врачей в разные периоды истории Китая; в главе 7 - «Интересные истории традиционной китайской медицины» представлены самые увлекательные предания и истории врачей, а также даны объяснения и происхождения некоторых устойчивых выражений.

国家名老中医南征教授负责本册教材整体编写大纲的设计和学术指导，具体编写分工为：第一章由苏颖、周禄荣、褚卉阳、李向梅编写；第二章由李越、张璐、谢群编写；第三章由白傲雪、周翔宇、刘婷婷编写；第四章由付耕南、胡志宇、刘芳彤编写；第五章由李俊儒、曾丽蓉、李峻翼、马长春、陈欣舒编写；第六章由康明、王婷婷、罗湘媛编写；第七章由杜薇、杨福双、马泽、曹方、刘旻编写。全书由主编南征、冯健、张宁苏负责统稿审修。

Научный руководитель и главный редактор учебных материалов данного учебника - профессор Нань Чжэн. Также над изданием работали: Глава 1 - Су Ин, Чжоу Люйжун, Чжу Хуэйян, Ли Сянмэй; Глава 2 - Ли Юэ, Чжан Лу, Се Цюнь; Глава 3 - Бай Аосюэ, Чжоу Сянъюй, Лю Тинтин; Глава 4 - Фу Гэньнань, Ху Чжиюй, Лю Фантун; Глава 5 - Ли Цзюньжу, Цзэн Лижун, ЧжанЦзюньи, МаЧанчунь, Чэнь Синьшу; Глава 6 - Кан Мин, Ван Тинтин, Ло Сянъюань; Глава 7 - Ду Вэй, Ян Фушуан, Ма Цзэ, Цао Фан, Лю Минь. Составителями и редакторами учебника являются Нань Чжэн, Фэн Цзянь и Чжан Нинсу.

在本教材编写过程中，得到了长春中医药大学校领导和国际交流合作处领导的大力支持，同时也得到了中国中医药出版社责任编辑的精心指导、严格把关，在此一并表示感谢！

Также хотим выразить благодарность за поддержку и помощь в подготовке и организации издательского процесса руководству Чанчуньского университета традиционной китайской медицины и руководству Отдела международного обмена и сотрудничества, а также Издательству Традиционной китайской медицины!

本教材全体编委会老师反复研究、探讨国际交流合作教材的编写模式，虽竭尽所能，但仍有不足之处，敬请各位同道不吝赐教。

Все учебные материалы данного сборника были тщательно подобраны специалистами нашей редакционной коллегии и составлены по образцам международных учебников; и хотя в это издание было вложено много усилий, в нем могут быть некоторые недостатки, поэтому мы будем рады получить от Вас обратную связь.

《中医药文化》编委会

Редакционная коллегия учебника

«Культура традиционной китайской медицины»

2021年4月

Апрель, 2021 г.

目　录
Содержание

第二章 中成药

Глава 2 Китайские лекарственные препараты

第三章 中医特色疗法
Глава 3 Специфические методы лечения в традиционной китайской медицине

第四章 中医养生

Глава 4 Поддержание здоровья в китайской медицине

第五章 中医经典书籍

Глава 5 Классическая литература традиционной китайской медицины

第六章　中医流派
Глава 6　Направления китайской медицины

第七章　中医趣闻
Глава 7　Интересные истории традиционной китайской медицины

第一章　中医经典文化

Глава 1 Классическая культура китайской медицины

第一节　基础篇
Раздел 1　Основы

一、阴阳学说　　　1　Учение о Инь и Ян

阴阳学说是在气学说的基础上建立起来的中国古代的对立统一理论，体现了中华民族辩证思维的特点。阴阳学说认为，物质世界以气为本原，气有阴阳之分，事物和现象通过阴阳二气的相互交感而产生，又在阴阳二气的对立、互根、消长、转化等相互作用下不断地发展和变化。中医学把阴阳学说应用于医学，形成了中医学的阴阳学说。作为中医学特有的认识论和方法论，阴阳学说从哲学的高度促进了中医学理论体系的形成和发展，是理解和掌握中医学理论体系的一把钥匙。故《灵枢·病传》说："明于阴阳，如惑之解，如醉之醒。"

Учение о Инь и Ян — это древняя китайская теория о единстве противоположностей, построенная на основе учения о Ци и передающая особенности диалектического мышления китайской нации. В учении о Инь и Ян говорится, что материальный мир основан на энергии ци, ци имеет два проявления: Инь и Ян, вещи и явления возникают через взаимодействие Инь и Ян, а также постоянно развиваются и изменяются под влиянием противоположности, согласованности, взаимодействия, уменьшения и увеличения, трансформаций Инь и Ян. Учение о Инь и Ян оказало влияние на развитие традиционной китайской медицины и стало неотъемлемой ее частью. Подстраиваясь под особые знания и методологию китайской медицины, учение о Инь и Ян с философских вершин перекочевало в область медицины и способствовало трансформации и развитию теории китайской медицины, стало ключом к пониманию основ системы традиционной китайской медицины. В «Каноне Таинственной сути - Трансформации болезни» говорится: «Понимание Инь и Ян - это как прозрение, как пробуждение.»

（一）阴阳的基本概念　　　1.1　Основные понятия Инь-Ян

所谓阴阳，是对自然界相互关联的某些事物或现象对立双方属性的概括。从其内涵讲有二：其一，阴阳是指宇宙物质世界中两种不同特性的气；其二，阴阳是描述相互关联、相互对立事物特性的哲学范畴。阴阳的外延可概括为：凡是剧烈运动着的、外向的、上升的、温热的、明亮的、动能的、兴奋的，都属于阳；相对静止着的、内守的、下降的、寒冷的、晦暗的、物质的、抑制的，都属于阴。

Инь и Ян - это общее понятие взаимосвязанных и противостоящих друг другу явлений и сил природы. С точки зрения содержания это, во-первых, два проявления ци Вселенной и материального мира; во-вторых, это философская категория, описывающая свойства взаимосвязанных и противоположных друг другу вещей. Внутри понятия Инь-Ян можно выделить: категорию Ян, которая включает в себя все бурные, экстравертные, восходящие, яркие, подвижные, теплые и волнующие явления; категория Инь, напротив, объединяет все внутренние, интровертные, нисходящие, холодные, мрачные, материальные и ограничивающие явления.

《素问·阴阳应象大论》说："阴阳者，天地之道也，万物之纲纪，变化之父母，生杀之本始，神明之府也。"这是中医学对阴阳基本概念的经典表述。宇宙间的一切事物或者事物内部都包含着相互对立的阴阳二气两个方面，由于阴阳二气之间对立统一的不断运动，推动了事物的发生、发展和演变。阴阳是宇宙万物新生、发展、消亡等运动变化的规律、纲领和内在动力。

В 《Трактате Желтого императора - Рассуждения об учении Инь-Ян》 говорится: «Инь-Ян - это воля неба, закон и порядок всего материального мира, родитель всех изменений, источник жизни и смерти, дом Высшего разума». Это классическая формулировка основных понятий Инь и Ян в китайской медицине. Все явления и объекты Вселенной содержат в себе две стороны энергии ци: Инь и Ян, благодаря бесконечному противостоянию и взаимодействию Инь и Ян происходит возникновение, развитие и трансформация всего сущего. Инь-Ян - это закономерность, главный смысл и движущая сила зарождения, развития и смерти всей Вселенной.

（二）阴阳的基本特性　　1.2 Главные характеристики Инь-Ян

1.普遍性

1.2.1 Универсальность

阴阳是天地万物发生发展、运动变化的总规律，因此阴阳的对立统一法则广泛存在。不论是时间范畴的春夏秋冬、昼夜晨昏及空间范畴的天地、上下、内外、左右，还是生物界的雌雄牝牡及人体的男女、血气、脏腑、经络等，凡属于相互对立、相互关联的事物和现象，或同一事物相互对立统一的两个方面，皆可以用阴阳来分析概括。

Инь-Ян - это общий закон рождения, развития и изменений всего сущего, поэтому принцип единства противоположностей распространяется на всю Вселенную. Будь то категория времени с ее временами года (весна, лето, осень, весна), временем суток (утро, день, вечер и ночь), или категория пространства (небо и земля, верх, низ, право, лево), или самки и самцы, мужчины и женщины, жизненные силы, внутренние органы, меридианы и коллатерали и т.д. - все взаимосвязано по закону единства противоположностей двух проявлений ци - Инь и Ян, каждую категорию можно проанализировать через призму учения о Инь и Ян.

2.相关性

1.2.2 Взаимосвязь

用阴阳属性划分的事物和现象，或一个事物的两个方面，必须是相互关联的，即必须在同一范畴或同一层次当中。这样才能用阴阳来概括说明，否则不构成阴阳关系。如昼与夜、热与寒、火与水、气与血等彼此相互关联，又相互对立，可以用阴阳来概括；而血与火、气与水不属于相互关联的事物，则不能用阴阳来区分其属性。

С помощью Инь-Ян можно разделить все явления и объекты, или выявить оба проявления ци у каждого объекта, только если объекты находятся в одной категории или на одном уровне. Только так можно объяснить взаимодействие Инь-Ян, иначе никакой взаимосвязи с между проявлениями ци не возникнет. Если взять день и ночь, жару и холод, огонь и воду, ци и кровь и другие сопоставления, то между ними выстраивается взаимосвязь и присутствует противопоставление, и к ним можно применить теорию Инь-Ян; а если взять кровь и огонь, ци и воду, то, поскольку это не связанные друг с другом объекты и явления, то их нельзя разделить по теории Инь и Ян.

3.相对性

1.2.3 Относительность

事物的阴阳属性并不是绝对的，而是相对的。如朱震亨《局方发挥》言："阴阳二字，固以对待而言，所指无定在。"这种相对性体现在阴阳的无限可分性和阴阳的相互转化性。

所谓无限可分性，指对立统一的两种事物或一种事物的两个方面可以分为阴阳，而阴或阳的任何一方，还可以再分阴阳，即阴中有阳，阳中有阴，阴阳中复有阴阳。例如：昼为阳，夜为阴。白昼当中，上午为阳中之阳，下午为阳中之阴；黑夜之时，前半夜为阴中之阴，后半夜为阴中之阳。事物这种不断地用阴阳一分为二的规律，在自然界是普遍存在的。故《素问·阴阳离合论》说："阴阳者，数之可十，推之可百，数之可千，推之可万，万之大不可胜数，然其要一也。"

　　所谓相互转化性，指事物的阴阳属性在一定条件下可以发生相互转化，阴可以转化为阳，阳也可以转化为阴。例如，在一年四季中，气温的寒热性质可发生转化，属于阳的夏季可以转化成属于阴的冬季，反之亦然。如此，阴阳转化，周而复始。事物阴阳属性的相互转化，揭示其运动的规律性和复杂性。故《素问·阴阳应象大论》说："重阴必阳，重阳必阴。"

Инь и Ян всех вещей не абсолютно, а относительно. Как сказал Чжу Чжэньхэн в «Рассуждениях об официальном рецепте»: «Инь и Ян - эти два иероглифа прочно устоялись в языке, но их значение неопределенно». Эта относительность Инь-Ян проявляется в их неотделимости и взаимном преобразовании.

Неотделимость указывает на то, что каждый объект обладает двумя проявлениями ци - Инь и Ян, и каждое из этих проявлений также можно поделить на Инь и Ян, то есть внутри Инь есть Ян, а внутри Ян - Инь. Например: День соответствует Ян, ночь - Инь. В дневное время суток, время до полудня соответствует Ян, после полудня - Инь; в ночное время, до полуночи - период Инь, а после полуночи - Ян. Этот закон деления всех явлений и объектов на Инь и Ян действует во всей природе. В «Трактате Желтого императора - о теории Инь и Ян» говорится: «Суть Инь-Ян можно выразить так: если число десять, то оно может содержать в себе сотню, сотня может насчитывать тысячу, тысяча - десять тысяч, а десять тысяч содержат в себе бесконечность, и все же представляют собой единое целое».

Взаимная трансформация Инь и Ян указывает на то, что при определенных условиях они могут преобразовываться друг в друга, Инь может трансформироваться в Ян, а Ян- в Инь. Например, в году - четыре времени года, летний зной преобразуется, то есть Ян летнего сезона трансформируется в Инь зимы, и наоборот. Таким образом, Инь-Ян трансформируется и это происходит постоянно. Взаимосвязь и преображение Инь и Ян явлений и объектов - это закономерный и сложный процесс. В «Трактате Желтого императора - о теории Инь и Ян» говорится: «Из Инь рождается Ян, из Ян рождается Инь ».

4.规定性

1.2.4 Определенность

　　阴阳学说作为认识论、方法论，依据阴阳属性的特征，可将自然界相互对立、相互关联的事物或现象分成阴阳两类。《素问·阴阳应象大论》指出："水火者，阴阳之征兆也。"水为阴，其性寒凉、湿润、向下；火为阳，其性温热、干燥、向上。阴阳学说以水火作为阴阳的征象，反映了阴阳的基本特性。如此推演下去，即可以用来说明事物的阴阳特性。一般而言，凡是运动的、外向的、上升的、温热的、明亮的、兴奋的，都属于阳；相对静止的、内守的、下降的、寒冷的、晦暗的、抑制的，都属于阴。在医学领域中，将对于人体具有温煦、推动、兴奋等作用的物质或功能，归属于阳；具有滋润、凝聚、抑制作用的物质或功能，归属于阴。根据这一原则，建立了以阴阳为纲，把时间、空间，人的性别、体质、形体，以及病因、证候、药物等视为一个有机整体的宇宙观。

Согласно гносеологии и методологии учения о Инь и Ян с его теорией единства и борьбы противоположностей всех явлений и объектов природы, можно разделить все объекты и явления на две категории. В 《Трактате Желтого императора - о теории Инь и Ян》 написано: «Вода и Огонь - как Инь и Ян». Вода соответствует Инь, свойства: холод, влага, низ; Огонь соответствует Ян, свойства: тепло, сухость, верх. В учении о Инь и Ян используются обозначения Воды и Огня, в них отображаются основные характеристики Инь-Ян. Таким образом, можно сделать вывод о том, что с их помощью можно пояснять особенности Инь-Ян всех объектов и явлений. Как правило, все, что движется, находится с внешней стороны, поднимается, выделяет тепло, ярко выглядит, пробуждает - относится к Ян; все, что неподвижно, находится внутри, снижается, приносит холод, выглядит темно и сдержанно - относится к Инь. В области медицины вещества или функции, которые оказывают на человеческий организм тепловой эффект, приводят в движение, возбуждают и т.д. - относятся к Ян; вещества и функции, оказывающие увлажняющий, конденсирующий или тормозящий эффект - относятся к Инь. Согласно этому принципу было установлено, что время, пространство, пол человека, телосложение, причины заболеваний, симптомы, препараты и др. - взаимосвязаны и представляют собой единую систему.

自然界和人体的阴阳属性归类，见表1-1。

Классификация свойств Инь и Ян в природе и в организме человека представлена в таблице 1-1.

表1-1　阴阳属性归类表

属性	空间	时间	季节	温度	湿度	重量	性状	亮度	事物运动状态
阳	上 外 左 南 天	昼	春夏	温热	干燥	轻	清	明亮	上升 运动 兴奋 亢进
阴	下 内 右 北 地	夜	秋冬	寒凉	湿润	重	浊	晦暗	下降 静止 抑制 衰退

Таблица 1-1 Классификация свойств Инь и Ян

Элемент	Пространство	Время	Сезон	Температура	Влажность	Тяжесть/легкость	Свойство	Яркость	Свойства явлений и объектов
Ян	верх, внешняя, левая сторона, юг, небо	Утро	Весна и лето	Тепло и жара	Сухость	Легкость	Чистота	Яркий, светлый	восходящий, активный, возбужденный, нарастающий
Инь	низ, внутренняя, правая торона, север, земля	Ночь	Осень и зима	Прохлада и мороз	Сырость	Тяжесть	Мутность	Тусклый, темный	нисходящий, застойный, ограничивающий, падающий

（三）阴阳学说的基本内容　　1.3 Основы учения о Инь и Ян

　　阴阳学说，主要是对阴阳的相对属性的认识和对阴阳之间运动变化规律的把握。阴阳之间的运动变化，包括了阴阳之间相互交感、相互对立、互根互用、制约消长及相互转化的关系。

　　Учение о Инь и Ян основано на взаимодействии свойств Инь и Ян, а также на понимании законов их трансформации и движения. Движение и преобразование Инь-Ян включают в себя взаимную согласованность, противоположность, взаимозависимость, рост и падение, а также взаимную трансформацию.

1.阴阳交感

1.3.1 Согласованность Инь и Ян

　　阴阳的交合感应，是指阴阳二气在运动中相互感应而交合，亦即相互发生作用的过程。中国古代哲学认为，宇宙万物的化生，来源于阴阳二气相互感应交合的运动变化。阴阳交感是万物生成和变化的肇基，是万物运动发展的原动力。在自然界，天之阳气下降，地之阴气上升，阴阳二气相互感应、交合而化生出万物，形成阳光、雨露、云雾、雷电，乃至生命。在阳光雨露的沐浴滋润下，万物得以发育成长，生机勃勃。就人类生命而言，男女媾精，阴阳和合，才有新生命个体的诞生，人类才得以繁衍。因此，如果没有阴阳二气的交感运动，就没有自然界万物的化生与变化，也就没有生命。

　　Согласованность Инь и Ян представляет собой процесс, при котором Инь и Ян взаимодействуют и согласуются друг с другом в движении. Согласно древней китайской философии, источником метаморфоз Вселенной является согласованное взаимодействие и движение Инь и

Ян. Согласованность Инь-Ян — это основа зарождении и изменения всего сущего, это движущая сила развития всей Вселенной. В природе с уменьшением Ян неба возрастает Инь земли, Инь-Ян согласуются, взаимодействуют и создают все: солнечный свет, дождь и росу, облака и туман, гром и молнию, и даже жизнь. Под воздействием солнечного света и влажности дождя и росы все живое активно расцветает и развивается. Что касается жизни человека, то при единении мужчины и женщины, достижении баланса Инь-Ян, рождаются новые люди, и только так люди способны размножаться. Таким образом, если бы между Инь и Ян отсутствовала согласованность, то развитие и трансформация всего живого была бы невозможна, а значит, не было бы жизни.

阴阳交感的前提，在于阴阳二气的平衡协调。若没有阴阳二气的交感运动，新的事物就不会产生。只有阴阳二气相互感应而交融结合，在运动中达到和谐的状态，才能使对立着的阴阳双方实现统一，从而产生自然万物，包括产生人类。可见，阴阳二气的运动及其和谐是实现阴阳交感的基础条件。

Первопричина согласованности Инь и Ян заключается в сохранении баланса между ними. Если бы между Инь и Ян не было согласованности, то зарождение новых жизней было бы невозможным. Только при согласованном взаимодействии Инь и Ян достигается гармония движения энергий, только тогда появляется единство противоположных проявлений ци, и только тогда создается все сущее, в том числе и человек. Очевидно, что движение и гармония взаимодействия двух проявлений ци являются основными факторами согласованности Инь-Ян.

2.阴阳对立

1.3.2 Противоположность Инь и Ян

阴阳的对立制约，一方面是指阴阳二气的功能特征、作用趋向对立相反，即阴内聚、成形，阳外趋、活动，阴阳的这种特性促成了阴阳二气消长平衡的运动变化；另一方面是就哲学范畴而言，在自然界的一切事物和现象中，同一范畴内的两个方面，其特性相互对立相反，如天地、上下、内外、左右、动静、明暗、寒热等。阴阳的这种相互对立统一的特性，反映出自然界一切事物或现象都存在着相互制约，如温暖阳热可以驱散寒凉阴冷，水可以制约火。阴阳双方制约的结果，使事物取得了动态平衡。在一定的限度内，阴阳双方保持着相互对立、相互制约的关系。如春、夏、秋、冬四季有温热寒凉的气候变化。春夏为阳，秋冬为阴，春夏之阳与秋冬之阴相对，但它们又相互制约。夏季本来炎热阳盛，但夏至以后阴气渐生，以制约火热之阳气；而冬季本来寒冷阴盛，但冬至以后阳气渐起，以制约严寒之阴气。春夏所表现的温热是因为春夏阳气日渐隆盛制约了秋冬的寒凉之气，而秋冬所表现的寒凉是因为秋冬阴气日渐充盛制约了春夏的温热之气。如此循环往复，年复一年。因此，阴阳的相互对立制约是自然界万事万物的运动变化、协调平衡的普遍规律。

Под противоположностью Инь и Ян подразумевается, с одной стороны, разнонаправленность их функциональных характеристик и назначения: Инь скапливается внутри, а Ян направлено вовне, и эта особенность определяет баланс между двумя энергиями и их трансформацию. С другой стороны, если рассматривать их как категории философии, все объекты и явления в рамках одной категории делятся на противоположные друг другу - на Инь или Ян, например: небо и земля, верх и низ, внутреннее и внешнее, лево и право, активное и спокойное, яркое и темное, холодное и горячее и т.д. Эта особенность взаимного противостояния и единства Инь и Ян отражает взаимосвязь всех объектов и явлений природы, например тепло Ян может рассеять холод Инь, а вода может потушить огонь. В результате, взаимное ограничение Инь-Ян приводит все живое в состояние динамического равновесия. В определенной степени Инь и Ян поддерживают взаимное противостояние и сдерживают друг друга. Например, как перемены погоды весной, летом, осенью и зимой. Весна и лето соответствуют Ян, осень и зима - Инь, Ян весны и лета противостоит Инь осени и зимы, они также сдерживают друг друга. Изначально в летний период процветает Ян с его палящим зноем, но после летнего солнцестояния постепенно начинает возрастать Инь, сдерживающая жар Ян; так же и зимой: сперва преобладает холодная Инь, но после зимнего солнцестояния постепенно возрастает Ян, подавляющий холод Инь. Тепло и жара весеннего и летнего периодов обусловлены тем, что энергия Ян подавила холод Инь осеннего и зимнего периодов, а холод осени и зимы, в свою очередь, обусловлен постепенным подавлением жаркого Ян и преобладанием энергии Инь. И так по кругу, год за годом. Таким образом, взаимное противостояние и сдерживание энергий Инь-Ян — это общая закономерность движения, развития и равновесия всех предметов и явлений в природе.

3.阴阳互根

1.3.3 Взаимозависимость Инь и Ян

阴阳的互根互用，是指阴阳双方互为根本、相互为用。具体而言，阴阳双方互为存在的基础，任何一方都不能脱离对方而单独存在，并且阴阳双方在相互依存的基础上不断地资生，促进和助长对方，即阴为阳之基，阳为阴之用。

就阴阳二气而言，属于同一事物（物质）的阴阳两种不同性质的气是相互依存、互根为一体、相互为用的。如人体阳气，是以阴精的存在为基础；而人体之阴精的内守，则需阳气的密固。并且，阴精与阳气相互为用、相互资生。

Взаимозависимость Инь и Ян подразумевает единство истоков этих энергий, а также их влияние друг на друга. В частности, что касается основ существования Инь-Ян - они не могут существовать по отдельности, более того, обе стороны зависят друг от друга, они непрерывно помогают друг другу, Инь - основа Ян, а Ян существует благодаря Инь.

Что касается двойственности Инь-Ян, то несмотря на разницу проявлений ци, они имеют единые истоки и зависят друг от друга. Например, благодаря энергии Ян в человеческом теле присутствует энергия Инь, а концентрация энергии Инь нуждается в активности Ян. Кроме того, энергии Инь и Ян нуждаются друг в друге, восполняют друг друга.

就哲学范畴而言，同一范畴内的阴阳两个方面是不可分割的。例如：以上与下而言，上为阳，下为阴。没有上，也就无所谓下；没有下，也就无所谓上。以内外而言，外为阳，内为阴。没有外，也就无所谓内；没有内，也就无所谓外。以寒热而言，热为阳，寒为阴。没有热，也就无所谓寒；没有寒，也就无所谓热。

С философской точки зрения Инь-Ян в одной категории являются неотделимыми. Например: если взять верх и низ, то верх — это Ян, низ - Инь. Если не будет верха, то низ не будет иметь значения; так же и без низа верх не будет ничего значить. Если взять внутреннее и внешнее, то внешнее — это Ян, внутреннее - Инь. Если не будет внешнего, то внутреннее не будет иметь значения; так же и без внутреннего - внешнее не будет ничего значить. Если взять холод и жар, то жар — это Ян, холод - Инь. Если не будет жара, то холод не будет иметь значения; если не будет холода, то и жар не будет иметь значения.

中医学用阴阳互根互用的特征来阐述人体生理功能和生理物质之间的关系。如《素问·阴阳应象大论》中所总结的"阴在内，阳之守也；阳在外，阴之使也"。即固守于体内的生理物质（阴），是机体外在功能活动（阳）的物质基础；机体外在的功能活动（阳），是体内生理物质（阴）的外在表现。

В традиционной китайской медицине свойство взаимозависимости Инь и Ян используется для объяснения взаимосвязей между физиологическими функциями и веществами в жизненных процессах человеческого организма. Как сказано в 《Трактате Желтого императора - о теории Инь и Ян》, «Инь - внутри, и Ян его охраняет, Ян - вовне, и Инь ему помогает». Скрытые внутри организма физиологические вещества (Инь) являются основой внешней активности организма (Ян); внешняя активность организма (Ян), является проявлением внутренних физиологических процессов (Инь).

如果由于某些原因，阴阳之间的这种互根互用关系遭到破坏，阴或阳的某一方虚损，日久可以导致对方的不足，就会形成"阴损及阳"或"阳损及阴"的阴阳互损的病变。当阴阳之间不能相互依存而分离决裂时，导致有阴无阳或有阳无阴，"孤阴不生，独阳不长"，甚至"阴阳离决，精气乃绝"。

Если по каким-то причинам эта взаимосвязь между Инь и Ян нарушена, то возникает недостаточность одной из энергий, которая постепенно приводит к недостаточности другой, - это может привести к патологическим изменениям в организме на фоне «недостатка Инь и влияния на Ян» или «чрезмерной активности Ян и дефицита Инь» и т.д. Когда между Инь и Ян нарушается взаимозависимость и проявляется дисбаланс, кэто приводит к «отделению Инь, упадку Ян» или даже к «полному разделению Инь-Ян и упадку жизненных сил».

4.阴阳消长

1.3.4 Рост и спад Инь и Ян

阴阳消长，是指阴阳双方的增减、盛衰、进退的运动变化。阴阳对立双方不是处于静止不变的状态，而是始终处于此盛彼衰、此增彼减、此进彼退的运动变化之中。所谓的"消长平衡"是指阴和阳之间的平衡，是在一定限度内的"阴消阳长""阳消阴长"之中维持着相对的平衡。阴阳消长的运动变化形式体现在阴阳互为消长和阴阳皆消皆长两方面。

Рост и спад Инь и Ян указывают на взаимные изменения между энергиями, их подъем, спад и движение. Противостояние Инь-Ян — это не статический процесс, а наоборот, процесс постоянного движения, роста и спада, расцвета и упадка, увеличения и уменьшения. Так называемое «динамическое равновесие» — это баланс между Инь и Ян, сохранение и поддержка определенного равновесия между энергиями. Динамические изменения между Инь и Ян проявляются во взаимном росте и спаде энергий.

（1）阴阳互为消长　导致阴阳互为消长的根本原因，在于阴阳对立制约的关系。在阴阳双方彼此对立制约过程中，阴与阳之间可出现一方增长而另一方削减，或一方削减而另一方增长的互为消长的变化。前者称为此长彼消，包括阳长阴消或阴长阳消；后者称为此消彼长，包括阳消阴长或阴消阳长。如四时气候相对稳定的周期性变化，是自然界阴阳之气消长变化的结果。从冬至春及夏，气候从寒冷逐渐转暖变热，即为"阳长阴消"的过程；由夏至秋及冬，气候由炎热逐渐转凉变寒，即为"阳消阴长"的过程。

(1) Взаимный рост и спад. Инь и Ян Взаимный рост и спад Инь-Ян лежат в основе взаимного противостояния энергий. В процессе взаимного сдерживания Инь-Ян происходит рост одной энергии на фоне спада другой, и наоборот. В первом случае - это свойство можно назвать взаимными изменениями, когда Ян увеличивается на фоне спада Инь, или когда Инь растет на фоне спада Ян; во втором случае - это обратная взаимосвязь, когда при росте одного элемента второй идет на спад, и наоборот. Изменения погоды по временам года - есть резуль-

тат обратной взаимосвязи Инь-Ян. От зимнего солнцестояния до весны и лета погода постепенно становится теплее, то есть происходит процесс «повышения Ян и уменьшения Инь»; от летнего солнцестояния до осени и зимы жара постепенно идет на спад и наступает холод, то есть происходит «спад Ян и рост Инь».

（2）阴阳皆消皆长　导致阴阳皆消皆长的根本原因，在于阴阳互根互用的关系。在阴阳双方彼此互根互用过程中，阴与阳之间会出现一方增长而另一方亦增长，或一方消减而另一方亦消减的皆消皆长的变化。前者称为此长彼长，包括阴随阳长或阳随阴长；后者称为此消彼消，包括阴随阳消或阳随阴消。如上述的四时气候变化中，随着春夏气温的逐渐升高而降雨量逐渐增多，即为"阴随阳长"的过程；随着秋冬气温的转凉而降雨量逐渐减少，即为"阴随阳消"的过程。

(2) Совместный рост и спад Инь и Ян. Совместный рост и спад обусловлен взаимозависимостью энергий Инь и Ян. В процессе взаимодействия Инь и Ян может возникнуть рост одного элемента на фоне роста другого или спад одного элемента на фоне спада другого. В первом случае — это свойство можно назвать взаимным ростом, который проявляется в параллельном увеличении Инь и Ян; во втором случае - взаимныым спадом, который выражается в параллельном уменьшении Инь и Ян. На примере перемены погоды по временам года можно наблюдать, что при постепенном повышении температуры весной и летом увеличивается количество дождей, то есть происходит процесс «роста Инь вслед за Ян»; а при понижении температуры осенью и зимой количество осадков уменьшается, то есть происходит «спад Инь вслед за Ян».

阴阳消长主要表现为阴阳双方的增减、盛衰运动稳定在一定限度、一定时间内的和谐、匀平状态，即阴阳平衡。这是万事万物自身运动所形成的最佳状态。阴阳平衡，反映了阴阳之间对立制约和互根互用关系的协调稳定，自然界表现为正常的气候变化。因此，尽管阴阳的消长是绝对的，平衡是相对的，但保持阴阳双方在消长运动过程中的动态平衡极重要。彼此只有在不断的消长中维持动态平衡，才能促进事物运动变化，才能推动事物的正常发展。

Рост и спад Инь-Ян проявляются во взаимном увеличении или уменьшении, расцвете и упадке, устойчивом движении энергий в определенной степени и в определенное время, - это и является балансом и равновесием Инь и Ян. Это самое лучшее состояние, в котором может находиться все живое в природе. Баланс Инь-Ян выражается в противостоянии и взаимозависимости энергий, в природе это проявляется в виде нормальных перемен погоды. Таким образом, несмотря на то, что взаимный рост и спад Инь-Ян - абсолютен, а баланс энергий - относителен, все же очень важно поддерживать стабильное взаимодействие Инь-Ян и стремиться к их динамическому равновесию. Равновесие может поддерживаться только при постоянных изменениях энергии, только тогда происходят изменения и развитие всех объектов и явлений природы.

如果由于某种原因，导致阴阳消长的运动变化失调，则属于异常状态，阴阳消长的运动变化出现太过或不及而出现超过正常的限度，阴阳相对的动态平衡被破坏，就会形成阴或阳的偏盛或偏衰，自然界就会出现气候异常变化。

Если по каким-то причинам нарушается процесс роста и спада энергий, то это приводит к несбалансированному движению энергии, к ее чрезвычайному росту и сильному спаду, нарушается динамическое равновесие Инь и Ян, и в природе происходят климатические аномалии.

5.阴阳转化

1.3.5 Трансформация Инь и Ян

阴阳的相互转化，是指一个事物的总体属性在一定的条件下，可以向其相反的方向转化，即属阳的事物可以转化为属阴的事物，属阴的事物可以转化为属阳的事物。

Взаимная трансформация Инь-Ян подразумевает под собой способность всех объектов, принадлежащих определенной энергии, преобразовывать свою энергию в противоположном направлении, то есть объект Ян может преобразоваться в объект Инь, а объект с преобладанием Инь - может преобразоваться в объект Ян.

阴阳的相互转化是阴阳双方的消长变化发展到一定的阶段，使事物的阴阳属性发生变化。因此阴阳消长是一个量变过程，阴阳的转化是在量变基础上的质变。阴阳相互转化必须具备一定的条件，一般都产生于事物发展变化的"物极"阶段，即所谓"物极必反"。《素问·阴阳应象大论》以"重阴必阳，重阳必阴"和"寒极生热，热极生寒"，《灵枢·论疾诊尺》以"寒甚则热，热甚则寒"来阐释阴阳转化的机理。这里的"重""极"和"甚"就是促进事物的阴阳总体属性发生相互转化的必备条件。如从自然界四季气候的变迁来看，由春温发展到夏天之"热极"，"夏至一阴生"，则逐渐向秋冬之寒凉而转化；秋凉发展到冬天之"寒极"，"冬至一阳生"，则逐渐向春夏之温热而转化。

Взаимная трансформация Инь и Ян — это неотъемлемый элемент роста и спада энергии, это основа перемен Инь-Ян объекта. Таким образом, рост и спад Инь-Ян основан на количественных изменениях, а взаимная трансформация - представляет собой качественные изменения. Для трансформации Инь-Ян необходимы определенные условия, обычно она происходит при достижении высшей точки активности объекта, по тому принципу, что «все, что достигает своего предела, неизбежно обращается вспять». В 《Трактате Желтого императора - о теории Инь и Ян》 говорится, что «в высшей точке Инь рождается Ян, а в высшей точке Ян рождается Инь», а в 《Каноне Таинственной сути - Рассуждения о болезнях и их диагностике》, упоминается, что «из холода следует тепло, из тепла следует холод», тем самым объясняется механизм взаимной трансформации Инь и Ян. В данном случае, наличие «высшей точки» является необходимым условием для взаимного преобразования энергии Инь и Ян. Если обратить внимание на погодные изменения по временам года, весеннее тепло превращается в «летний зной», «летнее солнцестояние дает рождение Инь», и происходит постепенное похолодание к зиме; осенний холод постепенно становится «зимним морозом», «зимнее солнцестояние рождает Ян», и далее происходит постепенное потепление.

阴阳转化既可以表现为渐变的形式，又可以表现为突变的形式。一般而言，四季的寒暑交替均属于"渐变"的形式；但某些时候，也会出现夏季骤冷和冬季暴热的气候"突变"。

Трансформация Инь-Ян может проявляться как в постепенных, так и в резких изменениях. Как правило, времена года сменяют друг друга постепенно, но иногда имеют место и «резкие изменения» в виде холодов в летний период или внезапного потепления в зимнее время.

（四）阴阳学说在中医学中的应用　　1.4 Применение учения о Инь и Ян в китайской медицине

中医学运用阴阳学说，以抽象的哲学理论指导对具体事物的认识，来阐明人体的组织结构、生理活动、病理变化、诊断辨证、预防治疗等，成为中医学重要的思维方法和理论基础。

Китайская традиционная медицина использует учение о Инь-Ян, оперируя абстрактными знаниями философской теории, чтобы объяснить строение человеческого тела, физиологические процессы, патологические изменения, а также для обоснования диагностики и профилактики заболеваний. Учение о Инь-Ян стало основой понимания теории китайской медицины.

1.说明人体的组织结构

1.4.1 Описание строения тела человека

人体是一个有机整体，构成人体的脏腑、经络、形体组织可以根据其所在部位、功能特点划分阴阳。故《素问·宝命全形论》说："人生有形，不离阴阳。"就人体部位而言，上部为阳，下部为阴；体表为阳，体内为阴；背为阳，腹为阴；四肢外侧为阳，内侧为阴。以脏腑来分，五脏为阴，六腑为阳。五脏之中又各有阴阳所属，即：心肺在上为阳，而心为阳中之阳，肺为阳中之阴；肝脾肾在下为阴，而肝为阴中之阳，脾为阴中之至阴，肾为阴中之阴。以经络而论，有阴经与阳经之分。以生命物质而论：气为阳，精、血、津液为阴；在气之中，营气为阴，卫气为阳等。总之，人体上下、左右、内外、表里、前后各形体结构，凡属相互关联又相互对立的部分，就可以用阴阳属性来表示。

Человеческий организм — это единое целое, состоящее из внутренних органов, меридианов и коллатералей, соединительных тканей, которые можно разделить по учению Инь-Ян в соответствии с их функциями. В 《Трактате Желтого императора - Ценные рассуждения》 говорится: «Тело человека материально, оно живет по законам Инь-Ян.» Что касается отдельных частей тела, то верхняя часть соответствует Ян, нижняя - Инь; внешняя часть тела - Ян, внутренняя - Инь; спина соответствует Ян, живот - Инь; внешняя сторона конечностей - Ян, внутренняя часть конечностей - Инь. Если делить внутренние органы, то пять из них относятся к Инь, шесть - к Ян. Пять основных органов также делятся по соответствию Инь и Ян: сердце и легкие соответствуют Ян, где сердце полностью соответствует Ян, а легкие содержат в себе Инь; печень, селезенка и почки соответствуют Инь, печень несет энергию Ян, а селезенка и почки содержат Инь. С точки зрения меридианов и коллатералей энергетические каналы также подразделяются по принципу Инь-Ян. Что касается физиологических веществ: энергия ци соответствует Ян, слюна, кровь и другие жидкости организма - Инь; что касается энергии ци, питающие жизненные силы соответствуют Инь, а защитные жизненные силы организма соответствуют Ян и т.д. Таким образом, можно сделать вывод о том, что верхняя и нижняя часть, левая и правая сторона, внутренняя и внешняя части тела тесно связаны между собой и могут рассматриваться через призму учения о Инь и Ян.

2.概括人体的生理功能

1.4.2 Общие физиологические функции организма

中医学应用阴阳学说界定人体健康和疾病的状态，机体阴阳平衡标志着健康。《素问·生气通天论》指出"阴平阳秘，精神乃治"，高度概括了人体阴阳对立统一的协调关系。

中医学认为，脏腑功能是人体生命活动的核心，心、肝、脾、肺、肾等脏腑皆有阴、阳之气的不同，脏腑之阴气主宁静、滋养、抑制的功能，脏腑之阳气主推动、温煦、兴奋的功能。脏腑阴阳之气的动静、温润、兴奋与抑制的协调平衡，是人体生理功能正常的保证。

В китайской медицине учение Инь-Ян используется для определения состояния здоровья человека. Энергетический баланс Инь и Ян говорит о здоровье организма. В 《Трактате Желтого императора - Теория о связи жизненных сил со Вселенной》 утверждается, что «баланс

Инь и Ян – залог крепкого здоровья», обобщая принцип единства противоположности Инь-Ян в организме.

В китайской медицине считается, что внутренние органы - это основа физиологической активности. Сердце, печень, селезенка, легкие, почки и другие органы обладают разными уровнями Инь и Ян; внутренние органы Инь выполняют стабилизирующие, увлажняющие, питательные и ингибирующие функции, а органы Ян отвечают за двигательные, тепловые, возбуждающие функции. Баланс между разными функциями внутренних органов Инь и Ян является гарантом нормального физиологического развития организма.

精、气、血、津液是构成人体和维持生命活动的基本物质。气属阳，精、血、津液属阴。《素问·阴阳应象大论》说："阴在内，阳之守也；阳在外，阴之使也。"阴气主内，为阳气固守于外的物质基础；阳气主外，为精、血、津液生成、输布的动力。阴阳和谐，脏腑经络功能正常，气血运行有序，形神相得，则人体保持健康状态。

Внутренние жидкости, ци и кровь — это основные вещества, которые содержатся в человеческом теле и поддерживают жизнедеятельность организма. Ци соответствует Ян, а внутренние жидкости и кровь - Инь. В 《Трактате Желтого императора - о теории Инь и Ян》 говорится: «Инь - внутри, и Ян его охраняет, Ян - вовне, и Инь ему помогает». Инь скапливается внутри и составляет основу для внешней энергии Ян; Ян находится вовне, и является движущей силой выработки, распределения и передачи внутренних жидкостей и крови. Когда присутствует баланс между Инь и Ян, внутренние органы и меридианы функционируют нормально, ци и кровь циркулируют упорядоченно, эмоциональное состояние в норме, тогда человеческий организм остается здоровым.

中医学将人体与大自然看成一个统一的整体，机体内部及机体与环境之间必须保持阴阳的平衡。天地阴阳之气消长转化，人体气血亦有相应的变化。例如：春夏为阳，气候温热，人体则面色微红，汗出而排尿减少，脉弦或洪；秋冬为阴，气候凉寒，人体则面色微白，汗少而排尿增多，脉浮涩或沉。以此调节内外阴阳之气的平衡。《素问·生气通天论》说："平旦人气生，日中而阳气隆，日西而阳气已虚，气门乃闭。"这说明了昼夜人体阴阳之气顺应自然界阴阳之气消长变化的一般规律。

В китайской медицине человеческое тело рассматривается как неотъемлемая часть природы, утверждается необходимость не только поддерживать равновесие внутри тела, но и стремиться к гармонии с природой. Природная энергия Инь-Ян постоянно изменяется, растет и уменьшается, в человеческом организме происходят аналогичные процессы. Например, весна и лето соответствуют Ян, - и при жаркой погоде лицо человека краснеет, повышается потоотделение и сокращается мочеиспускание, пульс становится натянутым или сильным; осень и зима соответствуют Инь, - в холодную погоду человек бледнеет, потоотделение сокращается и увеличивается мочеиспускание, пульс становится плавающим или глубоким. Таким образом регулируется баланс энергии Инь-Ян внутри и снаружи. В 《Трактате Желтого императора - Теория о связи жизненных сил со Вселенной》 говорится: «Ранним утром ци рождается, днем - расцветает, ближе к вечеру снижается, а затем потоки ци затихают.» Это объясняет закономерность изменений энергетического состояния человеческого организма в соответствии с временем суток и Инь-Ян природы.

3.阐释人体的病理变化

1.4.3 Объяснение патологических изменений в организме

人体正常的生命活动是阴阳平衡的结果。平衡的破坏意味着疾病的发生，故阴阳失调是疾病的基本病机之一。用阴阳学说来阐释人体的病理变化，主要表现在以下两个方面：①分析病因的阴阳属性：中医学根据致病因素的性质及其致病特点，对病因进行阴阳属性的分析。《素问·调经论》说："夫邪之生也，或生于阴，或生于阳。"一般而言，六淫属阳邪，情志失调、饮食居处等属阴邪。阴阳之中复有阴阳，如六淫之中，风邪、暑邪、火（热）邪为阳，寒邪、湿邪为阴。②分析病机的基本规律：疾病的发生、发展过程就是邪正斗争的过程。邪正斗争导致阴阳失调而发生疾病。《素问·著至教论》说："合而病至，偏害阴阳。"阴阳失调的主要表现形式是阴阳偏盛、偏衰或互损。

Нормальная жизнедеятельность организма человека - это результат энергетического баланса Инь и Ян. При нарушении баланса возникают различные заболевания, одной из причин которых является нарушение работы одного из элементов Инь и Ян. При изучении патологических изменений в организме через учение о Инь и Ян выделяются следующие аспекты: ① Анализ причин заболеваний исходя из свойств Инь-Ян: на основе особенностей причин и симптомов заболевания анализируется их принадлежность по теории Инь-Ян. В 《Трактате Желтого императора - Рассуждения о стабилизации менструального цикла》 говорится: «Недуг происходит от Инь или от Ян.» Считается, что шесть патогенных факторов (ветер, холод, жара, сырость, сухость, огонь) относятся к Ян, а психические, пищевые и другие расстройства - относятся к Инь. Шесть патогенных факторов, в свою очередь, также можно разделить на Инь и Ян: ветер, жара, сухость и огонь относятся к Ян, холод и сырость - к Инь. ② Анализ закономерностей развития заболеваний: при появлении и развитии заболевания — это процесс борьбы с недугом. Имеются в виду заболевания, вызванные нарушением баланса Инь-Ян. В 《Трактате Желтого императора - Сочинения и рассуждения》 говорится: «Вместе с болезнью следует дисгармония Инь и Ян». Главными проявлениями нарушения баланса Инь-Ян являются частичная гиперактивность, частичный упадок или полный упадок Инь и Ян.

4.指导疾病的诊断

1.4.4 Диагностика заболевания

阴阳失调是疾病发生、发展、变化的根本原因，由此产生的各种错综复杂的临床表现都可以用阴阳分析归纳，有助于对病变的总体属性作出判断，从而把握疾病的关键。因此《素问·阴阳应象大论》说："善诊者，察色按脉，先别阴阳。"阴阳学说用于疾病的诊断，旨在辨别四诊资料和疾病证候的阴阳属性。

Нарушение баланса Инь-Ян является основной причиной возникновения и развития заболевания, в результате чего обнаруживаются различные клинические проявления, которые можно проанализировать с точки зрения концепции Инь-Ян, более точно определить свойства патологических изменений и найти ключ к лечению заболевания. В 《Трактате Желтого императора - о теории Инь и Ян》 говорится: «При осмотре и замере пульса нужно сперва определить происхождение болезни - Инь или Ян». Учение о Инь и Ян используется при диагностике заболеваний, чтобы определить принадлежность симптомов и четырех компонентов диагностики к Инь и Ян.

（1）诊察疾病 收集望、闻、问、切四诊所获得的症状和体征，辨别其阴阳属性。如望诊之望色，以色黄、赤为阳，青、白、黑为阴；色泽鲜明为阳，晦暗为阴。闻诊之听声音，以语声高亢洪亮、呼吸气粗为阳，语声低微无力、呼吸气弱为阴。问诊之症状，口渴喜冷为阳，口不渴喜热为阴。切诊之脉象，以浮、数、洪、滑为阳，沉、迟、细、涩为阴等。

(1) Диагностика заболевания. Получив информацию при диагностике (четыре компонента - наружный осмотр, прослушивание, опрос и прощупывание пульса), а также распознав симптомы, все данные делят по принадлежности Инь-Ян. При наружном осмотре диагноз ставится по цвету лица пациента: желтый и красный цвет лица относится к проявлениям Ян, зеленоватый, белый и серый - к Инь; яркие цвета относятся к Ян, темные - к Инь. При прослушивании громкий и звонкий голос, тяжелое дыхание относятся к Ян, слабый голос и тихое дыхание относятся к Инь. При опросе пациента такие симптомы, как жажда и желание охладиться относятся к Ян, а жажда и желание согреться - к Инь. При ощупывании пульса плавающий, сильный и скользящий пульс относятся к Ян, а глубокий, медленный и тонкий - к Инь.

（2）辨识病证 病证是中医学诊断疾病的核心。在临床辨证中，只有分清阴阳，才能抓住疾病的本质，做到执简驭繁。所以辨别病证属阴或属阳，是诊断疾病的重要原则，在临床上具有重要的意义。中医学的八纲辨证就是以阴阳作为总纲，其中表证、热证、实证为阳；里证、寒证、虚证为阴。脏腑辨证中，根据阴阳失调所在脏腑又需进一步确定某一脏腑的具体证候。如同为阳虚证，又有心阳虚、肺阳虚、肾阳虚、胃阳虚等不同的证。疾病的病理变化虽然错综复杂、千变万化，但依据阴阳学说可将其概括为阴证和阳证两大类。

(2) Постановка диагноза. Определение заболевания — это основа диагностики в китайской традиционной медицине. При подробном осмотре пациента стоит лишь верно определить принадлежность симптомов к Инь и Ян - можно сразу же понять истоки и течение заболевания, и затем углубляться в подробности диагноза. Именно поэтому правильное определение принадлежности симптомов с точки зрения Инь-Ян является важным принципом в диагностировании заболеваний, имеющим огромное значение в клинической практике. Общей программой диагностики в китайской медицине является дифференциальная диагностика на основе восьми принципов, среди которых выделяются поверхностный синдром, тепловой синдром, синдром гиперактивности и др. - ониотносятся к Ян; также выделяют внутренний синдром, синдром «холода», синдром недостаточности - ониотносятся к Инь. Что касается нарушений в работе внутренних органов, то здесь также можно установить точный диагноз с помощью концепции деления Инь-Ян. Выделяются заболевания на фоне недостаточности Ян, такие как недостаточность Ян сердца, недостаточность Ян легких, почек, желудка и др. Несмотря на то, что симптомы заболеваний очень разнообразны и сложны, их можно разделить на две категории согласно учению о Инь и Ян.

5.指导疾病的防治

1.4.5 Профилактика заболевания

调整阴阳，使之维持或恢复协调平衡，是防治疾病的基本原则，也是阴阳学说用于疾病防治的主要内容。

（1）养生防病 中医学运用阴阳学说来阐发养生理论，指导养生实践。阴阳学说认为，人体的阴阳与四时阴阳变化相适应，就可以延年益寿。因此，养生最根本的原则就是要"法于阴阳"。故《素问·四气调神大论》说："夫四时阴阳者，万物之根本也，所以圣人春夏养阳，秋冬养阴，以从其根，故与万物沉浮于生长之门。"因而顺应自然，以保持机体内部及机体内外环境之间的阴阳平衡，可以达到增进健康、预防疾病的目的。

Регулирование Инь и Ян и поддержание баланса являются основой профилактики заболеваний. Кроме того, учение Инь-Ян используется при лечении многих заболеваний.

(1) Поддержание здоровья и профилактика заболеваний. В китайской медицине активно

применяется учение о Инь-Ян, которое объясняет теоретическую основу поддержания здоровья, а также активно используется в практическом лечении. В учении о Инь и Ян считается, что Инь-Ян человеческого тела тесно связан с изменениями природного Инь-Ян, а сохранение баланса продлевает жизнь. Таким образом, главный принцип сохранения здоровья - «следование закону Инь-Ян». В 《Трактате Желтого императора - Рассуждения о регулировании активности по временам года》 говорится: «Инь-Ян изменяется по временам года, как и все сущее, поэтому мудрецы весной и летом питают Ян, а осенью и зимой - внутреннее Инь, тем самым, следуя общим законам развития всего живого.» Таким образом, живя в гармонии с природой и поддерживая баланс между внутренним состоянием организма и внешней средой, можно сохранить здоровье и предотвратить появление многих заболеваний.

（2）确定治则　由于阴阳失调是疾病的基本病机，而阴阳偏盛、偏衰和互损是其主要表现形式，因而调整阴阳，泻其有余，补其不足，恢复阴阳的协调平衡，是治疗疾病的基本原则。《素问·至真要大论》说：“谨察阴阳所在而调之，以平为期”。

阴阳偏盛的治疗原则：阴阳偏盛，为邪气有余之实证。故其治疗原则为“损其有余”，即“实者泻之”。

阴阳偏衰的治疗原则：阴阳偏衰，为正气不足之虚证。故其治疗原则为“补其不足”，即“虚则补之”。

(2) Определение лечебной терапии.　Поскольку нарушение баланса Инь-Ян является основной причиной возникновения заболеваний, то при частичной гиперактивности и упадке Инь и Ян восполнение недостатка или устранение избытка энергии являются основными принципами лечения. В 《Трактате Желтого императора - Рассуждения о важном》 говорится: «Будьте внимательны к регулированию Инь и Ян, сохраняйте гармонию».

Принцип лечения заболеваний на фоне частичной гиперактивности Инь-Ян: при гиперактивности и избытке Инь или Ян проявляется множество явных симптомов. Принцип лечения заключается в «устранении избытка», то есть в «снятии явных симптомов».

Принцип лечения заболеваний на фоне частичной недостаточности Инь-Ян: при дефиците Инь или Ян проявляются соответствующие симптомы недостаточности. Принцип лечения заключается в «восполнении дефицита», то есть в «устранении недостаточности».

6.归纳药物的性能

1.4.6 Действие лекарственных препаратов

治疗疾病，以调整阴阳为基本原则，再结合药物的阴阳属性和作用，选择相应的药物，调整疾病过程中的阴阳失调。从而达到“以平为期”的治疗目的。

中药具有四气、五味、升降浮沉的特性。四气，即寒、热、温、凉四种药性，其中温、热为阳，寒、凉为阴。五味，即酸、苦、甘、辛、咸五种药味，有些药物具有淡味或涩味，故实际上不止五味，但习惯上仍称为"五味"。其中辛、甘、淡味为阳，酸、苦、咸味为阴。如《素问·至真要大论》说："辛甘发散为阳，酸苦涌泄为阴，咸味涌泄为阴，淡味渗泄为阳。"升降浮沉，即药物对人体作用的不同趋向性，升、浮为阳，沉、降为阴。

При лечении заболеваний для регулирования равновесия энергии Инь и Ян также используются лекарственные препараты, которые помогают восполнять и корректировать энергетический баланс организма во время лечения. Тем самым на протяжении всего курса лечения поддерживается баланс Инь и Ян.

Китайские лекарственные препараты разделяются по четырем сезонам, пяти вкусам, а также по особым свойствам (с возбуждающим, ингибирующим, поверхностным и глубоким эффектом). Лекарства по четырем сезонам: холод, жара, тепло и прохлада, среди них тепло и жара - относятся к Ян, а холод и прохлада - к Инь. Пять вкусов включают в себя кислый, горький, сладкий, острый и соленый вкусы, некоторые лекарства пресные и не имеют вкуса и запаха. И На самом деле вкусы не ограничиваются пятью, но принято выделять пять основных вкусов. Среди них острый, сладкий и пресный относятся к Ян, а кислый, горький и соленый - к Инь. В «Трактате Желтого императора - Рассуждения о важном» говорится: «Острое и сладкое рассеивает Ян, кислое и горькое очищает Инь, соленое очищает Инь, пресное очищает Ян. Возбуждающие, ингибирующие препараты, а также лекарства поверхностного и глубокого воздействия выделяются по направлениям и эффективности, возбуждающие и поверхностные - относятся к Ян, а ингибирующие и препараты глубокого воздействия - к Инь.

二、五行学说 　　2 Учение о Пяти стихиях

五行学说是在气学说的基础上建立起来的中国古代的五行生克模式，以木、火、土、金、水五种要素的特性及其"相生"和"相克"规律来认识世界、解释世界，是探求宇宙自然规律的认识论和方法论，与阴阳学说具有同等重要地位。《灵枢·通天》说："天地之间，六合之内，不离于五，人亦应之，非徒一阴一阳而已也。"五行学说认为，物质世界都是由木、火、土、金、水五种要素构成的，自然界各种事物和现象的发生、发展和变化，都是这五种要素不断运动和相互作用的结果，从而维持着事物整体的动态平衡。

Учение о Пяти стихиях - это теоретическая модель, основанная на концепции ци, состоящая из таких элементов, как Дерево, Огонь, Земля, Металл и Вода. Все элементы объединяются в единую систему, для которой характерны «порождение друг друга», «взаимопреодоление», как способы познания мира и объяснение закономерности всех явлений в природе. Методология Пяти стихий играет важную роль в учении о Инь и Ян. В《Каноне Таинственной сути》говорится: «Небо, как и вся Вселенная, живет во взаимосвязи Пяти элементов, человек следует законам природы, а не только Инь и Ян». В учении о Пяти стихиях считается, что вся Вселенная делится на объекты и явления по элементам Дерево, Огонь, Земля, Металл и Вода, Появление, развитие и изменение всех объектов и явлений природы есть результат непрерывного взаимодействия стихий, целью которых является поддержание равновесия в природе.

中医学将五行学说应用于医学，强调人与天地万物一样都要受到它的支配。《素问·脏气法时论》曰：“五行者，金木水火土也，更贵更贱，以知死生，以决成败，而定五脏之气。间甚之时，死生之期也。”五行与阴阳一起，贯穿于中医学理论体系的各个方面，成为中医学理论体系不可或缺的一部分。

Учение о Пяти стихиях широко используется в традиционной китайской медицине, подчеркивая тесную связь человека с природой. В《Трактате Желтого императора - Рассуждения о работе внутренних органов》говорится: «Пять стихий, Металл-Дерево-Вода-Огонь-Земля, имеют свою ценность, содержат знания о жизни и смерти, о благодати и несчастье, определяют энергию внутренних органов, а также время жизни и смерти.» Учения о Пяти стихиях и о Инь-Ян охватывают все аспекты теоретической системы китайской медицины, а также являются неотъемлемой ее частью.

（一）五行的概念、特性与归类　　2.1 Концепция, характеристики и классификация Пяти стихий

1.五行的基本概念

2.1.1 Основные понятия учения о Пяти стихиях

五行，即木、火、土、金、水五类要素及其运动变化。五行中的“五”指由宇宙本原之气分化的构成宇宙万物的木、火、土、金、水五类基本物质要素；“行”即运动变化。

Пять стихий включают в себя Дерево, Огонь, Землю, Металл и Воду, где все элементы активно взаимодействуют между собой. Китайское название учения - «五行» («У-Син»), где «五» («У») - означает количество элементов, образующих Вселенную; а «行» («Син») - движение и взаимодействие стихий.

五行学说的起源，可追溯到中国的殷商时代。古人很早就从农业生产的需要出发，建立了当时的天文历象之学，认识了四时和五方。如《史记·天官书》说："斗为帝车，运于中央，临制四乡。分阴阳，建四时，均五行，移节度，定诸纪，皆系于斗。"基于五方四时气候对自然界万物的变化，形成了"天之五行"的概念。与此同时，先民认识到木、火、土、金、水是人们日常生活和生产中不可缺少的五种基本物质要素，如《左传·襄公二十七年》说："天生五材，民并用之，废一不可。"并且相互杂合化生万物，于是形成"地之五行"的概念。古人在气为万物之本原的指导下，认为天之五行与地之五行皆由宇宙本原之气所分化，有其共同的生成本原，故以五行统括天地自然，用以解释自然界万物的生成和运动变化。如《尚书正义》说："言五者，各有材干也。谓之行者，若在天，则为五气流注；在地，世所行用也。"

Истоки учения о Пяти стихиях восходят к эпохе династии Шан-Инь. Наши предки уже в древние времена для удобства ведения сельского хозяйства составили астрономический календарь и имели знания о четырех сезонах и всех сторонах света. Как сказано в 《Исторических записках》: «Созвездие Большая Медведица находится в центре, а вокруг - четыре стороны пространства. Исходя из Большой Медведицы происходит деление на Инь и Ян, четыре времени года, Пять стихий, малые сезоны, годы, месяцы и дни». На основе природных изменений климата и смены времен года была сформирована концепция «Пяти элементов Неба». В то же время наши предки осознавали, что Дерево, Огонь, Земля, Металл и Вода являются неотъемлемой частью их повседневной жизни и хозяйственной деятельности, как говорится в 《Комментариях Цзо - 27-ой год Сян-Гуна》: «В природе - пять элементов, которые использует народ и от которых нельзя отказаться». Таким образом, сложное взаимодействие всех явлений природы и всего сущего формирует концепцию «Пяти элементов Земли». Древние люди, видя в энергии ци первоисточник всего живого, полагали, что Пять элементов Неба и Пять элементов Земли были выделены из первоначальной энергии ци Вселенной, и что у них единый источник, поэтому они определили Пять стихий природы, чтобы объяснить рождение, развитие и трансформацию всего сущего. Как говорится в 《Книге истории》: «Всего их пять, у каждой - свои свойства. Они находятся в постоянном движении, и на небе, и на земле».

《尚书·周书·洪范》中首先提出"五行"一词，并从哲学的高度对五行的特性做了抽象概括："五行，一曰水，二曰木，三曰火，四曰金，五曰土。水曰润下，火曰炎上，木曰曲直，金曰从革，土爰稼穑。"此时的五行，已从五方、五时、五材认识的基础上抽象出来，上升为哲学的概念。从万物由气所化生的角度来看，五行是宇宙万物中五类不同特性的气，古人借用人们所熟知的木、火、土、金、水五种物质现象的特征来命名。因此，五行实为抽象的宇宙本原之气所分化，是宇宙万物万象的构成质料和本原，并非是具体的风、暑、湿、燥、寒五时气候变化和可见的木、火、土、金、水五种自然物质。古人运用抽象出来的五行特性，采用取象比类和推演络绎的方法，将自然界中的万事万物分为五类，并以五行之间的相互关系来解释事物和现象发生、发展、变化的规律。

В «Книге истории·Книга Чжоу·Закон природы» впервые упоминается термин «У-Син» («Пять стихий»). С точки зрения философии приведено абстрактное обобщение: «Пять стихий: первая - Вода, вторая -Дерево, третья - Огонь, четвертая - Металл, пятая - Земля. Вода - стекает ручьями, Огонь - горит языками пламени, Дерево - извивается и тянется вверх, Металл - трансформируется, Земля - дает урожай». В настоящее время Пять стихий (У-Син)представляет собой философскую концепцию на основе знаний о пяти сторонах света, пяти этапах перехода от движения к покою и пяти материалах. Если рассматривать Пять стихий с точки зрения взаимодействия и изменений всего сущего, каждый элемент обладает своей энергией ци. Древние люди дали стихиям названия по пяти материалам и явлениям, которые они хорошо знали: Дерево, Огонь, Земля, Металл и Вода. Таким образом, Пять стихий условно выделены из первоначальной энергии ци Вселенной - именно она является источником появления всего сущего. В этой системе выделяются пять изменений климата: ветер, жара, сырость, сухость, холод, а также пять природных элементов: дерево, огонь, металл, земля и вода. Наши предки использовали абстрактные названия для стихий и с помощью метода дедукции делили все явления и объекты на пять категорий, объясняя взаимосвязь между ними, а также выявляя закономерность появления, развития и трансформации всего живого.

2.五行的特性

2.1.2 Особенности Пяти стихий

古人在长期的生活和生产实践中，借用木、火、土、金、水五种自然物质来表征自然界存在的五类不同特性的气，进而分析、归纳各种事物和现象的五行属性。因此，五行的特性，大大超越了这五种具体物质本身，是对这五种物质特性的抽象概括，因而可以分析同类事物或现象的本质特征。①木的特性："木曰曲直"。曲，屈也；直，伸也。曲直，指木具有能屈能伸、向上向外舒展的特性。引申为凡具有生长、升发、伸展、舒畅等性质和作用的事物或现象，均归属于木。②火的特性："火曰炎上"。炎，炎热；上，上升。炎上，指火具有炎热、上升、光明的特性。引申为凡具有温热、升腾、明亮等性质和作用的事物或现象，均归属于火。③土的特性："土爱稼穑"。爱通"曰"；稼，播种；穑，收获。稼穑，指土具有播种和收获，即孕育生机、长养万物的特性，故称土载四行，为万物之母。引申为凡具有生化、承载、受纳等性质和作用的事物或现象，均归属于土。④金的特性："金曰从革"。从，顺也；革，变革。从革，指金虽具有质地刚硬，但也可变革的特性。引申为凡具有沉降、肃杀、收敛、清洁等性质和作用的事物或现象，均归属于金。⑤水的特性："水曰润下"。润，滋润；下，下行。润下，指水具有滋润、下行的特性。引申为凡具有滋润、下行、寒凉、闭藏等性质和作用的事物或现象，均归属于水。

Наши предки на протяжении многих поколений использовали элементы Дерево, Огонь, Земля, Металла и Вода в повседневной жизни и в хозяйственной деятельности для обозначения различных объектов и явлений по характеристикам их ци - таким образом они анализировали окружающий мир и разделяли все предметы и природные явления на пять категорий. Свойства Пяти стихий — это условные категории: свойства и характеристики предметов и явлений выходят широко за рамки определений этих категорий, но абстрактное разделение позволяет анализировать особенности подобных объектов и явлений. ① Характеристики Дерева: «Дерево извивается и тянется вверх». Изогнутость, извилистость; прямота, вертикальность. Дерево способно подстраиваться под окружающие условия, может изгибаться и расти вверх. В переносном значении означает рост, развитие, движение вверх. Все объекты и явления, имеющие эти характеристики, относятся к Дереву. ② Характеристики Огня: «Огонь горит языками пламени». Языки пламени, жар; движение вверх, повышение. Огонь обладает жаром, яркостью и поднимается вверх. В переносном значении все объекты и явления, которые несут горячую, восходящую и яркую энергию, относятся к Огню. ③ Характеристики Земли: «Земля дает урожай». Посев, жатва, сбор урожая. Урожай в данном случае означает плодородие, способность земли давать новую жизнь, взращивать, именно поэтому она представляет собой основу для остальных четырех стихий, является матерью всего живого. В переносном значении все объекты и явления, которые обладают биохимическими, поглощающими свойствами - относятся к Земле. ④ Характеристики Металла: «Металл трансформируется». Податливость; изменчивость. Трансформация в данном случае означает, что, хотя металл и имеет прочную и жесткую структуру, но он податлив и может видоизменяться. В переносном значении все объекты и явления, обладающие тяжелой, холодной, сдерживающей и очищающей энергией, относятся к стихии Металла. ⑤ Характеристики Воды: «Вода стекает ручьями». Влага, увлажнение; движение, течение. Вода обладает свойствами увлажнения и течения вниз. Все объекты и явления, обладающие свойствами увлажнения, течения вниз, охлаждения, скрытости - относятся к Воде.

3.事物或现象的五行归类

2.1.3 Классификация объектов и делений согласно учению о Пяти стихиях

依据五行各自的特性，对自然界的各种事物或现象进行归类，分别归属于木、火、土、金、水五大系统。具体归类的方法，主要有取象比类法和演绎推理法两种。①取象比类法：是指将物象特征抽象并推论出其五行归属的思维过程。"取象"，即是从事物的形象（形态、作用、性质等）中找出能反映其本质的特有征象；"比类"，即是以五行各自的特征属性为基准，与某种事物所特有的征象相比较，以确定其五行的归属。事物属性与木的特性相类似者，则将其归属于木；与火的特性相类似者，则将其归属于火；其他以此类推。例如：以方位配五行，日出东方，与木的升发特性相类似，故东方归属于木；南方炎热，与火的温热特性相类似，故南方归属于火；中原地带土地肥沃，万物繁茂，与土的生化特性相类似，故中央归属于土；日落于西，与金的沉降特性相类似，故西方归属于金；北方寒冷，与水的阴寒特性相类似，故北方归属于水。②演绎推理法：是指由一般性的前提推导出个别或特殊的结论的思维过程。在五行学说中，把已知的五脏的五行归属作为推理的一般性前提，推理与五脏相关的其他事物，从而确定这些事物的五行归属。例如：已知肝属木（一般性前提），由于肝合胆、主筋、其华在爪、开窍于目，因此可推理胆、筋、爪、目皆属于木；同理，心属火，而小肠、脉、面、舌与心相关，故亦属于火；脾属土，胃、肌肉、唇、口与脾相关，故亦属于土；肺属金，大肠、皮、毛、鼻与肺相关，故亦属于金；肾属水，膀胱、骨、发、耳与肾相关，故亦属于水。

Все объекты и явления в природе делятся в соответствии с особенностями Пяти стихий и образуют систему из пяти элементов: Дерево, Огонь, Земля, Металл и Вода. Существует два метода категоризации - метод сравнения и дедукции. ①Метод абстракции и сравнения: выявление абстрактных характеристик объекта и логическое определение принадлежности объекта к одной из стихий. «Абстрактное определение» - это определение принадлежности объекта согласно его облику (форме, функциям, свойствам и т.д.). «Метод сравнения» - это сопоставление характерных черт каждой стихии с характеристиками объекта и определение принадлежности объекта через сравнение этих характеристик. Объекты, чьи характеристики схожи со свойствами элемента Дерево, относятся к Дереву; объекты с характеристиками стихии Огонь относятся, соответственно, к Огню, и т.д. Например: стороны света соответствуют Пяти стихиям, солнце встает на востоке, особенность восхода солнца согласуется с характеристиками элемента Дерево, поэтому востоку соответствует Дерево; юг - жаркий, это переклика-ется с жаром Огня, поэтому югу соответствует Огонь; центральные земли очень плодородны, они изобилуют растительностью, это согласуется со свойствами благодатной Земли, поэтому центральным регионам соответствует Земля; солнце садится на западе, это согласуется с тяже-стью и опусканием металла в воде, поэтому западу соответствует элемент Металл; на севере холодно, это согласуется с охлаждающими свойствами воды, поэтому северу соответствует Вода. ② Метод дедукции: подразумевает логический процесс заключения выводов на основании общих признаков и фактов. В учении о Пяти стихиях на основании общих выводов о принадлежности пяти основных органов стихиям выводятся умозаключения о других объектах организма, связанных с основными внутренними органами, а также определяется их принадлежность по теории Пяти стихий. Например: уже известно, что печени соответствует элемент Дерево (общая предпосылка), а поскольку печень связана с желчным пузырем, основными сухожилиями, ногтями и влияет на зрение, то можно предположить, что желчный пузырь, сухожилия, ногти, глаза - также относятся к элементу Дерево; по тому же принципу сердцу соответствует Огонь, сердце связано с тонкой кишкой, артериями, щеками и языком, поэтому все они также относятся к Огню; селезенке соответствует Земля, она связана с желудком, мышцами, губами и ртом, поэтому они также согласуются с Землей; легким соответствует Металл, легкие связаны с толстой кишкой, кожей, волосами и носом, поэтому они связаны с Металлом; почки согласуются с Водой, и так как почки связаны с мочевым пузырем, костями и ушами, то они также соответствуют элементу Воды.

五行学说以天人相应理论为指导思想，以五行为中心，以空间结构的五方、时间结构的五季、人体结构的五脏为基本框架，将自然界的各种事物或现象及人体的脏腑、形体、官窍等，按五行属性进行归类，从而将人体的生命活动与自然界的事物或现象联系起来，形成了联系人体内外环境的木、火、土、金、水五大系统，不仅说明了人体内在脏腑的整体性，而且也反映了人与自然环境的统一性。

Руководствуясь теорией взаимодействия человека и природы, учение о Пяти стихиях является центром, объединяющим концепцию о пяти сторонах света, пяти сезонах, пяти основных органах человеческого тела. Все объекты и явления природы классифицируются по этой системе, а жизнедеятельность человека согласуется с объектами и явлениями природы, и образуется большая система взаимосвязи человеческого организма с элементами Дерево, Огонь, Земля, Металл и Вода, что повторно подтверждает цельность человеческого тела и тесную взаимосвязь человека и окружающего мира.

自然界和人体的五行归类见表1–2。

Классификация Пяти стихий относительно природы и человеческого тела приведена в таблице 1-2.

表1–2　事物属性的五行归类表

自 然 界							五行	人 体						
五音	五味	五色	五化	五气	方位	季节		五脏	五腑	五官	形体	情志	五声	变动
角	酸	青	生	风	东	春	木	肝	胆	目	筋	怒	呼	握
徵	苦	赤	长	暑	南	夏	火	心	小肠	舌	脉	喜	笑	忧
宫	甘	黄	化	湿	中	长夏四时	土	脾	胃	口	肉	思	歌	哕
商	辛	白	收	燥	西	秋	金	肺	大肠	鼻	皮	悲	哭	咳
羽	咸	黑	藏	寒	北	冬	水	肾	膀胱	耳	骨	恐	呻	栗

Таблица 1-2　Классификация Пяти стихий относительно природы и человеческого тела

Природа							Пять тихий	Организм человека						
5 тонов	5 вкусов	5 цветов	5 процессов	5 элементов	Сторона света	Время года		5 органов	5 полостей	5 органов чувств	Компоненты тела	Настроение	5 звуков	Действие
Цзюэ	кислый	синий	рождение	ветер	восток	весна	Дерево	печень	желчный пузырь	глаза	связки	гнев	вздох	спазм
Чжи	горький	красный	рост	жара	юг	лето	Огонь	сердце	тонкая кишка	язык	вены	радость	смех	беспокойство
Гун	сладкий	желтый	трансформация	влажность	центр	затяжное лето	Земля	селезенка	желудок	рот	плоть	задумчивость	пение	рвота
Шан	острый	белый	сбор	сухость	запад	осень	Металл	легкие	толстая кишка	нос	кожа	печаль	плач	кашель
Юй	соленый	черный	потаенность	холод	север	зима	Вода	почки	мочевой пузырь	ухо	кости	страх	стон	дрожь

（二）五行学说的基本内容　　2.2　Основные элементы учения о Пяти стихиях

五行学说的基本内容包括五行的相生、相克、制化，以及相乘、相侮、母子相及等。五行的相生和相克，代表自然界事物或现象之间关系的正常状态；五行制化，是自然界事物或现象通过相生相克以协调平衡的机制；五行的相乘相侮和母病及子、子病及母，代表五行相生相克关系失常时，自然界事物或现象之间的平衡关系失调的异常状态。

Учение о Пяти стихиях основано на существование различных взаимосвязей, среди них: порождение друг друга, взаимопреодоление, трансформация, а также чрезмерное угнетение стихии, обратное последовательное угнетение стихии, заболевание материнского органа и влияние на дочерние органы и др. Порождение друг друга и взаимопреодоление стихий определяет нормальное взаимодействие между всеми объектами и явлениями природы; трансформация Пяти стихий выступает в качестве движущей силы для поддержания баланса противостоящих энергий; чрезмерное угнетение стихии, обратное последовательное угнетение стихии, заболевание материнского органа и влияние на дочерние органы - определяет нарушенное взаимодействие стихий, отсутствие баланса природной энергии.

1.五行正常关系——相生、相克与制化

2.2.1 Нормальная взаимосвязь Пяти стихий -- порождение друг друга, взаимопреодоление и трансформация

（1）五行相生　生，即资生、助长、促进之意。所谓相生，是指木、火、土、金、水五行之间存在着有序的依次递相资生、助长和促进的关系。五行相生的次序：木生火，火生土，土生金，金生水，水生木。

在五行相生的关系中，五行中任何一行，都存在着"生我"和"我生"两方面的关系。《难经》将相生关系称为"母子"关系："生我"者为"母"，"我生"者为"子"。如以木为例，"生我"者为水，"我生"者为火，故水为木之"母"，而火为木之"子"。其余依次类推。

(1) Порождение друг друга в теории о Пяти стихиях — это зарождение стихий, их взаимодействие и взаимное развитие. Так называемое порождение стихиями друг друга подразумевает под собой упорядоченный механизм зарождения, взаимодействия и развития Дерева, Огня, Земли, Металла и Воды. Последовательность рождения стихий: Дерево рождает Огонь, Огонь рождает Землю, Земля - Металл, Металл - Воду, а Вода рождает Дерево.

В системе Пяти стихий, независимо от элемента, у каждого есть взаимосвязь «Я рожден от» и «Я рождаю». В «Нань-цзин» такая взаимосвязь названа связью «матери и ребенка»: «Я рождаю» - это роль «матери», а «Я рожден от» - роль «ребенка». На примере Дерева, «Я рожден от» - Воды, «Я рождаю» - Огонь, в данном случае Вода играет роль «матери», а Огонь - роль «ребенка». И так далее.

（2）五行相克　克，即克制、制约、控制之意。所谓相克，是指木、火、土、金、水五行之间存在着有序的间隔递相克制和制约的关系。

五行相克的次序：木克土，土克水，水克火，火克金，金克木。土得木疏，则土不过壅；水得土渗，则水不过泛；火得水伏，则火不过炎；金得火热，则金不过收；木得金敛，则木不过升。此皆气化自然之妙用。

(2) Взаимопреодоление Пяти стихий подразумевает под собой взаимное сдерживание, ограничение и контроль. Взаимопреодоление представляет собой упорядоченный механизм и порядок взаимодействия между Деревом, Огнем, Землей, Металлом и Водой.

Порядок взаимопреодоления стихий: Дерево подавляет Землю, Земля подавляет Воду, Вода - Огонь, Огонь - Металл, а Металл подавляет Дерево. Дерево растет из Земли; Вода просачивается сквозь Землю, но Земля может остановить Воду; Огонь под воздействием Воды перестает гореть; Металл под воздействием Огня плавится; Металл способен вырубить Дерево. Все эти взаимодействия происходят естественным путем.

在五行相克的关系中，五行中任何一行，都存在着"克我"和"我克"两方面的关系，《黄帝内经》将相克关系称为"所不胜""所胜"的关系："克我"者为我之"所不胜"，"我克"者为我之"所胜"。如以木为例，"克我"者为金，"我克"者为土，故金为木之"所不胜"，土为木之"所胜"。其余依次类推。

В системе Пяти стихий, независимо от элемента, у каждого есть взаимосвязь «Меня подавляет» и «Я подавляю», в 《Трактате Желтого Императора о внутреннем》 взаимопреодоление упоминается, как «победа одного над другим»: «Меня подавляет» - значит «меня побеждает», «Я подавляю» - значит «я побеждаю». На примере Дерева, «Меня подавляет» - Металл, «Я подавляю» - Землю, то есть Металл «побеждает» Дерево, а Дерево «побеждает» Землю. И так далее.

在上述生克关系中，任何一行皆有"生我"和"我生"及"克我"和"我克"四个方面的关系。以土为例，"生我"者火，"我生"者金，"克我"者木，"我克"者水（图1–1）。

В описанных выше связях рождения друг друга и взаимопреодоления, независимо от элемента, у каждого есть связь «Я рожден от», «Я рождаю», «Меня подавляет» и «Я подавляю». На примере Земли, «Я рожден от» Огня, «Я рождаю» Металл, «Меня подавляет» Дерево, «Я подавляю» Воду (Рис. 1-1).

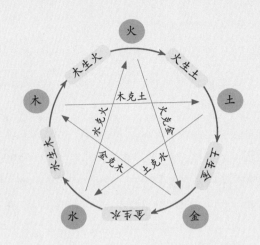

Огонь

Дерево рождает Огонь   Огонь рождает Землю

Дерево   Дерево противостоит Земле   **Земля**

Вода противостоит Огню   Огонь противостоит Металлу

Металл противостоит Дереву   Земля противостоит Воде

Вода рождает Дерево   Земля рождает Металл

Вода   Металл рождает Воду   **Металл**

图1–1 五行生克制化图

Рисунок 1-1 Схема взаимосвязей Пяти стихий

（3）五行制化 制即克制，化即生化。所谓制化，是指五行之间相互生化，相互制约，化中有制，制中有化，相辅相成，从而维持相对平衡和正常的协调关系。

(3) Трансформация Пяти стихий — это взаимное сдерживание и биохимические процессы, протекающие между элементами. Трансформация представляет собой различные биохимические, сдерживающие и стимулирующие взаимосвязи для поддержания равновесия между энергиями стихий.

《素问·六微旨大论》提出："亢则害，承乃制，制则生化。"五行制化，属于五行相生与相克相结合的自我调节。五行的相生与相克是不可分割的两个方面：没有相生，就没有事物的发生与成长；没有相克，就不能维持事物在正常协调关系下的变化与发展。因此，只有生中有克，克中有生，相互生化，相互制约，才能维持事物间的平衡协调，促进稳定有序的变化与发展。故明代张介宾《类经图翼·运气上》说："盖造化之机，不可无生，亦不可无制。无生则发育无由，无制则亢而为害。"

В 《Трактате Желтого императора - Шесть глубоких мыслей》 утверждается, что «избыток наносит вред, нужна поддержка и контроль, чтобы жизненные процессы протекали правильно». В системе Пяти стихий все элементы тесно связаны друг с другом, они порождают, сдерживают и регулируют энергию друг друга. Порождение друг друга и взаимопреодоление — это неотделимые аспекты взаимодействия: без рождения не появлялись бы новые объекты и явления, а без взаимного противостояния взаимное регулирование, развитие и трансформация были бы невозможны. Таким образом, в рождении - противостояние, в противостоянии - рождение, только при взаимодействии и регулировании можно достичь равновесия между стихиями и стимулировать нормальное развитие и стабильность окружающего мира. Как сказал Чжан Цзебинь (династия Мин) в своих «Иллюстрированных комментариях к Классифицированному Канону о внутреннем»:«При создании нового без рождения не может быть развития. Без жизни - нет роста, а без контроля - появляется избыток, который наносит вред».

五行制化的规律是五行中只要有一行旺盛，会导致所胜一行削减，必有所不胜一行来克制它，从而维持五行之间新的协调平衡。例如，木旺克土，土能生金，金又克木；火旺克金，金能生水，水又克火。余可类推。五行系统间通过复杂的调控机制，防止自身某些方面的太过与不及，从而保证了生克之间的动态平衡。五行学说用这一理论来说明自然界气候的正常变迁和自然界的生态平衡。

Закономерность трансформации Пяти стихий состоит в том, что если один элемент развивается слишком бурно, то это приводит другие элементы в упадок, поэтому нужно задействовать соответствующий элемент, который сможет «подавить» избыток первого, чтобы восстановить равновесие между всеми стихиями. Например, процветание Дерева подавляет Землю, Земля может породить Металл, а Металл «побеждает» Дерево; избыток Огня подавляет Металл, Металл порождает Воду, а Вода «подавляет» Огонь. И так далее. Система Пяти стихий представляет собой сложный регулируемый механизм, элементы которого могут контролировать избыток или упадок энергии друг друга, поддерживая равновесие. Учение о Пяти стихиях использует эту теорию для объяснения нормальных изменений климата и природного равновесия.

2.五行异常关系——相乘、相侮与母病及子、子病及母

2.2.2 **Аномальная взаимосвязь Пяти стихий -- чрезмерное угнетение стихии, обратное угнетение стихии, аномалия стихии - «матери» и влияние на стихию - «ребенка», а также аномалия стихии - «ребенка» и влияние на стихию - «мать».**

（1）五行相乘　乘，欺凌、恃强凌弱，即克制太过。所谓相乘，是指五行中的某一行对其所胜一行的过度克制。五行相乘的次序与相克一致，即木乘土，土乘水，水乘火，火乘金，金乘木。导致五行相乘的原因，有"太过"和"不及"两种情况。太过导致的相乘，指五行中的所不胜一行过于亢盛，对其所胜一行克制太过，引起所胜一行不及，从而导致五行之间生克制化的异常（图1-2）。例如，正常情况下，木克土，若木

气过于亢盛，则对土克制太过，从而导致土的相对不足。这种由于木的太过而引起的相乘，称为"木旺乘土"。

(1) Чрезмерное угнетение Пяти стихий Ограничение, подавление и чрезмерный контроль. Чрезмерное угнетение представляет собой сильное ограничение и подавление одной стихии по отношению к другой. Порядок угнетения совпадает с порядком взаимопреодоления стихий, то есть Дерево подавляет Землю, Земля - Воду, Вода - Огонь, Огонь подавляет Металл, а Металл - Дерево. Среди причин чрезмерного угнетения стихий выделяются две: «избыток» и «недостаточность». «Избыток» подразумевает чрезмерное усиление одной стихии по сравнению с другими, что приводит к упадку остальных элементов и к нарушению равновесия взаимодействия стихий (Рис. 1-2). Например, при нормальном взаимодействии, Дерево подавляет Землю, и если энергия Дерева преобладает над другими элементами, то это приводит к упадку энергии Земли. В данном случае возникает избыток Дерева, приводящий к «чрезмерному угнетению Земли».

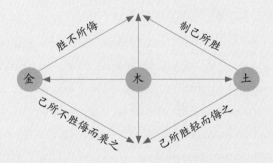

Избыток

Преодоление без вреда　　　Порождение и преодоление

Металл не преодолевает　**Дерево** преодолевает　**Земля**

не доминирует и ведет к　　доминирует и ведет к

Недостаточность

图1–2　五行生克制化失调

Рисунок 1-2　Нарушение взаимосвязей Пяти стихий

不及导致的相乘，指五行中的所胜一行过于不足，会引起所不胜一行相对亢盛，导致对其所胜一行克制太过，使其本身更加虚弱。仍以木和土为例，若土气过于虚弱，木虽然处于正常水平，但土仍难以承受木的克制，因而导致木克土的力量相对增强，使土更显不足。这种由于土的不足而引起的相乘，称为"土虚木乘"。

При «недостаточности» проявляется резкий упадок энергии одной из стихий, что приводит к усилению подавляющих сил, в итоге возникает дисбаланс стихий. На примере Дерева и

Земли можно увидеть, что при недостаточности ци Земли Дерево находится на обычном уровне и, не находя сопротивления Земли, начинает усиливаться, что ещё больше угнетает энергию Земли. В данном случае недостаточность Земли и избыток Дерева приводит к «чрезмерному угнетению энергии Земли».

"相克"和"相乘"尽管在次序上相同，但是两者所反映的五行之间关系的本质是不同的。相克是五行之间递相制约的正常关系，而相乘则是五行之间异常的制约关系。

«Взаимопреодоление» и «чрезмерное угнетение стихий» имеют сходный механизм взаимодействия, но свойства этих взаимодействий сильно различаются. Взаимопреодоление — это нормальный процесс взаимного ограничения и регулирования стихий, а чрезмерное угнетение — это аномальное взаимодействие энергий.

（2）五行相侮　侮，即欺侮。所谓相侮，是指五行中的某一行对其所不胜一行的反向克制，又称"反克"。五行相侮的次序与相克相反，即木侮金，金侮火，火侮水，水侮土，土侮木。导致五行相侮的原因，亦有"太过"和"不及"两种情况。太过导致的相侮，指五行中的所胜一行过于亢盛，使所不胜一行不仅不能克制它，反而受到它的反向克制，即对其所不胜一行进行反克。例如，木气过于亢盛，其所不胜的金不仅不能制木，反而被木所欺侮，出现反向克制的现象。这种由于木的太过而引起的相侮，称为"木旺侮金"。不及导致的相侮，指五行中的所不胜一行过于不足，不仅不能制约其所胜的一行，反而受到其所胜一行的反向克制。例如，木气过于虚弱，则土因木衰而反克木。这种由于木的不及而引起的相侮，称为"木虚土侮"。

(2) Обратное угнетение Пяти стихий. Обратное угнетение стихий представляет собой угнетение энергии стихий в обратном направлении, также называется «обратным преодолением». Обратное угнетение противоположно взаимному преодолению стихий, то есть Дерево подавляет Металл, Металл подавляет Огонь, Огонь подавляет Воду, Вода - Землю, а Земля - Дерево. Среди причин обратного угнетения стихий выделяются две: «избыток» и «недостаточность». При «избытке», одна из стихий усиливается, а подавляющий эту стихию элемент не только не может сдержать ее, но и сам подавляется энергией этой стихии, таким образом подавление происходит в обратном направлении. Например, энергия Дерева возрастает, а Металл не только не может ограничить избыток энергии Дерева, но и сам подавляется этой энергией, таким образом, происходит обратное угнетение стихии. В данном случае избыток Дерева приводит к «обратному угнетению Металла». При «недостаточности» одной стихии порождающий ее элемент не только не может восполнить баланс, но еще больше подавляет эту стихию. Например, энергия Дерева в упадке, но Земля не только не может восполнить недостаточность, но еще больше подавляет Дерево. В данном случае недостаточность энергии

Дерева приводит к «обратному угнетению Земли».

五行之间的相乘和相侮，均为五行之间生克制化关系遭到破坏后出现的异常相克现象，都可以因五行中的任何一行的"太过"或"不及"而引起。两者之间既有区别，又相互关联。相乘与相侮的主要区别在于，相乘是顺五行递相克制的次序发生的克制太过，相侮是逆五行相克次序而出现的反克。其关联性表现在发生相乘时，也可同时发生相侮；同样，在发生相侮时，也可同时发生相乘。例如，木气过于强盛时，不仅会过度克制其所胜之土，即"木旺乘土"，而且可以恃己之强反向克制己所不胜的金，即"木旺侮金"；反之，木气虚弱时，则不仅金来乘木，即"木虚金乘"，而且其所胜之土也乘其虚而反克之，即"木虚土侮"。即《素问·五运行大论》所说："气有余，则制己所胜而侮所不胜；其不及，则己所不胜侮而乘之，己所胜轻而侮之。"这是对五行相乘与相侮及其相互关系的概括说明。

При чрезмерном или обратном угнетении Пяти стихий происходит нарушение взаимосвязей элементов и возникают различные аномальные явления, вызванные «недостаточностью» или «избытком» энергии стихий. Эти виды энергетического подавления различаются, но также имеют и общие черты. Главное различие чрезмерного и обратного подавления состоит в том, что чрезмерное угнетение происходит в правильном порядке взаимосвязей стихий, а обратное подавление - в обратном порядке. Общая черта заключается в том, что при возникновении обратного угнетения параллельно с ним может происходить и чрезмерное последовательное угнетение энергии стихий; так же, как и при чрезмерном угнетении может параллельно возникнуть обратное угнетение стихий. Например, когда энергия Дерева слишком усиливается, она не только может подавить Землю («чрезмерное угнетение»), но подействовать и в обратном направлении и подавить Металл («обратное угнетение»); напротив, при недостаточности энергии Дерева Земля не только не восполняет Дерево, но и сама подвергается подавлению, то есть происходит «обратное угнетение Земли». В 《Трактате Желтого императора - Рассуждения о Пяти стихиях》 говорится: «При избытке энергии происходит последовательное подавление и обратное подавление; при недостатке подавляющие энергии ослабляются, происходит обратное угнетение». Это общее объяснение процессов чрезмерного последовательного и обратного подавления энергии стихий.

（3）母病及子　指五行中母的一行异常，影响到其子行，导致母子两行皆异常。其与相生次序一致。例如，水生木，水为母，木为子，水不足则不能生木，导致母子俱虚，水竭木枯。

(3) Аномалия стихии - «матери» и влияние на стихию - «ребенка». Представляет собой нарушение в равновесии стихии - «матери» и последующее патологическое влияние на зави-

сящую от нее стихию - «ребенка». Порядок взаимодействия совпадает с порядком порождения стихиями друг друга. Например, Вода рождает Дерево, Вода в данном случае «мать», а Дерево - «ребенок», при недостаточности энергии Воды она не сможет создать энергию Дерева, таким образом возникает аномалия взаимосвязи «мать-ребенок», Вода приходит в упадок - и Дерево «засыхает».

（4）子病及母　指五行中子的一行异常，影响到其母行，导致母子两行皆异常。其与相生次序相反。例如，木生火，木为母，火为子，火旺引起木亢，导致木火俱亢。五行之间的母病及子和子病及母，是五行相生关系的异常。因此，五行中任何一行出现"太过"或"不及"时，都可能对其他四行产生"相乘""相侮"或"母病及子""子病及母"的异常作用。

(4) Аномалия стихии - «ребенка» и влияние на стихию - «мать».   Представляет собой нарушение в равновесии стихии - «ребенка» и последующее патологическое влияние на стихию - «мать». Порядок взаимодействия противоположен порядку порождения стихиями друг друга. Например, Дерево рождает Огонь, в данном случае, Дерево - «мать», Огонь - «ребенок», избыток Огня приводит к гиперактивности энергии Дерева. Нарушения взаимосвязей «мать-ребенок» между Пятью стихиями является аномальным развитием и взаимодействием элементов. Таким образом, при возникновении «избытка» или «недостаточности» энергии одной из стихий могут проявиться такие аномалии, как «чрезмерное последовательное угнетение», «обратное угнетение стихий», «аномалия стихии «матери», влияющая на стихию «ребенка», а также «аномалия стихии «ребенка», влияющая на стихию «мать».

总之，五行相生相克及其制化，是自然界事物间协调发展的正常状态，必须注意顺应和维持；而五行的相乘相侮与母病及子、子病及母，是自然界事物间关系失去平衡的异常状态，应当尽量避免和纠正。

Из этого следует вывод о том, что Пять стихий - это сложная система взаимодействующих и регулирующих друг друга элементов, для нормального функционирования которой необходимо поддерживать равновесие энергий; вследствие нарушения баланса в этой системе могут происходить сбои и возникать различные аномалии, такие как «чрезмерное последовательное угнетение», «обратное угнетение стихий», «аномалия стихии - «матери», влияющая на стихию «ребенка», а также «аномалия стихии - «ребенка», влияющая на стихию - «мать», которые нужно предотвращать и корректировать.

三、藏象学说　3 Диагностика внутренних заболеваний

　　藏象学说是研究人体脏腑生理功能、病理变化规律及其相互关系的学说。"藏"，指藏于体内的脏腑与脏腑之气及其运动，包括五脏（心、肺、脾、肝、肾）、六腑（胆、胃、小肠、大肠、膀胱、三焦）和奇恒之腑（脑、髓、骨、脉、胆、女子胞）。"象"的涵义有两点：一指表现于外的生理病理现象，如"肝病者，两胁下痛引少腹，令人善怒"（《素问·脏气法时论》）；二指以五脏为中心的五个生理功能系统与外界事物或现象相比类所获得的比象，如心气通于夏，"南方赤色，入通于心"（《素问·金匮真言论》）等。藏象即指脏腑生理功能、病理变化表现于外的征象。

Диагностика внутренних заболеваний («Цзан-Сян») — это система знаний, исследующая функции внутренних органов, патологических изменений и взаимосвязей внутри организма. «Внутренние» («Цзан») заболевания включают в себя различные изменения и особенности движения ци внутренних органов: пяти основных органов (сердце, легкие, селезенка, печень, почки), шести полых внутренних органов (желчный пузырь, желудок, тонкая и толстая кишки, мочевой пузырь, три полости внутренних органов (верхнее, среднее и нижнее), а также необычных органов Фу (мозг, костный мозг, кости, артерии и вены, желчный пузырь, матка). «Сян» - имеет два значения: в первом значении имеются в виду физиологические проявления заболевания, например «при болезни печени возникает боль в боках и в животе, из-за чего больной становится вспыльчивым» (《Трактат желтого императора о внутреннем - Рассуждения современников о ци внутренних органов》); во втором значении - это соотношение пяти основных функций организма с объектами и явлениями окружающей среды, например, сердце сравнивается с летом, «южной стороне соответствует красный цвет, его энергия проходит в сердце» (《Трактат желтого императора о внутреннем - Истинные высказывания》) и т.д. «Цзан-Сян» - представляет собой совокупность физиологических функций внутренних органов, патологических изменений организма и симптомов заболеваний.

（一）五脏　3.1 Пять внутренних органов

　　五脏，即肝、心、脾、肺、肾的合称。五脏的共同生理特点是化生和贮藏精气，神志活动归属于五脏。五脏功能虽各有所司，但彼此协调，共同完成生命活动。以下简要介绍五脏的主要生理功能、生理特性及其与五体、五官、五志、五液、时令的关系等。

　　Пять внутренних органов включают в себя: печень, сердце, селезенку, легкие и почки. Общая физиологическая особенность этих органов состоит в трансформации и накоплении жизненной энергии организма, а также поддержание эмоциональной и интеллектуальной активности человека. Каждый орган выполняет свои уникальные функции, но все они координируются между собой и работают слаженно. Ниже приведены краткие описания основных физиологических функций и особенностей данных органов, а также их взаимосвязь с пятью элементами тела (сухожилия, меридианы, кожа, мясо, кости), пятью органами чувств, пятью настроениями, жидкостями организма и временами года.

1.心

3.1.1 Сердце

心居胸腔，肺之下，横膈之上，外有心包护卫。心的主要生理功能是主血脉和主神志。《素问·灵兰秘典论》称之为"君主之官"。心为阳脏而主神明，在五行中属火，与夏气相通应。心在体合脉，其华在面，在窍为舌，在志为喜，在液为汗。

Сердце находится в грудной клетке, под легкими, над диафрагмой, снаружи сердце защищено околосердечной сумкой (перикардом). Основная функция сердца - перекачивание крови, также оно является главным хранителем сознания и жизненных сил. В 《Трактате Желтого императора - Глубокие рассуждения》 сердце названо «главным органом». Сердцу соответствует энергия Ян, стихия - Огонь, время года - лето. Сердце отвечает за коллатерали (вены и сосуды организма), внешне состояние сердца передается через цвет лица и состояние языка, сердце ведает эмоцией радости, а также потоотделением.

2.肺

3.1.2 Легкие

肺居胸腔，左右各一，上通过气道与喉、鼻相通，故称喉为肺之门户，鼻为肺之外窍。肺在五脏六腑之中其位最高，故有"华盖"之称。肺在五行中属金，为阳中之阴，与自然界之秋气相应。肺的主要生理功能是主气，司呼吸，主宣发肃降，通调水道，朝百脉，主治节。肺在体合皮，其华在毛，在窍为鼻，在志为悲（忧），在液为涕。

Легкие находятся в грудной полости, справа и слева, наверху соединяются с горлом и носом, горло принято считать «главными воротами» легких, а нос - внешним отверстием легких. Легкие располагаются несколько выше остальных органов, поэтому их также называют «зонтом» организма. Легкие соответствуют стихии Металл, соответствуют Ян и содержат Инь, по времени года соответствуют осени. Основные функции легких — это управление главной ци и дыханием, очищение и передача энергии, регулирование циркуляции жидкостей внутри организма, питание и стимуляция работы вен и артерий. Внешнее состояние легких передается через кожу и волосы, лёгкие соединены с носом, соответствуют эмоции печали, а среди жидкостей отвечают за носовую слизь.

3.脾

3.1.3 Селезенка

脾居中焦，位于横膈之下，形如刀镰。脾的主要生理功能是主运化，主统血，主升清，为后天之本，气血生化之源。脾的生理特点是居中央，灌四旁，喜燥恶湿。脾在体合肌肉、主四肢，在窍为口，其华在唇，在志为思，在液为涎。脾在五行属土，为阴中之至阴，与四时之长夏相应，旺于四时。

Селезенка расположена в области желудка (средний центр), под диафрагмой, имеет изогнутую форму. Основная функция селезенки - транспортировка энергии по организму, регулирование состояния крови, выработка жизненных сил и питание крови. Особенность селезенки заключается в ее центральном положении, она снабжает органы энергией. Селезенка не терпит сырость, комфортно функционирует при сухости. Селезенка связана с мышцами и конечностями, внешне состояние селезенки отражается на губах и полости рта, ей соответствует настроение - задумчивость, жидкость - слюна. В системе стихий селезенке соответствуют Земля, преобладает Инь, по времени года - затяжное лето, хотя селезенка активна круглый год.

4.肝

3.1.4 Печень

肝位于横隔之下，右胁之内。肝的主要生理功能是主疏泄和主藏血。肝为刚脏，主升主动，喜条达而恶抑郁，体阴而用阳。《素问·灵兰秘典论》说："肝者，将军之官，谋虑出焉。"肝在五行属木，为阴中之阳，与四时之春季相应。肝在体合筋，其华在爪，在窍为目，在液为泪，在志为怒。

Печень расположена под диафрагмой, в правом подреберье. Основная функция - очищение и хранение крови. Печень - один из главных органов, который контролирует настроение и эмоциональный фон человека, принадлежит Инь, но содержит в себе Ян. В 《Трактате Желтого императора - Глубокие рассуждения》 сказано: «Печень - связующий центр всех органов.» Печени соответствует Дерево, она принадлежит Инь, но содержит в себе Ян, по времени года соответствует весне. Печень связана с сухожилиями, ее состояние отражается на ногтях, а также на зрении, ей соответствует жидкость - слезы, настроение - гнев.

5.肾

3.1.5 Почки

肾居腰部，脊柱两侧，左右各一。《素问·脉要精微论》说："腰者，肾之府。"肾的主要生理功能是主藏精、主水、主纳气。肾又被称为先天之本、封藏之本。《素问·灵兰秘典论》说："肾者，作强之官，伎巧出焉。"肾在五行属水，为阴中之阴，与四时之冬气相应。肾在体合骨，生髓通脑，其华在发，开窍于耳及二阴，在液为唾，在志为恐。

Почки расположены в области поясницы, по бокам от позвоночника. В 《Трактате Желтого императора - Рассуждения о коллатералях》говорится: «Главный орган поясничной области - почки». Главная функция почек - хранение внутренних жидкостей организма и энергии ци. Также почки называют «природным источником», «главным хранилищем» энергии организма. В 《Трактате Желтого императора - Глубокие рассуждения》говорится: «Почки - производящий и восстанавливающий орган». Почкам соответствует Вода, они относятся к Инь, по времени года соотносятся с зимой. Почки связаны с костями и костным мозгом, их состояние отражается на волосах, ушах и двух нижних отверстиях, им соответствует слюна, настроение – страх.

（二）六腑　　3.2 Шесть полых внутренних органов

六腑，即胆、胃、小肠、大肠、膀胱、三焦六个器官的总称。六腑共同的生理功能是受盛和传化水谷，即主持饮食物的消化、吸收和糟粕的传导排泄。饮食物入口，通过食道入胃，经胃的腐熟下传于小肠，经小肠的受盛化物和泌别清浊，其清者（水谷精微）由脾吸收，转输于四脏，布散于全身；其浊者（食物糟粕）下传于大肠，经大肠的传导，形成粪便排出体外；脏腑代谢后产生的浊液，则经三焦注入膀胱，在肾气的蒸腾气化作用下，形成尿液排出体外。饮食物在其消化排泄过程中，要通过七道关隘，《难经》称为"七冲门"。《难经·四十四难》说："唇为飞门，齿为户门，会厌为吸门，胃为贲门，太仓下口为幽门，大肠小肠会为阑门，下极为魄门。"七冲门中任何一门发生病变，都会影响饮食水谷的受纳、消化、吸收和排泄。

Шесть полых органов включают в себя желчный пузырь, желудок, тонкую и толстую кишки, мочевой пузырь и три полости внутренних органов (тройной обогреватель). Общая физиологическая функция данной группы органов заключается в питании и насыщении организма, в поддержании процессов пищеварения: всасывания пищи и выведения токсинов из организма. Сначала пища попадает в пищевод, а затем в желудок, после переваривания в желудке она переходит в тонкую кишку, оттуда жидкость и полезные компоненты всасываются селезенкой и транспортируются в четыре основных органа, а затем по всему организму; отходы от пищи опускаются в толстую кишку, затем они образуют экскременты и выводятся наружу; после обмена веществ в органах жидкие отходы через три полости поступают в мочевой пузырь, а затем под действием ци почек образуют мочу, которая также выводится из организма. В процессе переваривания пища проходит через 7 отверстий, в «Ответах на трудные вопросы» они называются «семью вратами» пищеварительного тракта. В «Ответах на трудные вопросы - 44 вопроса» говорится: губы - первые «врата», зубы - вторые «врата», надгортанный хрящ - третьи «врата», вход в желудок - четвертые «врата», нижний выход желудка - пилорическое отверстие, толстая и тонкая кишки - «врата» тонких кишок, анальное отверстие - седьмые «врата». Если в одних из «врат» возникают нарушения, это влияет на функции транспортировки, всасывания и выделения всей пищеварительной системы.

六腑共同的生理特点是"泻而不藏""实而不满"。六腑因其受盛和传化水谷的生理功能，必须不断地虚实更替，及时排空其内容物，才能保持其通畅及功能的协调。故有六腑"以通为用""以降为顺"之说。六腑通降太过或不及，都会影响饮食水谷的受盛和传化，导致各种病理状态。

Особенность шести органов заключается в «выделении без хранения», «питании без накопления». Поскольку шесть внутренних органов выполняют пищеварительную функцию, то для них крайне важно постоянное поддержание баланса питания и содержимого внутренностей для осуществления беспрепятственного обмена веществ и регулирования организма. Также говорят, что шесть полых внутренних органа используются для «гладкого прохождения и усвоения пищи». Если органы не справляются с перегрузкой или дефицитом пищеварения, то это влияет на состояние всей пищеварительной системы и может повлечь за собой различные заболевания.

1.胆

3.2.1 Желчный пузырь

胆位于右胁下，与肝紧密相连，附于肝之短叶间，其形如囊，故又称胆囊。肝胆之间有经脉相互络属，互为表里。胆的主要生理功能是藏泄胆汁，主决断。

Желчный пузырь расположен в правом подреберье и тесно связан с печенью, располагается под ней, имеет форму пузыря, поэтому его называют желчным пузырем. Между печенью и желчным пузырем расположены меридианы, которые тесно связаны между собой. Основная функция - хранение и выделение желчи.

2.胃

3.2.2 Желудок

胃又称"胃脘"，分为上、中、下三部：上部称为上脘，包括贲门；下部称为下脘，包括幽门；上下脘之间称为中脘。胃居膈下、腹腔上部，通过贲门上接食管，通过幽门下连小肠，是饮食物出入胃腑的通道。胃与脾"以膜相连"，同居中焦，有经脉相互络属而互为表里。胃的主要生理功能是主受纳和腐熟水谷、主通降，其生理特性是喜润恶燥。

Желудок также называют «желудочной полостью», он делится на 3 части - верхнюю, среднюю и нижнюю: верхняя называется входом в желудок, нижняя - выходным отверстием желудка (пилорическое отверстие); между верхней и нижней частями расположена средняя часть желудка. Желудок находится под диафрагмой, в верхней части брюшной полости, через вход в желудок связан с пищеводом, который поступает в желудок, а через пилорическое отверстие - с тонкой кишкой, через которую пища выходит из желудка. Желудок и селезенка «соединены мембраной», они расположены в среднем центре брюшной полости и имеют взаимосвязанные меридианы. Основная функция - прием и переваривание пищи, передача пищи по пищеварительной цепи, физиологическая особенность желудка - «благосклонность к влаге и непереносимость сухости».

3.小肠

3.2.3 Тонкая кишка

小肠位于腹中，上接幽门，与胃相通，下端通过阑门与大肠相连，是一个相当细长的管道器官。小肠与心有经脉相互络属而互为表里。小肠的主要生理功能是主受盛化物和泌别清浊。

Тонкая кишка расположена в середине брюшной полости, сверху соединяется с желудком пилорическим отверстием, снизу соединяется с толстой кишкой «вратами» тонких кишок, представляет собой тонкий и протяженный орган. Наиболее тесно меридианы тонкой кишки взаимосвязаны с меридианами сердца. Основная функция - всасывание и распределение питательных веществ.

4.大肠

3.2.4 Толстая кишка

大肠位于腹中，是一个粗大的管道样器官，其上口通过阑门与小肠相接，下口通过魄门与外界通连。大肠与肺通过经络相互络属而互为表里。大肠的主要生理功能是传导糟粕和主津。

Толстая кишка расположена в середине брюшной полости, является крупным полым органом, который соединяется с тонкой кишкой через «врата» тонких кишок, «и в нижней части которого расположены «седьмые врата». Наиболее тесно меридианы толстой кишки взаимосвязаны с меридианами легких. Основная функция - передача отходов питания, формирование кала и всасывание жидкости.

5.膀胱

3.2.5 Мочевой пузырь

膀胱居小腹中央，是一个中空的囊性器官。其上有输尿管与肾相通，下与尿道相连，开口于前阴。膀胱与肾有经脉相互络属而互为表里。膀胱的主要生理功能为贮存津液和排泄尿液。

Мочевой пузырь находится в центре нижней части брюшной полости, представляет собой полый орган в форме пузыря. Сверху соединен мочеточником с почками, снизу соединен с мочеиспускательным каналом, который начинается с наружных половых органов. Наиболее тесно меридианы мочевого пузыря взаимосвязаны с меридианами почек. Основная функция - хранение жидкости и выделение мочи.

6.三焦

3.2.6 Три полости внутренних органов (верхняя, средняя и нижняя) «Сань-Цзяо» или «тройной обогреватель»

三焦为六腑之一，和其他脏腑一样，是一个具有综合功能的脏器，为分布于胸腹腔的一个大腑，因其与五脏无表里配合关系，故有"孤腑"之称。另外，三焦为划分内脏的区域部位，即是上焦、中焦、下焦的合称，膈以上为上焦，膈至脐之间为中焦，脐以下为下焦。三焦的经脉与心包的经脉相互络属，构成表里关系。

Три полости внутренних органов или «тройной обогреватель» - это один из шести полых органов, обладающий комплексом физиологических функций. Располагается в грудной и брюшной областях и не связан с работой пяти основных органов, также называется «одинокий орган Фу». Кроме того, три полости делятся на верхний, средний и нижний «Цзяо»: область над диафрагмой - верхний «Цзяо», область между диафрагмой и пупком - средний центр, под пупком - нижний центр. Наиболее тесно меридианы трех полостей взаимосвязаны с меридианом околосердечной сумки..

（三）奇恒之腑   3.3 Необычные органы Фу

奇恒之腑，是指脑、髓、骨、脉、胆、女子胞六个脏器组织，由于其形态与功能皆与五脏六腑有别，故名奇恒之腑。其概念出自《素问·五脏别论》："脑、髓、骨、脉、胆、女子胞，此六者，地气之所生也，皆藏于阴而象于地，故藏而不泻，名曰奇恒之腑。"奇，异也；恒，常也。它们在形态上多为中空器官，因而类腑；但其功能主贮藏精气，又颇似脏，而与六腑传化水谷有别，故称之为奇恒之腑。其中除胆为六腑之外，余者皆无表里配合，也无五行配属，但与奇经八脉有一定关系。

Необычные органы Фу включают в себя мозг, костный мозг, кости, артерии и вены, желчный пузырь, матку, органические ткани шести внутренних органов; поскольку они отличаются от остальных внутренних органов по форме и функциям, то их называют необычными. В 《Трактате Желтого императора - Рассуждения о внутренних органах》 выдвигается следующая концепция: «Мозг, костный мозг, артерии и вены, желчный пузырь, матка - эти шесть органов обладают огромной жизненной энергией, но ничего не выделяют, а только хранят, носят название «необычных органов.» Необычные органы - «奇恒» («Ци-Хэн»), где «奇» - означает ‹странный›, ‹необычный›; «恒» - ‹постоянный›, ‹неизменный›. Они в основном представляют из себя полости, поэтому относятся к органам; но их функция заключается в хранении жизненной энергии организма, и по своей работе они отличаются от шести полых органов. Кроме желчного пузыря, который также относится к шести полым органам, остальные не имеют с основными органами ничего общего, они не связаны со стихиями, но согласуются с непарными меридианами в восьми коллатералях.

四、整体观念 　　4 Концепция единого целого

所谓整体，即完整性和统一性，是指事物是一个整体，事物内部是相互联系密不可分的，事物和事物之间是密切联系的。

整体观念是中医学认识自身及人与环境联系性和统一性的学术思想。整体观念主要体现在两个方面：一是人体是一个有机整体；二是人与自然、社会环境存在统一性。这种整体观念贯穿于中医学的生理、病理、诊断、辨证、养生、防治等各个方面，在中医学基础理论和临床实践中发挥着重要的指导作用。

Единое целое в данной концепции указывает на единство и целостность объектов. Каждый объект Вселенной представляет собой неделимое целое, кроме того, все объекты в природе связаны между собой.

Концепция единого целого основана на идее тесной связи и гармонии человека и природы. Выделяется два основных аспекта концепции: о том, что человеческий организм — это целостная система; и о единстве человека и природы. Эта концепция охватывает все аспекты физиологии, патологии, диагностики, исследования, лечения, профилактики заболеваний и т. д. и играет руководящую роль в фундаментальной теории и клинической практике китайской медицины.

（一）五行的概念、特性与归类　　2.1 Концепция, характеристики и классификация Пяти стихий

中医学认为，人是由若干脏腑、形体、官窍构成的有机整体，在生理上相互协调，在病理上相互影响，因此，诊断和治疗疾病时也必须从整体出发来考虑问题。

В китайской медицине считается, что человеческий организм представляет собой единую систему, состоящую из внутренних органов, связанных между собой, и при заболевании одного из них неизбежно оказывается влияние на состояние всего организма. Таким образом, диагностика и лечение всех заболеваний должны производиться комплексно.

1.生理的整体性

4.1.1 Физиологическая целостность

就生理而言，人体是一个有机整体主要体现在两个方面：一是结构和功能上的"五脏一体观"；二是精神和形体上的"形神一体观"。

Говоря о физиологии, нужно выделить два фактора: структурная и функциональная целостность пяти органов; а также духовная и физическая целостность.

中医学认为，人体是一个以心为主宰、五脏为中心的有机整体。人体由五脏（心、肝、脾、肺、肾）、六腑（胆、胃、小肠、大肠、膀胱、三焦）、形体（皮、脉、肉、筋、骨）、官窍（目、舌、口、鼻、耳、前阴、后阴）构成。每一脏、一腑、一体、一窍等，通过经络系统"内属于脏腑，外络于肢节"的连接作用，构成了心、肝、脾、肺、肾五个生理系统，亦称为"五脏系统"。这五大系统各有不同的生理功能，但相互联系、协调合作，共同完成人体的生理活动过程。同时，脏腑的功能活动要依赖精、气、血、津液的营养和支持，这些都是构成人体及维持人体生命活动的基本物质；而精、气、血、津液的生成、运行和输布等，又要依赖有关脏腑的功能活动。这种以五脏为中心的结构与功能相统一的整体性，称为"五脏一体观"。人体的正常生理活动，一方面需要各个脏腑发挥正常的生理功能，另一方面还需要脏腑之间能相辅相成或相反相成，维持其生理活动的协调平衡。如脾系统中，脾与胃相表里，脾在体合肉、主四肢、开窍于口、其华在唇；脾在五行属土，肺在五行属金，肝在五行属木；在生理关系上，脾土可以生肺金，肝木则可以疏脾土。其他脏腑亦是如此。又如人体对于水液的吸收、输布和排泄，亦是通过脾、肺、肾、肝、胃、三焦、小肠、大肠等脏腑的分工合作、相互协调来完成的。由于人体各脏腑之间的关系极为复杂，中医学借助阴阳学说，宏观地说明各脏之间相互制约、消长和转化所维持的相对的动态平衡，用五行学说来说明脏腑之间生中有克、克中有生的关系，对于维持机体相辅相成、制约调控的整体关系有重要意义。这种动态平衡观、制约调控观不仅对中医生理学的发展有重要意义，且对现代生理学的发展亦将有开阔思路的启迪意义。

В китайской медицине считается, что тело человека — это единая система, в центре которой - работа внутренних органов. Тело человека состоит из пяти основных органов (сердце, печень, селезенка, легкие, почки), шести полых органов (желчный пузырь, желудок, тонкая и толстая кишки, мочевой пузырь, три полости внутренних органов), из плоти (кожа, артерии и вены, мышцы, сухожилия, кости) и органов чувств (глаза, язык, рот, нос, уши, наружные половые органы, задний проход). Каждый орган и каждая полость, соединяясь через систему меридианов и коллатералей, связываются между собой внутри и с конечностями снаружи, таким образом, формируя физиологические системы сердца, печени, селезенки, легких и почек, названных «системами внутренних органов». Каждая система выполняет свои физиологические функции, но они взаимосвязаны и могут контролировать работу друг друга. В то же время функциональная деятельность органов зависит от питания и поддержки жизненных сил, энергии ци, крови и внутренних жидкостей, которые являются основными веществами жизнедеятельности; однако, циркуляция и распределение жизненных сил, ци, крови и жидкости зависят от функционального здоровья внутренних органов человека. Эта взаимосвязь функций и строения органов называется «внутренней целостностью» организма. При нормальной жизнедеятельности организма, с одной стороны, нужно, чтобы органы сами по себе функционировали нормально, с другой стороны, также нужно, чтобы они стимулировали и контролировали работу друг друга, поддерживая функциональный баланс. Например, в системе селезенки: селезенка согласуется с желудком, связана с мышцами, конечностями, ее состояние отражается на губах и полости рта; по системе Пяти стихий селезенке соответствует Земля, легким - Металл, печени - Дерево; с точки зрения физиологии Земля селезенки может стимулировать Металл легких, а Дерево печени может контролировать Землю селезенки. Это применимо и к другим органам. Для питания, всасывания, передачи и выделения веществ организм использует селезенку, легкие, почки, печень, желудок, три полости, тонкую и толстую кишки, другие органы. Поскольку между внутренними органами выстроены довольно сложные взаимосвязи, в китайской медицине используется учение о Инь и Ян, которое подробно объясняет суть динамического равновесия, контроля и регулирования между органами, учение о Пяти стихиях поясняет принципы противостояния и взаимного ограничения энергии, что имеет огромное значение для понимания взаимосвязей и взаимного регулирования органов внутри системы. Идея о равновесии, взаимном ограничении и регулировании не только очень важна для понимания физиологического развития в китайской традиционной медицине, но и будет иметь огромное значение для расширения и обогащения знаний в этой области.

　　中医学还强调在生命活动过程中的"形神一体观"。形，指人体的形体，包括构成人体的脏腑、经络、五体和官窍的形体结构，以及精、气、血、津液等生命物质；神，广义的神是指整个人体生命活动，狭义的神是指精神、意识、思维活动。"形神一体观"指的是具有物质结构特征的形体和包括精神、意识、思维活动在内的人体生命活动特征的神的统一性，"形"是"神"进行功能活动的物质基础，"神"具有能统驭"形"的作用。"形神一体观"强调结构和功能的一体、物质和能量的一体，二者相互依存，不可分离，是生命的保证。无"神"则"形"无以存，无"形"则"神"无以生，只有"形神一体"，相辅相成，生命活动才能旺盛。

Также в китайской медицине большое значение уделяется принципу «духовной и физической целостности» в процессе жизнедеятельности. Под физической целостностью подразумевается слаженное взаимодействие тела: внутренних органов, меридианов и коллатералей, тканей и костей, органов чувств, а также жизненной энергии, ци, крови и внутренних жидкостей организма; духовная целостность - это гармония психической, сознательной и мыслительной деятельности человека. Принцип «духовной и физической целостности» означает единство телесного, физического с сознательным, духовным, то есть единство мыслительной и психической деятельности с внутренними процессами организма. «Тело» и «дух» являются основой жизнедеятельности, «дух» способен управлять «телом». Принцип «духовной и физической целостности» подчеркивает единство структуры и функции, единство материи и энергии, которые взаимозависимы и неотделимы друг от друга и являются основой жизни. Без «духа» «тело» не смогло бы существовать, так же, как и «дух» - без «тела», только при «духовной и физической целостности» возможна полноценная жизнь и развитие.

2.病理的整体性

4.1.2 Целостность патологий

　　中医学不仅从整体上探讨人体生理活动的基本规律，而且在分析疾病的发生、发展和变化规律时，也从整体出发去分析局部病变的整体反应，把局部与整体统一起来，既重视局部病变与其相关内在脏腑之联系，更强调该病变与其他脏腑之间的相互影响。如肝的疏泄功能失常时，不仅肝脏本身出现病变，而且常影响到脾的运化功能而出现脘腹胀满、不思饮食、腹痛腹泻等症，也可影响肺气的宣发肃降而见喘咳，还可影响心神而见烦躁不安或抑郁不乐，影响心血的运行而见胸部疼痛。所以，中医学的病理整体观，主要体现在脏与脏、腑与腑、脏与腑、脏腑与形体官窍之间疾病的相互影响和相互传变。

Китайская медицина не только изучает основные законы физиологической деятельности человека в целом, но и анализирует закономерности возникновения, развития и изменения заболевания. Через целостный анализ патологии изучает реакции всего организма, чтобы комплексно исследовать проблему, обратить внимание на локальные патологии и связанные с ними внутренние органы. При заболеваниях печени возникают нарушения не только в работе печени - это влияет наи работу селезенки, наблюдаются вздутие и боль в животе, отсутствие аппетита, диарея и другие симптомы, также нарушения работы печени могут повлиять на энергию легких (кашель и одышка), эмоциональный фон (раздражительность и беспокойство), циркуляцию ци и крови (боль и ощущение сдавленности в груди). Поэтому, согласно принципу целостности патологий, в китайской медицине используется комплексный подход в лечении, основанный на взаимодействии, влиянии и согласованности внутренних органов.

由于人体又是形神统一的整体，生理上形神一体，在病理上也是相互影响的。形体的病变，包括精、气、血、津液的病变，可引起神的失常；而精神、情志的失常，也能损伤形体而出现精、气、血、津液的病变。

Поскольку человеческий организм является единой системой, в котором тело и дух физиологически взаимосвязаны, то эта взаимосвязь проявляется и при возникновении патологии. При заболеваниях тела, в том числе патологиях крови, ци, внутренних жидкостей организма, могут возникнуть психические расстройства; также и эмоциональные нарушения могут привести к заболеваниям тела, патологиям крови, сбоям энергетических потоков и т.д.

3.诊断的整体性

4.1.3 Целостность диагностики

中医诊察疾病，其主要理论根据是"有诸内，必形诸外"（《孟子·告子下》）。《灵枢·本脏》说："视其外应，以知其内脏，则知所病矣。"由于机体各脏腑、组织、器官在生理、病理上的相互联系和影响，这就决定了可以通过五官、形体、色脉等外在的异常表现，由表及里地了解和推断内脏之病变，从而作出正确的诊断。以舌诊为例，舌体通过经络的循行直接或间接地与五脏相通，故人体内部脏腑气血的盛衰和疾病的轻重顺逆等都可以反映于舌，所以察舌可以测知内脏之病理状态。其他如望色、切脉等诊察方法，之所以能诊断人体内在病变的寒热虚实，其道理是相似的。

Основной принцип диагностики в китайской медицине заключается в том, что «заболевание внутри обязательно имеет проявления снаружи» (《Мэн-цзы》). В 《Каноне Таинственной сути - О внутренних органах》 говорится: «Взглянув на внешние проявления, можно узнать о сути внутренних болезней.» Из-за физиологических и патологических взаимосвязей и влияния различных органов, тканей организма возникают внешние аномальные проявления в состоянии органов чувств, тела, цвете вен и др., поэтому нужно исследовать все внешние проявления, чтобы поставить верный диагноз. Например, язык напрямую или косвенно связан с меридианами тела, и если в организме возникают нарушения работы органов и циркуляции ци и крови, то тяжесть патологии отразится на внешнем виде языка, поэтому по цвету языка можно обследовать состояние внутренних органов. Существуют и другие методы диагностирования внутренних заболеваний, например, по цвету глаз, состоянию вен и т.д.

4.治疗的整体性

4.1.4 Целостность лечения

整体观念也贯穿在临床治疗当中，对于局部病变，要注意与其他脏腑组织之间的联系，常常须从整体着手，采用相应的整体调理方法。《素问·阴阳应象大论》所说的"从阴引阳，从阳引阴，以右治左，以左治右"，《灵枢·终始》所说的"病在上者下取之，病在下者高取之"等，都是在整体观念指导下确定的治疗原则。耳病治肾、鼻病治肺、目病治肝，以及脾病从肝论治、肺病从肾论治等，则是整体观念在治法上的具体体现。

Идея целостности применяется и в клиническом лечении. Что касается локальных патологий, то особое внимание обращается на связь тканей с внутренними органами, довольно часто лечение начинается с общего осмотра тела, чтобы постепенно приблизиться к точному диагнозу и специализированному лечению. В 《Трактате Желтого императора - о теории Инь и Ян》 говорится: «Ян идет за Инь, Инь идет за Ян, правое управляет левым, а левое - правым», в 《Каноне Таинственной сути - О смерти и рождении》 говорится, что «Источник болезни наверху - находится снизу, а источник болезни снизу следует искать сверху» - все эти мысли указывают на действие принципа целостности лечения. Заболевания ушей лечатся через почки, заболевания носа - через легкие, болезни глаз - через печень, заболевания селезенки - через печень, болезни легких - через почки. Таким образом, явно прослеживается принцип единого целого в лечении.

人体是形神统一的整体，形弱则神衰，形病则可引起神病，神病亦可致形病，故历代医家在诊治疾病和养生防病中强调形神共养、形神共调，使形健而神旺；又要恬淡虚无、怡畅情志以养神，使神清而形健。

Человеческий организм - это единство тела и духа, если тело ослабло - то и дух пострадает, при заболеваниях тела возникают нарушения эмоционального фона, а психические болезни влекут за собой заболевания тела, именно поэтому с древнейших времен врачи уделяли особое внимание комплексному лечению телесных и ментальных заболеваний, поддерживая баланс здорового тела и духа.

（二）人与外环境的统一性 4.2 Единство человека и окружающего мира

人类生活在自然界中，自然环境的各种变化可直接或间接地影响人体，人体也发生着相应的变化；同时人又是社会的组成部分，社会因素对人体的影响也不容忽视。因此，人与外环境的统一性，体现在人与自然环境的统一性和人与社会环境的统一性两方面。

Окружающий мир бесспорно может напрямую или косвенно оказывать влияние на жизнедеятельность человека, и человек подстраивается под соответствующие изменения окружающей среды. В то же время человек является частью общества, и влияние общества на человека также трудно переоценить. Таким образом, единство человека и окружающего мира проявляется как в гармонии с природой, так и в единстве человека с социальной средой.

1.人与自然环境的统一性

4.2.1 Единство человека и природы

人类生活在自然界中，自然界存在着许多人类赖以生存的必要条件，如阳光、空气、水、土壤等。当自然环境发生变化，其相关因素又可直接或间接地影响人体的生命活动。这种人与自然息息相关，对自然的依存与适应关系就称为"天人相应"。人与自然界的统一性，主要表现在如下方面：

Человеку, живущему в природе, предоставлены необходимые условия для существования, такие, как солнечный свет, воздух, вода, земля и т.д. Изменения, происходящие в природной среде, могут прямо или косвенно повлиять на жизнедеятельность человека. Человек тесно связан с природой, и эта взаимосвязь и адаптация называются «взаимодействием человека и Неба». Единство человека и природы проявляется в следующих аспектах:

（1）自然环境对人体生理的影响　自然界四时气候有春温、夏热、秋凉、冬寒的变化规律，而万物顺应这一规律则有春生、夏长、秋收、冬藏的变化过程，人体的生理活动也会随之进行适应性的调节。盛夏天气炎热，人体气血运行流畅，阳气旺盛，脉象多浮大，皮肤腠理开张，津液外出而多汗；隆冬天气严寒，人体气血运行稍缓，阳气偏衰，脉象多沉小，皮肤腠理致密，津液趋下而多尿。这种适应性的生理变化，既维持了人的恒定体温，也反映了冬夏不同季节与人体气血运行和津液代谢的密切关系。现代运用脉象仪，对人体一年四季的脉象进行跟踪观察，也发现了脉象的四季变化情况。这些充分说明人体生理活动受到四季气候变化的影响。

(1) Влияние природной среды на физиологию человека.　В природе выделяется четыре времени года - теплая весна, жаркое лето, прохладная осень и морозная зима, они постоянно

сменяют друг друга, и все сущее живет по этому закону природы. Человек тоже адаптирует свою жизнедеятельность под смену сезонов. В жаркий летний период ци и кровь в организме человека циркулируют плавно, Ян повышается, пульс увеличивается, открываются поры и выделяется много пота; в холодный зимний период потоки ци замедляются, Ян снижается, пульс углубляется, поры закрываются и повышается мочеиспускание. Эти адаптивные физиологические изменения не только позволяют поддерживать постоянную температуру тела человека, но и отражают тесную связь между потоками ци и обменом веществ в разные сезоны зимы и лета. Современное использование пульсометров и отслеживание пульса на протяжении всего года дает основания утверждать, что пульс имеет особенность меняться в зависимости от сезона. Этим целиком подтверждается зависимость физиологической активности человека от изменений климата по временам года.

一日之中有昼夜24小时的变化，人体的气血阴阳也随之产生相应的消长变化。正如《灵枢·顺气一日分为四时》所说："朝则为春，日中为夏，日入为秋，夜半为冬。"白天人体的阳气多趋于表，脏腑的功能活动比较活跃；夜晚人体的阳气多趋于里，人就需要休息和睡眠。这说明人体生理上确实存在着昼夜阴阳消长节律。这种昼夜的阴阳消长变化，对病情的发展亦有一定的影响。

В течение 24 часов, при смене дня и ночи, ци и Инь-Ян человеческого тела также закономерно повышаются и снижаются. Как говорится в 《Каноне Таинственной сути - Ци дня по временам года》: «Утро — это весна, полдень — это лето, закат - это осень, а полночь - это зима». Днем Ян человеческого тела на подъеме, функционирование внутренних органов оживленное; а вечером и ночью Ян понижается и человеку нужно отдыхать и спать. Это говорит о том, что организм человека имеет определенный физиологический график роста и спада энергии Инь-Ян в течение суток. Этот график тесно связан с характером развития патологий и нарушений в организме.

不同的地理环境，由于气候、土质和水质等的不同，对人体也会产生不同的影响。如东南地势平坦，气候温暖潮湿，人体腠理较疏松，体格多瘦弱；西北海拔较高，气候寒冷干燥，人体腠理较致密，体格多壮实。现代群体体质调查也表明，南北方、高低纬度之间，人群的体质存在着明显差异，故有"一方水土养一方人"之说。一旦易地而居，许多人便会感到不适应，有的会因此而生病，习惯上称"水土不服"；但经过一段时间，大多数人是能够适应的。所以说人对生存环境的适应不是消极的、被动的，而是积极的、主动的，能利用自然为人类服务。

Различные географические условия, разный климат, земля и качество воды будут оказывать на человека разное влияние. Например, на юго-востоке равнинный рельеф, умеренный климат, кожа живущих там людей довольно рыхлая, а телосложение - худосочное; на северо-западе земли располагаются довольно высоко над уровнем моря, климат там холодный и засушливый, телосложение жителей этого региона - довольно плотное и физически сильное. Современные исследования телосложения людей разных регионов доказывает, что между югом и севером, низменными и горными регионами существует определенная разница в телосложении людей, как говорится, «какие вода и земля - такие и люди». После смены среды обитания многие люди заболевают в процессе адаптации, так как организм не готов к новым условиям, но через определенный промежуток времени организм акклиматизируется и состояние стабилизируется. Таким образом, адаптация к среде обитания происходит не пассивно, а активно, поэтому можно использовать природные условия на благо человека.

（2）自然环境对人体病理的影响   在四时气候的变化中，随着季节的不同，常可发生一些季节性的多发病，或时令性的流行病。一般来说，春季多风病，夏季多暑病，长夏季节多发泄泻，秋季多发燥病，冬季则多发寒病。还有些年老体弱或慢性病患者，因适应能力差，往往在气候剧变或季节交替之际而导致旧病复发或病情加重。

(2) Влияние природной среды на заболевания человека.   Со сменой времен года меняются и погодные условия, поэтому могут возникать некоторые сезонные заболевания или сезонные эпидемии. Обычно весной возникают болезни от ветра, летом - от жары, при затяжном летнем периоде возникают расстройства желудка, осенью - заболевания на фоне сухости воздуха, а зимой - заболевания от холода. У пожилых, физически слабых людей или при хронических заболеваниях смена погоды или резкая смена климата могут способствовать ухудшению состояния или возобновлению старых заболеваний.

在一天之内，由于昼夜的阴阳消长变化，对病情的发展亦有一定的影响。一般疾病，大多是白天病情较轻，夜晚较重。这是由于早晨、中午、黄昏、夜半，人体的阳气存在着生、长、收、藏的变化，因而病情亦随之而有慧、安、加、甚等变化。

Изменения уровня энергии Инь-Ян в течение суток также оказывает большое влияние на развитие болезни и физическое состояние человека. Обычно днем состояние относительно стабильное, но ухудшается к вечеру. Все потому, что в течение дня - утром, в полдень, вечером, в полночь - Ян человека рождается, растет, снижается и исчезает и болезнь, соответственно, проходит через стадии - расцвет, спокойствие, ускорение, чрезмерное развитие и т.д.

（3）自然环境对诊治的影响   中医学要求在临床诊断疾病时，必须运用四诊方法，把疾病的原因、部位、性质，结合四时气候、地方水土、生活习惯、性情好恶、体质强弱、年龄性别、职业特点等，综合地研究，才能作出正确的诊断结论。

(3) Влияние природной среды на диагностику.   В китайской традиционной медицине

диагностика включает в себя четыре метода, которые представляют собой комплексное исследование причин, расположения, характера заболевания, соответствия сезонности, особенностям местности, жизненным привычкам, особенностям настроения, телосложения, возраста, профессии пациента - только тогда диагноз будет точным.

中医学在养生防病中，要顺应四时气候变化的规律，"法于四时""四气调神""春夏养阳，秋冬养阴"，以与自然环境保持协调统一，使精神内守，形体强壮。在气候变化剧烈或急骤时，做到"虚邪贼风，避之有时"，防止病邪侵犯人体而发病。在治疗疾病时，要做到"必先岁气，无伐天和"，充分了解气候变化的规律，并根据不同的气候和地理特点考虑治疗用药。

Профилактика и лечение заболевания должны соответствовать закономерности погодных изменений, «закону природы», «принципу сезонных перемен в настроении» и «активности Ян весной и летом, Инь - осенью и зимой», чтобы поддерживать гармонию с окружающей средой, сохранять душевное и физическое здоровье. При резких сменах погоды и климата необходимо «скрыться от вредного воздействия, переждать непогоду», чтобы предотвратить возникновение заболеваний. При лечении заболеваний необходимо «следовать согласно возрасту» пациента, понимать закономерность изменений ци, и выбирать курс лечения в соответствии с различными географическими и климатическими особенностями.

2.人与社会环境的统一性

4.2.2 Единство человека и социальной среды

人生活在错综复杂的社会环境中，不可避免地会受到社会政治、经济、文化、法律、生活方式、人际关系等多方面因素的干扰，社会的变迁、安定与动荡，以及个人地位的转换、经济条件的变化等，都直接或间接地影响着人体的健康与疾病。因此，中医学非常重视人与社会环境的和谐统一。

Люди, живущие в сложных социальных условиях, неизбежно подвержены влиянию многих факторов, таких как социально-политические, экономические, культурные, правовые особенности, образ жизни, межличностные отношения, социальные изменения, стабильность и неустойчивость положения, а также изменение личного статуса, экономических условий и т. д. - все эти факторы прямо или косвенно влияют на состояние здоровья человека. Поэтому в китайской медицине уделяется большое значение поддержанию равновесия между человеком и его социальным окружением.

（1）社会环境对人体生理的影响　一般来说，良好的社会环境、有力的社会支持、融洽的人际关系，可使人精神振奋、勇于进取，有利于身心健康；而不利的社会环境，可使人精神压抑或紧张、恐惧，危害身心健康。例如政治、经济地位过高易使人骄傲、霸道、目空一切，地位低下则使人产生自卑心理和颓丧情绪，从而影响人体脏腑功能和气血的流通。

(1) Влияние социальной среды на физиологию человека.   Как правило, в благоприятной социальной среде, при общественной поддержке, гармоничных межличностных отношениях человек пребывает в приподнятом состоянии духа, он активен и здоров психически и физически; но при неблагоприятных социальных условиях, когда человек находится в стрессе, оказывается негативное влияние на его здоровье. Например, высокое политическое и экономическое положение может сделать человека гордым, властным, целеустремленным, а при низком статусе у человека может возникать чувство неполноценности и депрессии, что влияет на работу внутренних органов, кровообращение и циркуляцию ци.

（2）社会环境对人体病理的影响   社会地位、经济状况的剧烈变化，突发事件的产生，常可导致人的精神、情志不稳定，从而影响人体脏腑、精气的功能而导致某些身心疾病的发生，也可使某些原发疾病如冠心病、高血压、肝炎、糖尿病等恶化，甚至死亡。因此，社会安定，人的生活有规律，抵抗力强，人们生病较少较轻，寿命也较长；社会动乱，人的生活不规律，抵抗力下降，各种病都容易发生，人们生病较多较重，死亡率也高。

(2) Влияние социальной среды на заболевания.   Социальное положение, экономические условия, резкие перемены в жизни, чрезвычайные ситуации часто могут привести к эмоциональной нестабильности, что влияет на состояние органов человека, циркуляцию ци, психические нарушения, и, в свою очередь, может привести к серьезным заболеваниям, таким как ишемическая болезнь сердца, высокое кровяное давление, гепатит, диабет и другим заболеваниям, вплоть до смерти. Таким образом, при стабильности социальной среды, гармоничной жизни иммунитет организма значительно выше, заболевания возникают реже и продолжительность жизни дольше; при нестабильности общественной жизни сопротивляемость организма падает, заболевания возникают чаще, наблюдается высокая смертность.

（3）社会环境与疾病防治的关系   由于社会环境的改变主要通过影响人体的精神情志而对人体产生影响，因此预防和治疗疾病时，必须充分考虑到社会因素对人体身心功能的影响，创造良好的社会氛围，维持身心健康，促进疾病向好的方向转化。

(3) Связь профилактики с социальной средой.   Поскольку социальные изменения влияют как на физическое, так и на психическое здоровье человека, то при профилактике и лечении заболеваний нужно придерживаться комплексного подхода - учитывать влияние социальных факторов как на физическое, так и на моральное состояние человека, создавать благоприятную социальную атмосферу, чтобы улучшить самочувствие и ускорить процесс выздоровления.

五、辨证论治 5 Метод комплексной диагностики (осмотр, прослушивание, опрос и прощупывание пульса)

辨证论治是中医学认识疾病和治疗疾病的基本原则，包括辨证和论治两个阶段，辨证是论治的依据和前提，论治是检验辨证正确与否的手段和方法。辨证论治主要在于分析和辨别证候，讨论和确定治疗原则和方法，是理论和实践紧密结合的集中体现。

Метод комплексной диагностики — это основа понимания принципов лечения заболеваний в традиционной китайской медицине, этот метод включает в себя два этапа: осмотр и направленная диагностика, осмотр — это подготовительный этап перед лечением, а направленная диагностика — это исследование симптомов и выбор правильного метода лечения. Осмотр — это, прежде всего, анализ и распознавание симптомов заболевания, диагностика и назначение лечения — это сочетание теоретических знаний с практическими методами.

（一）病、症、证的区别与联系 5.1 Различия и взаимосвязь между заболеванием, симптомом и состоянием болезни

1.病、症、证的区别

5.1.1 Различия между заболеванием, симптомом и состоянием болезни

（1）病　病即疾病，指致病邪气作用于人体，人体正气与之抗争而引起机体阴阳失调、脏腑组织损伤、生理功能障碍的生命异常过程。疾病是有一定的病因、发病形式、病机、发展规律和转归的一个完整过程，具体表现为若干特定的症状、体征，以及疾病某阶段的相应证候，如感冒、痢疾、疟疾、麻疹、哮喘和中风等。

(1) Заболевание.　Заболевание - это патологическое состояние организма, вызванное нарушениями баланса Инь-Ян и снижением сопротивляемости организма, повреждением тканей внутренних органов, нарушением физиологических функций и др. Заболевание представляет собой целостный процесс, имеющий определенные причины, форму, характер развития и трансформации, которые проявляются в ряде симптомов, признаков, соответствующих определенной стадии заболевания, например: простуда, дизентерия, малярия, корь, астма, инсульт и др.

（2）症　症即症状和体征的总称，是疾病过程中表现出的个别、孤立的现象，可以是患者异常的主观感觉或行为表现，如恶寒发热、恶心呕吐、烦躁易怒等（称症状），也可以是医生检查患者时发现的异常征象，如舌苔、脉象等（称体征）。任何疾病的发生和发展，总是通过一定的症状和体征而表现出来，故中医学认为疾病的临床表现以症状和体征为基本要素，是反映疾病或证候的组成部分。

(2) Симптом.   Симптом - это обособленный признак заболевания, проявляющийся в организме во время болезни. Как правило, наблюдаются такие аномальные проявления, как жар и озноб, тошнота и рвота, раздражительность и др. (симптом заболевания). Также во время осмотра врач может обнаружить такие аномальные проявления, как белый налет на языке, ненормальный пульс и др. (физические признаки заболевания). Возникновение и развитие любого заболевания всегда сопровождается определенными симптомами и признаками, поэтому китайская медицина рассматривает их как основные клинические проявления заболевания, отражающие болезнь или иные патологические процессы.

（3）证   证是疾病过程中一定阶段的病位、病因、病性、病势及机体抗病能力的强弱等本质有机联系的反应状态。证候表现为临床可被观察到的症状与体征等，一般由一组相对固定的、有内在联系的、能揭示疾病某一阶段或某一类型病理本质的症状和体征构成。证能够反映疾病发展过程中某一阶段病理变化的本质，因而它比症状能更全面、更深刻、更正确地揭示疾病的本质。

(3) Состояние болезни.   Состояние заболевания — это определенная стадия развития, характер и причины заболевания, состояние пациента и сопротивляемость, а также определенные реакции организма на внешнее воздействие. Состояние заболевания проявляется в виде клинически наблюдаемых симптомов и признаков, как правило, состоящих из набора определенных, внутренне связанных проявлений, которые могут выявить сущность определенной стадии заболевания или определенного типа патологии. Состояние заболевания характеризует сущность патологических изменений на определенном этапе развития болезни, тем самым более полно и точно раскрывает суть заболевания, чем симптомы.

2.病、症、证的联系

5.1.2 Взаимосвязь между заболеванием, симптомом и состоянием болезни

病、症、证三者既有区别又有联系，均统一体现于病理变化之中。病是正邪斗争、阴阳失调的连续的全过程；症状仅仅是疾病过程中的个别表象，是构成病和证的基本要素；证则是疾病某阶段的病理变化本质的反映。证能将症状与疾病联系起来，从而能够揭示症状与疾病之间的内在联系，有利于对疾病过程的深入认识。

Заболевание, симптом и состояние болезни различны, но имеют и общие черты, так как все они являются патологическими изменениями организма. Заболевание — это непрерывный процесс борьбы энергий Инь-Ян; симптомы - различные проявления организма во время болезни - составляют основу для определения состояния и стадии заболевания; состояние заболевания — это отражение определенных патологических изменений на разных стадиях болезни. Понимание всех этих элементов позволяет раскрыть внутреннюю связь между ними, а также глубоко проанализировать процесс заболевания.

（二）辨证论治及其临床应用　　5.2 Клиническое применение комплексной диагностики

1.辨证论治的概念

5.2.1　Концепция комплексной диагностики и лечения

辨证论治是中医学诊治疾病的基本理论与思维方法，即根据中医理论分析四诊获得的临床资料，明确病变的本质，拟定治则治法。

Комплексная диагностика — это основной метод, применяемый при обследовании и лечении заболеваний в китайской медицине. Суть метода заключается в анализе клинических данных по четырем направлениям диагностики, с помощью которых проясняется характер патологии и назначается соответствующее лечение.

所谓辨证，是在认识疾病的过程中确定证候的思维和实践过程，即将四诊（望、闻、问、切）所收集的资料，包括症状和体征，运用中医学理论进行分析、综合，辨清疾病的原因、性质、部位，以及邪正之间的关系，概括、判断为某种性质的证候的过程。所谓论治，是在通过辨证思维得出证候诊断的基础上，确定相应的治则和治法，选择适当的治疗手段和方法来处理疾病的思维和实践过程。辨证是决定治疗的前提和依据，论治则是解决疾病的手段和方法，通过辨证论治的实际效果，可以检验辨证论治的正确与否。所以辨证论治的过程，就是认识疾病和解决疾病的过程，辨证与论治是中医诊治疾病过程中相互联系、不可分割的两个方面，是理论和实践相结合的体现，是指导中医临床理法方药具体运用的基本原则。

Так называемая комплексная диагностика — это процесс исследования болезни на основании четырех составляющих (осмотр, прослушивание, опрос и прощупывание пульса), включая симптомы и состояние заболевания, для подробного анализа, согласования и выяснения причины, характера, локализации заболевания, а также заключение о стадии и течении болезни. Комплексное лечение основывается на результатах комплексной диагностики и определения сущности заболевания, в соответствии с которым подбирается подходящий метод и препараты. Комплексная диагностика — это основная предпосылка предстоящего лечения, само лечение происходит с помощью выбранного метода; комплексное диагностирование и лечение очень эффективны и позволяют проверить правильность выбранного метода на практике. Таким образом, процесс комплексной диагностики и лечения заболевания включает два тесно связанных между собой аспекта: исследование болезни и симптомов и подбор соответствующего лечения. Сочетание теории и практики является основой клинического исследования и лечения в китайской медицине.

2.辨证与辨病的关系

5.2.2 Связь диагностики заболевания и его стадий

辨证与辨病，都是认识疾病的思维过程。辨证是对证候种类的分析和辨认，辨病是对疾病种类的分析和辨认。辨病是为了从邪正斗争的角度把握疾病的总体规律；辨证是为了辨别在特定时空条件下疾病的病理本质，即确定证型，从而根据证候来确立治法，据法处方以治疗疾病。

Диагностика заболевания и его стадий — это процесс распознавания болезни. Диагностика стадии — это исследование и распознавание симптомов и признаков, а также определение характера заболевания. Диагностика заболевания — это анализ вида и распознавание болезни. Диагностика заболевания проводится для определения течения болезни; диагностика стадии - для распознавания характера патологических изменений организма под воздействием определенных условий, для определения вида болезни, чтобы выбрать наиболее подходящее лечение.

3.辨证论治在临床中的运用

5.2.3 Клиническое применение комплексной диагностики

辨证论治作为指导临床诊治疾病的基本法则，临床运用时要能够辩证地看待病与证的关系，既注意到一种病可出现多种证候，又考虑到不同的病也可出现相同性质的证候，因面在诊治疾病时就有"同病异治"和"异病同治"两种方法。

Комплексная диагностика является основой клинического лечения заболеваний, которая позволяет проанализировать истоки и развитие болезни, сопоставить симптомы и признаки. Поскольку иногда у разных заболеваний возникают сходные симптомы, то существует два метода: «дифференцированное лечение одинаковых болезней» и «одинаковое лечение разных болезней».

同病异治，是指同一疾病，由于发病的时间、地域不同，或处于疾病的不同阶段，或患者的体质差异，可出现不同的证候，因而治法就不一样。以感冒为例，暑季感冒，多由感受暑湿邪气所致，故其治疗常需应用芳香化浊药物，以祛除暑湿。其他季节的感冒可表现为风寒、风热、风燥、气虚等不同的证候，所以就有辛温解表、辛凉解表、辛润解表、益气解表等相应的治法。又如在麻疹发病初起，麻疹未透，治宜发表透疹；疾病中期肺热明显，则常需清解肺热；疾病后期则多为余热未尽，肺胃阴伤，则又须以养阴清热为主。

При дифференцированном лечении одинаковых болезней из-за различных особенностей возникновения, локализации, стадии заболевания, различных особенностей пациента - симптомы будут различны, поэтому и лечение будет отличаться. На примере простуды в летнее время, организм подвержен воздействию патогенной влажности и тепла, поэтому при лечении используются ароматические лекарственные препараты, устраняющие лишнюю влагу из организма. В другие времена года для простуды характерны жар, сухость, недостаточность ци и другие проявления, поэтому при лечении применяются различные средства: согревающие препараты, препараты для облегчения поверхностных симптомов, увлажняющие и восстанавливающие препараты. Так, на начальном этапе возникновения кори появляется сыпь, поэтому подбирается лечение для устранения сыпи; на средней стадии заболевания ярко выражен жар в легких, поэтому используются средства для выведения избыточного жара из легких; для поздней стадии заболевания характерен сильный жар, упадок Инь легких и желудка, поэтому применяются средства для питания и восполнения Инь и выведения из организма избыточного жара.

异病同治，是指不同的疾病，在其发展过程中，由于出现了相同的病机和相同的证，因而也可采用相同的方法治疗。如久痢脱肛、子宫下垂是不同的病，但如果均表现为中气下陷证候，就都可以用补气升提的方法进行治疗。如痢疾和黄疸是两种不同的疾病，但在发展过程中都可以表现为湿热证或寒湿证，就都可以采用清利湿热或温化寒湿的方法治疗。

При одинаковом лечении различных заболеваний, заболевания могут проявлять сходные симптомы, поэтому для их лечения применяются сходные методы. Например, хроническая дизентерия и опущение матки — это разные заболевания, но в процессе развития они проявляют сходный симптом - резкий спад энергии ци, поэтому их можно лечить одинаковым методом. Также дизентерия и желтуха являются разными заболеваниями, но в процессе развития они проявляют общие симптомы - синдром «влажного жара» или синдром «влажного холода», поэтому при лечении применяются одинаковые средства для выведения лишней влаги и рассеивания холода.

中医学的辨证论治、辨病论治、辨症论治是同时存在的。临床上绝大多数的疾病，在辨病之后必须辨证才能辨清疾病复杂的病理本质，才能确定治则治法。对于比较简单的疾病，例如某些皮肤科疾病，如湿疹、水痘，外科的肠痈，内科的疟疾、痢疾等，可用一方一药治疗，即辨病论治。有时也可以针对单个症状进行处理，即辨症论治。辨证论治是中医学治病方法的主流，辨病论治、辨症论治是对辨证论治的补充。

В китайской медицине комплексная диагностика, лечение, распознавание симптомов и заболеваний тесно связаны друг с другом. В подавляющем большинстве клинических случаев, после распознавания заболевания необходимо установить точные признаки и стадию болезни, чтобы назначить соответствующее лечение. Что касается относительно простых заболеваний, таких как дерматологические болезни - экзема, ветряная оспа, хирургические - аппендицит, внутренние заболевания - малярия, дизентерия и т.д., то можно использовать симптоматический метод лечения. Также с помощью комплексного лечения можно устранять отдельные симптомы. Комплексная диагностика — это основа всех методов лечения китайской медицины, а распознавание симптомов и стадий заболевания — это дополнительные элементы обследования.

辨证论治的精神实质就是"证同治亦同，证异治亦异"。也就是说，中医治病更注重的是证的异同，其次才是病的异同。要发扬中医学辨证论治的特色，提高临床诊治水平，提高辨证的准确率，必须坚持辨病与辨证相结合的诊治思路。

Суть комплексной диагностики и лечения заключается в том, что «при сходных симптомах - сходное лечение, а при разных симптомах - разное лечение». Таким образом, при лечении заболеваний сначала обращается внимание на сходство и различие симптомов и проявлений заболевания, и только потом подбирается подходящее лечение. Чтобы развивать особенности комплексной диагностики и лечения в китайской медицине, улучшать уровень клинического обслуживания и повышать точность диагностики, нужно придерживаться принципа взаимосвязи распознавания симптомов и заболеваний.

总之，整体观念和辨证论治是中医临床诊治疾病过程中两个重要的思维方法和诊治原则，整体观念贯穿于诊治过程的始终，辨证论治则要求从整体出发。因此，整体观念和辨证论治就构成中医学理论体系的两个最基本特点。

Подводя итог, можно сказать, что концепция единого целого и комплексная диагностика являются самыми важными аспектами клинической практики традиционной китайской медицины. Концепция единого целого от начала и до конца полагается на точность диагностики, а суть комплексной диагностики исходит из концепции единого целого. Таким образом, концепция единого целого и комплексная диагностика и лечение являются основами теоретической системы традиционной китайской медицины.

六、精气血津液   6 Жизненные силы, ци, кровь и жидкости организма

精、气、血、津液是构成人体的基本物质，是脏腑、经络等组织器官进行生理活动的物质基础。精、气、血、津液的生成及其在体内的代谢与各脏腑组织的生理活动密切相关，为脏腑功能活动所化生，并在脏腑功能活动中不断被消耗，同时又不断得到补充，从而维持着机体正常有序的生命活动。

Жизненные силы, ци, кровь и внутренние жидкости организма являются основными веществами жизнедеятельности организма, основой нормальной работы органов, функционирования меридианов и коллатералей, органических тканей и т.д. Жизненные силы, ци, кровь и жидкости организма функционируют внутри тела, осуществляют обмен веществ, они тесно связаны с физиологическими функциям органических тканей, постоянно подпитывают их и поддерживают нормальную жизнедеятельность организма.

（一）精　　　　　　　6.1 Жизненные силы (Цзин)

精是禀受于父母的生命物质和后天水谷精微相融合而形成的构成和维持人体生命活动的基本物质之一。精是生命之源，是脏腑、形体、官窍功能活动的物质基础，如《素问·金匮真言论》说："夫精者，生之本也。"中医学对于人体之精的认识，既受到中国古代精气学说的深刻影响，也源于对人类生殖繁衍和人体吸收水谷精微的生命活动过程的观察，因而与古代哲学范畴的精有本质的不同。

Жизненные силы — это одно из главных составляющих веществ жизнедеятельности организма, которое дается при рождении, приобретается и поддерживается в течение всей жизни. Жизненная сила — это источник жизни, основа для жизнедеятельности внутренних органов, тела и органов чувств, в 《Трактате Желтого императора - Истинные высказывания》 говорится: «Муж несет жизненную силу, дающую жизнь». Древнее учение о жизненной ци сильно повлияло на развитие знаний китайской медицины о жизненных силах человеческого тела. Основываясь на наблюдениях за непрерывным размножением человека, можно сказать, что понятие жизненной силы несколько отличается от древней философской категории жизненной энергии.

人体之精的概念，有广义和狭义之分。广义之精，泛指构成人体和维持人体生命活动的基本物质，包括精、气、血、津液、精髓等与人体生命活动密切相关的所有精微物质，即生命物质。如《读医随笔·气血精神论》说："精有四：曰精也，曰血也，曰津也，曰液也。"狭义之精，指肾所藏之精，又称肾精，是促进生殖和人体生长发育、化生人体某些生命物质的重要基础。从精的来源上看，有先天之精和后天之精的不同；从功能上看，又有水谷之精和生殖之精之别。就部位而言，凡是通过脏腑功能所化生、贮藏于脏腑之中的精微物质，又称脏腑之精。

Понятие жизненной силы человека имеет широкое и узкое значения. В широком значении жизненная сила является основой жизнедеятельности человека и включает в себя жизненную энергию, ци, кровь, жидкости организма и другие питательные вещества, поддерживающие жизненную активность, то есть является «жизненным веществом». В 《Записках лекаря - Об идеализме ци и крови》 сказано: «Жизненная сила состоит из четырех элементов: энергия, кровь, жидкости и соки». В узком понимании, жизненная сила указывает на эссенцию почек, которая способствует размножению, а также развитию и росту организма, является основой всех жизненных веществ организма. С точки зрения жизненной энергии выделяется врожденная сила и приобретенная; а с точки зрения функционального различия жизненная сила делится на питательную эссенцию, полученную из пищи и эссенцию для размножения. Энергия, которая рождается и хранится во внутренних органах в процессе жизнедеятельности, известна как жизненная сила органов.

（二）气　　　　　6.2 Ци

气是人体内一种细小难见、运动迅速、具有很强活力的精微物质，是构成和维持人体生命活动的最基本物质。中医学的气源于中国古代气学说，但又是对于人体生理病理活动观察的结果。人体之气是一个内涵丰富的多义概念。在人体中气既有功能的含义，又有物质的含义。关于气的命名也是多样的，如依据气的阴阳属性可分为阴气、阳气，依据气的所在部位可分为脏腑之气、经络之气、中气等，依据气的功能特点可分为营气、卫气等，依据气的来源可分为水谷之气、自然界之清气等。

Энергия ци - это неуловимая субстанция, которая быстро циркулирует по организму и является основным живым веществом жизненной силы, именно энергия ци лежит в основе жизнедеятельности человеческого организма. Понятие источника ци в китайской медицине проистекает из древнего учения о ци, но само по себе ци - результат наблюдений за физиологической активностью и патологическими изменениями в организме человека. Энергия ци человеческого тела — это очень многогранное понятие. В организме человека под ци может пониматься функциональное и материальное значение этого элемента. Энергия ци имеет множество названий, например, по теории Инь-Ян ци делится на Иньскую ци и Янскую ци, по расположению эта энергия делится на ци внутренних органов, ци меридианов и коллатералей, срединную ци и т.д., по функциям можно выделить питательную ци и защитную ци организма, по источнику ци делится на энергию от полезных веществ пищи и на чистую природную ци и т.д.

（三）血　　　　　6.3 Кровь

血是循行于脉中而富有营养的红色液态物质，是构成人体和维持人体生命活动的基本物质之一。人体血液只有在脉管中有序、正常地流动，才能发挥营养和滋润全身的作用，为人体生理活动提供营养物质，为人体生命活动提供保证。

Кровь — это питательное красное жидкое вещество, которое циркулирует по венам и является одним из основных веществ, поддерживающих жизнедеятельность организма. Кровь, которая упорядоченно течёт по венам и сосудам, осуществляет питание и увлажнение всего тела. Именно кровь осуществляет функцию питания в физиологических процессах организма, обеспечивая жизнедеятельность человека.

脉又称"血府"，是人体内血液循行的管道，具有约束血液沿着一定方向循行的作用，使血液能够运注脏腑，充达肌肤，灌溉一身。故《素问·脉要精微论》说："夫脉者，血之府也。"在某些因素的作用下，血液不循常道而溢出脉外时，称为出血，即"离经之血"。血液离开脉道，失去了发挥作用的基本条件，所以说离经之血就丧失了血液的正常生理功能。

Вены, также известные как «дом крови», являются внутренними каналами циркуляции крови. Они выполняют сдерживающую и направляющую функции для равномерного распределения и транспортировки крови к органам, мышцам и каждой клетке организма. В «Трактате Жёлтого императора - Рассуждения о венах» говорится: «Артерии и вены - дом для крови.» Под воздействием некоторых факторов кровь может выходить за пределы вен и сосудов, возникает кровотечение или «нарушение циркуляции крови». Вне артерий и вен кровь теряет свои основные свойства и физиологические функции.

（四）津液　　　　　6.4 Жидкости организма

津液是人体内一切正常水液的总称，包括体内各脏腑组织中的正常体液，是转化精、血、髓、泪、涕、唾、汗、尿的基本成分。

Жидкости организма — это общее название всех внутренних жидкостей, которые включают в себя гуморальные жидкости в тканях внутренних органов, эссенции, кровь, костный мозг, пот, слизь, слюну, слёзы и мочу.

津液广泛地存在于各脏腑、形体、官窍等器官组织之中，含有大量营养物质，是化生血液的物质基础之一，与血液的生成和运行密切相关。所以，津液不但是组成人体的基本物质，也是维持人体生命活动的基本物质。

Жидкости присутствуют в каждом органе и их тканях и содержат в себе большое количество питательных веществ, составляющих основу крови. Жидкости организма тесно связаны с генерацией и транспортировкой крови. Поэтому жидкости организма не только составляют основу строения тканей организма, но и поддерживают жизнедеятельность всего тела.

津液是津和液的总称。尽管津与液同属水液，都属"阴"的范畴，都具有滋润、濡养各脏腑组织和平衡阴阳等作用，但二者又有一定的区别。性质较为清稀，流动性较大，易于耗散，主要布散于体表皮肤、肌肉和孔窍等部位，并渗入血脉者，称之为津；其性较为稠厚，流动性较小，不易耗散，灌注于骨节、脏腑、脑、髓等组织器官者，称之为液。由于津液二者同属一类物质，且可以互相转化，故津和液常同时并称，并不加以严格区分。但脏腑功能中的"小肠主液"和"大肠主津"，以及津液耗损病变中的"伤津"和"脱液"应当严格区分。

«津液» («Цзинь-Е») — это общее название для всех жидкостей человеческого организма. Несмотря на то, что все жидкости организма относятся к категории Иньи выполняют питательную, увлажняющую функцию для тканей органов, уравновешивая баланс Инь и Ян, между ними есть различия. Наиболее легкие, текучие жидкости, распределены главным образом в коже, мышцах и конечностяхи способны проникать в кровь, относятся к жидкостям «Цзинь»; густые, плотные жидкости, сконцентрированные в костях и суставах, внутренних органах, мозге, позвоночнике и органах чувств, относятся к жидкостям «Е». Поскольку «Цзинь» и «Е» относятся к одному виду живых веществ и могут трансформироваться друг в друга, то эти понятия употребляются вместе и между ними нет большого различия. Однако между функциональными особенностями «слизи тонкой кишки Е» и «жидкостью толстой кишки Цзинь» есть большое различие, поскольку патологическое влияние «скопления жидкости Цзинь» и «выделения слизи Е» сильно различается.

七、中医体质 7 Телосложение в китайской медицине

中医体质学说融生物学、人类学、心理学和医学科学于一体，以研究人类体质的形成过程、特征、类型、差异及其与疾病发生、发展和演变的关系等为主要内容，是中医基础理论的重要组成部分，已经成为中医临床医学中研究人类体质与疾病、健康关系的新的分支学科。重视体质问题的研究，不但有助于从整体上把握个体的生命特征，而且有助于分析疾病的发生、发展和演变规律，对诊断、治疗、预防疾病及养生康复均有重要价值。体质学说创建于《黄帝内经》，基本成熟于明清时期，发展于当代。由于体质学说具有重要的理论意义和广泛的实用价值，近年来深受学术界的重视。

Учение о телосложении в китайской медицине тесно связано с такими сферами науки, как биология, антропология и психология, изучает процесс формирования человеческого тела, его типы, особенности и различия, а также связанные с этим патологии и заболевания; Это учение о взаимосвязи типов телосложений человека с его здоровьем и заболеваниями является важной частью китайской медицины. Большое значение для диагностики, лечения и профилактики заболеваний имеет изучение физиологических особенностей человека, которые не только помогают изучить состояние организма человека в целом, но и проанализировать закономерности возникновения, развития и эволюции заболеваний. Учение о телосложении было впервые представлено в 《Трактате Желтого императора о внутреннем》, который был составлен еще во времена династии Мин (1368-1644) и Цин (1616-1911) и до сих пор не утратил своей актуальности. В последние годы учение о телосложении активно исследуется в научных кругах и приобрело огромное теоретическое и практическое значение для науки.

体质学说是以中医理论为指导，研究正常人体体质的概念、形成、特征、类型、差异规律，及其对疾病发生、发展、演变过程的影响，并以此指导对疾病进行诊断和防治的理论体系。

Учение о телосложении основано на теории традиционной китайской медицины, и исследует основные концепции, формирование, особенности, типы, закономерности и различия телосложения человека, а также влияние телосложения на возникновение, развитие и эволюцию заболеваний Кроме того, его используют в диагностике, профилактике и лечении заболеваний.

（一）体质的基本概念　7.1 Основные понятия теории телосложения

体质的"体"，指具有生命活力的形体、躯体；"质"指"特质""性质"。体质是指人类个体生命过程中，在先天禀赋和后天获得的基础上所形成的形态结构、生理功能和心理状态方面综合的相对稳定的固有特质。换言之，体质就是人群及人群中的个体，禀受于先天，受后天影响，在其生长、发育和衰老过程中所形成的与自然、社会环境相适应的相对稳定的个性特征。它主要通过人体形态、功能和心理活动等的差异性表现出来。在生理上表现为功能、代谢及对外界刺激反应等方面的个体差异，在病理上表现为对某些病因和疾病的易感性或易罹性，以及产生病变的类型与疾病传变转归中的某种倾向性。

В термине «телосложение», «тело» — это жизнеспособная структура организма, туловище; «сложение» — это «особенности» и «характеристики» тела. Телосложение — это совокупность врожденных признаков морфологического строения, физиологических функций и психических особенностей, сформированных на основе врожденных и приобретенных в процессе жизнедеятельности человека свойств. Иными словами, телосложение - это свойства тела индивида в рамках социальной группы, подверженные влиянию врожденных и приобретенных особенностей, определенными личностными характеристиками, которые формируются в процессе их роста, развития и старения в соответствии с естественной и социальной средой. Эти свойства проявляются в различиях форм, функций и умственной деятельности человека. Физиологически выделяются индивидуальные различия в функциях, обмене веществ и реакции на внешние раздражители. Что касается патологий, то также выделяются предрасположенности к определенным заболеваниям, характеру течения болезни и склонности к ее передаче.

　　每个人都有自己的体质特点，人的体质特点既可表现于健康状态下的个体差异性，也可表现为疾病状态下的病理反应。因此，体质实际上就是人群在生理共性的基础上，不同个体所具有的生理特殊性。它影响着人对自然、社会环境的适应能力和对疾病的反应和抵抗能力，以及发病过程中对疾病的证候类型和个体治疗措施的反应性，以致人体的生、老、病、死等生命过程带有明显的个体特异性。

　　У каждого человека - свои особенности телосложения, физические свойства могут проявляться как в индивидуальных различиях состояния здоровья, так и в патологических реакциях при заболеваниях. Таким образом, телосложение — это совокупность определенных физиологических особенностей, сформированных на основе общих свойств человеческого тела. Оно влияет на способность человека адаптироваться к природной и социальной среде, реагировать и противостоять заболеваниям, а также отражается на особенностях симптомов и признаков при заболевании. Таким образом, жизненные процессы человека - рождение, старость, заболевания и смерть - имеют ярко выраженную индивидуальную специфику.

　　体质是人类生命过程中的一种重要表现形式。父母的体质状况往往直接影响子女的体质，即在遗传基础上形成的体质因素在人的一生中都将明显地或潜在地发生作用，是体质形成的第一因素。生活中，每一个人都有一些相对稳定的个体化的饮食、劳动、生活起居等习惯，这些后天生活环境和习惯的影响在遗传的基础上进一步促进体质的稳定和巩固，或者促使体质的转变，最终形成属于自己的个体化的体质。所以，体质具有两个方面的基本特征：其一，强调先天禀赋和后天调养对体质形成的影响。先天因素是人体体质形成的重要基础，决定了体质的相对稳定性和个体体质的特异性，后天调养可影响体质发生强弱变化，以及体质类型的改变。先后天多种因素共同作用于人体，形成了个体不同的体质特征。其二，突出中医学"形神合一"的生命观和"天人一体"的自然观，充分体现出中医学整体观念这一基本特点。"形神合一"是生命存在和健康的基本特征。正如张介宾《类经·藏象类》说："形神俱备，乃为全体。"神由形而生，依附于形而存在，形是神活动的物质基础和所舍之处；反过来，神是形的功能表现和主宰，神作用于形，对人体生命具有主导作用，能协调人体脏腑的生理功能。因此，形壮则神旺，形衰则神衰。中医学这种形神合一的人体观、生命观和医学观，决定了体质概念之"体"是具有生命活力的形体，是形神之体的简称。"天人一体"是生命存在的客观条件和必然规律。也就是说，体质概念包括了形、神两方面的内容。人生活在自然环境和社会环境中，人类体质的形成和发展受自然、社会环境的制约，个体对自然和社会环境的适应能力及适应程度往往表现在其个体体质特征之中。

Телосложение является одним из важнейших показателей жизненных процессов человеческого организма. Физическое состояние родителей напрямую влияет на здоровье ребенка, то есть физические факторы, которые формируются на генетической основе, будут так или иначе влиять на жизнедеятельность человека, это важнейший фактор формирования физического здоровья. В процессе жизнедеятельности у каждого человека складывается свой режим питания, работы и отдыха, жизненные привычки, которые в совокупности с заложенными природой свойствами определяют развитие и трансформацию телосложения индивида. Таким образом, телосложение имеет две особенности: с одной стороны, оно складывается на основе врожденных особенностей, а с другой - подвержено влиянию приобретенных свойств в процессе жизнедеятельности. Врожденные свойства являются важной основой для формирования телосложения человека, определяют его стабильность и особенности, а приобретенные свойства в разной мере оказывают влияние на изменения типа телосложения. Приобретаемые свойства в течение всей жизни оказывают влияние на особенности телосложения, формируют уникальные черты и характеристики строения тела. Во-вторых, концепции «единства тела и духа» и «единства человека и природы» в китайской медицине отражают фундаментальные идеи «единого целого». «Единство тела и духа» — это основа здоровья и жизнедеятельности человека. Как написал Чжан Цзебинь в «Классифицированном каноне - О внутренних органах»: «Тело и душа - это и есть весь организм.» Дух происходит от тела и зависит от его жизни, а тело живет, основываясь на активности духа; с другой стороны, дух управляет телом и проявляет его состояние, то есть дух формирует тело и руководит всем процессом жизнедеятельности, регулирует физиологические функции внутренних органов. Таким образом, в здоровом теле - здоровый дух, а в слабом теле - слабый дух. В китайской медицине под телосложением принято понимать физическую форму тела с жизненными силами, то есть объединенное понятие для физического тела и духа. «Единство человека и природы» — это объективное условие существования человека и закономерность его жизненных процессов. Таким образом, понятие телосложения включает в себя как физическую форму, тело, так и дух, эмоции. Человек живет в природной и социальной среде, поэтому телосложение человека зависит от условий окружающей среды, а также трансформируется под влиянием социальной среды. Каждый индивид адаптируется под определенные условия окружающего мира, в результате чего приобретает уникальные свойства и характеристики.

在中医古代文献中，与"体质"相关并用于说明个体特性的术语很多。如《黄帝内经》常用"形""质"等表义,《灵枢·阴阳二十五人》中"五形之人"之"形",《素问·厥论》中提到的"此人者质壮"的"质"等,都含有今天所说的"体质"之义。其后,唐代孙思邈《备急千金要方》称"秉质",南宋陈自明《妇人大全良方》称为"气质",南宋无名氏《小儿卫生总微方论》称"赋禀"。明清医家还有"气体""形质""禀赋"等称谓,如清代徐大椿则将"气体""体质"并用。以上所指皆是个体的形质和功能特性。"体质"一词明确提出始见于《景岳全书·杂证谟》,张介宾在讨论使用攻法的时候说:"矧体质贵贱尤有不同,凡藜藿壮夫,及新暴之病,自宜消伐。"自清代叶桂、华岫云始直称"体质",人们渐趋接受"体质"一词,普遍用它来表述不同个体的生理特殊性。

В древней литературе по китайской медицине встречается множество терминов, связанных с «телосложением», которые используются для описания индивидуальных особенностей. Так, например, в 《Трактате Желтого императора о внутреннем》 часто встречаются понятия «форма» и «качество», в 《Каноне Таинственной сути - 25 человек Инь-Ян》 - «пять видов форм человека», в 《Трактате Желтого императора о внутреннем》 упоминается «крепкое сложение человека» - все это указывает на размышления о телосложении человека. Позднее, Сун Сымяо (династия Тан) в своем сборнике 《Тысяча Золотых рецептов》 говорит о «природных качествах», Чэнь Цзымин (династия Сун) в своей книге 《Эффективные рецепты от женских болезней》 упоминал «характер» человека, а неизвестный мыслитель династии Сун в своих 《Рассуждениях о детской гигиене》 говорит о «природных данных» человека. Врачи династий Мин и Цин также употребляли термины «энергия тела», «форма и материя», «врожденные способности» и др., в эпоху Цин известный китайский врач Сюй Дачунь использовал понятия «энергия тела», «телосложение» и др. Все вышеизложенное относится к физическим и функциональным особенностям организма. Понятие «телосложения» наиболее четко было сформулировано в 《Полном собрании сочинений Цзин-юэ》, в котором Чжан Цзебинь, рассуждая о методах лечения заболеваний, пишет: «Тело каждого человека имеет свои сильные и слабые стороны, будь то тело простолюдина или уважаемого человека, в любом случае можно бороться с заболеваниями». Известные врачи эпохи Цин - Е Гуй и Хуа Сиу впервые стали употреблять термин «телосложение». Постепенно это слово стало общеупотребительным и использовалось для обозначения физиологических особенностей строения тела.

中医的体质学说属于正常人体学的内容之一。重视对于体质问题的研究,有助于从整体把握个体的生命特征,有助于分析疾病的发生、发展和演变规律,有助于制订个性化诊疗和养生方案,对诊断、治疗、预防疾病及养生康复均有重要意义。

Учение о телосложении в китайской медицине входит в состав изучения анатомии и антропосоматологии. Исследованиям вопросов телосложения уделяется большое внимание, поскольку на основе физиологических особенностей организма они помогают проанализировать закономерность возникновения, развития и трансформации заболеваний, помогают разрабатывать индивидуальные программы диагностики и лечения заболеваний. Данные исследования имеют огромное значение для диагностики, лечения, профилактики заболеваний и восстановления организма.

（二）体质的分类　　　　7.2 Типы телосложения

中医学体质分类的方法，主要是根据中医学的基本理论来确定人群中不同个体的体质差异性。现在具有代表性的是国医大师王琦所提出的9种分类法。

Метод классификации телосложения основан на фундаментальной теории традиционной китайской медицины, создан для разделения телосложения по их характерным особенностям. В настоящее время выделяется 9 типов телосложения, выдвинутых национальным гуру и знатоком медицины - Ван Ци.

1.平和质（A型）

7.2.1 Стабильный (Тип А)

总体特征：阴阳气血调和，以体态适中、面色红润、精力充沛等为主要特征。

Общие характеристики: баланс Инь-Ян ци и крови, стабильное состояние тела, румяный цвет лица, энергичность.

形体特征：体形匀称健壮。

Характеристика тела: гармоничное и крепкое телосложение.

常见表现：面色、肤色润泽，头发稠密有光泽，目光有神，鼻色明润，嗅觉灵敏，唇色红润，不易疲劳，精力充沛，耐受寒热，睡眠良好，胃纳佳，二便正常，舌色淡红，苔薄白，脉和缓有力。

Общие признаки: увлажненная кожа лица, густые и блестящие волосы, острое зрение и слух, алые губы, выносливость, энергичность, хорошая переносимость холода и жары, крепкий сон, хороший аппетит, регулярный стул, язык - светло-розовый, тонкий налет на языке, пульс умеренный.

心理特征：性格随和开朗。

Психологические особенности: спокойный и легкий характер.

发病倾向：平素患病较少。

Предрасположенность к заболеваниям: проявляется слабо.

对外界环境适应能力：对自然环境和社会环境适应能力较强。

Адаптивность к окружающей среде: сильная способность адаптироваться под условия природной и социальной среды.

2.气虚质（B型）

7.2.2 С недостатком энергии ци (Тип В)

总体特征：元气不足，以疲乏、气短、自汗等气虚表现为主要特征。

Общие характеристики: недостаточность жизненной энергии, хроническая усталость, одышка, потливость и другие проявления недостаточности ци.

形体特征：肌肉松软不实。

Характеристика тела: мышечная слабость.

常见表现：平素语音低弱，气短懒言，容易疲乏，精神不振，易出汗，舌淡红，舌边有齿痕，脉弱。

Общие признаки: слабый голос, одышка и нежелание говорить, быстрая утомляемость, вялое настроение, потливость, язык - красный, на языке присутствуют следы от зубов по бокам, пульс слабый.

心理特征：性格内向，不喜冒险。

Психологические особенности: интроверт, склонность избегать рисков.

发病倾向：易患感冒、内脏下垂等病，病后康复缓慢。

Предрасположенность к заболеваниям: простудные заболевания, опущение внутренних органов, медленная реабилитация после болезни.

对外界环境适应能力：不耐受风、寒、暑、湿邪。

Адаптивность к окружающей среде: непереносимость ветра, холода, жары и влажности.

3.阳虚质（C型）

7.2.3 С дефицитом Ян (тип С)

总体特征：阳气不足，以畏寒怕冷、手足不温等虚寒表现为主要特征。

Общие характеристики: недостаточность Ян, озноб и непереносимость холода, холодные конечности и другие признаки синдрома «пустого холода».

形体特征：肌肉松软不实。

Характеристика тела: мышечная слабость.

常见表现：平素畏冷，手足不温，喜热饮食，精神不振，舌淡胖嫩，脉沉迟。

Общие признаки: непереносимость холода, холодные конечности, склонность употреблять горячую пищу и напитки, вялое настроение, бледный язык, глубокий и медленный пульс.

心理特征：性格多沉静、内向。

Психологические особенности: уравновешенный, замкнутый характер.

发病倾向：易患痰饮、肿胀、泄泻等病，感邪易从寒化。

Предрасположенность к заболеваниям: патологическое отхождение мокроты, отечность, диарея, плохое самочувствие от холода.

对外界环境适应能力：耐夏不耐冬，易感风、寒、湿邪。

Адаптивность к окружающей среде: адаптивность к лету, непереносимость зимы, чувствительность к холоду, ветру и влажности.

4.阴虚质（D型）

7.2.4 С дефицитом Инь (Тип D)

总体特征：阴液亏少，以口燥咽干、手足心热等虚热表现为主要特征。

Общие характеристики: дефицит жидкостей Инь, сухость во рту и в горле, горячие руки и стопы и др.

形体特征：体形偏瘦。

Характеристика тела: склонность к худобе.

常见表现：手足心热，口燥咽干，鼻微干，喜冷饮，大便干燥，舌红少津，脉细数。

Общие признаки: горячие руки и стопы, сухость во рту и в горле, сухость в носу, склонность пить холодные напитки, твердый стул, красный сухой язык, учащенный пульс.

心理特征：性情急躁，外向好动，活泼。

Психологические особенности: вспыльчивость, экстравертность, активность.

发病倾向：易患虚劳、失精、不寐等病，感邪易从热化。

Предрасположенность к заболеваниям: резкий упадок сил, недостаточность внутренних жидкостей, бессонница, плохое самочувствие от жары.

对外界环境适应能力：耐冬不耐夏，不耐受暑、热、燥邪。

Адаптивность к окружающей среде: адаптивность к зиме, непереносимость жары и сухости.

5.痰湿质（E型）

7.2.5 С избытком влаги (Тип Е)

总体特征：痰湿凝聚，以形体肥胖、腹部肥满、口黏苔腻等痰湿表现为主要特征。

Общие характеристики: скопление влаги и мокроты в организме, тучные формы, упитанность, ощущение липкости во рту и белый налет на языке и др.

形体特征：体形肥胖，腹部肥满松软。

Характеристика тела: полнота, большой и мягкий живот.

常见表现：面部皮肤油脂较多，多汗且黏，胸闷，痰多，口黏腻或甜，喜食肥甘甜黏，苔腻，脉滑。

Общие признаки: жирная кожа лица, липкий пот, ощущение стеснения в груди, выделение мокроты, ощущение липкости и сладости во рту, склонность к употреблению жирной и сладкой пищи, налет на языке, пульс плавающий.

心理特征：性格温和、稳重，善于忍耐。

Психологические особенности: спокойный и мягкий характер, выносливость.

发病倾向：易患消渴、中风、胸痹等病。

Предрасположенность к заболеваниям: диабет, инсульт, оцепенение груди.

对外界环境适应能力：对梅雨季节及潮湿环境适应能力差。

Адаптивность к окружающей среде: слабая адаптивность к сезону дождей и высокой влажности.

6.湿热质（F型）

7.2.6 С избытком тепла и влаги (Тип F)

总体特征：湿热内蕴，以面垢油光、口苦、苔黄腻等湿热表现为主要特征。

Общие характеристики: скопление жара внутри организма, блестящая кожа, горечь во рту, желтый налет на языке и др.

形体特征：形体中等或偏瘦。

Характеристика тела: нормальное телосложение или склонность к худобе.

常见表现：面垢油光，易生痤疮，口苦口干，身重困倦，大便黏滞不畅或燥结，小便短黄，男性易阴囊潮湿，女性易带下增多，舌质偏红，苔黄腻，脉滑数。

Общие признаки: жирный блеск на коже лица, склонность к высыпаниям, горечь и сухость во рту, тяжесть в теле, вязкий или твердый стул, короткое мочеиспускание, влажность мошонки у мужчин, лейкорея у женщин, красный язык с желтоватым налетом, пульс учащенный и плавающий.

心理特征：容易心烦急躁。

Психологические особенности: возбудимость и тревожность.

发病倾向：易患疮疖、黄疸、热淋等病。

Предрасположенность к заболеваниям: фурункулы, желтуха, лихорадочная странгурия.

对外界环境适应能力：对夏末秋初湿热气候的潮湿或气温偏高环境较难适应。

Адаптивность к окружающей среде: слабая адаптивность к жаркому и влажному периоду конца лета - начала осени.

7.血瘀质（G型）

7.2.7 С застоем крови (Тип G)

总体特征：血行不畅，以肤色晦暗、舌质紫暗等血瘀表现为主要特征。

Общие характеристики: нарушения кровообращения, серый цвет лица, темно-лиловый цвет языка и другие признаки застоя крови.

形体特征：胖瘦均见。

Характеристика тела: встречается и худое, и полное телосложение.

常见表现：肤色晦暗，色素沉着，容易出现瘀斑，口唇暗淡，舌暗或有瘀点，舌下络脉紫暗或增粗，脉涩。

Общие признаки: бледный цвет лица, склонность к пигментации кожи, точечные кровоизлияния, темные губы, темный язык с кровоизлияниями, кровеносные сосуды под языком расширены или имеют темно-лиловый цвет, пульс нестабильный.

心理特征：易烦，健忘。

Психологические особенности: раздражительность, рассеянность.

发病倾向：易患癥瘕、痛证、血证等。

Предрасположенность к заболеваниям: запор, болезненные синдромы, нарушения кровообращения и т.д.

对外界环境适应能力：不耐受寒邪。

Адаптивность к окружающей среде: непереносимость холода.

8.气郁质（H型）

7.2.8 С застоем ци (Тип H)

总体特征：气机郁滞，以神情抑郁、忧虑脆弱等气郁表现为主要特征。

Общие характеристики: упадок жизненных сил, эмоциональная неустойчивость, тревожность и др.

形体特征：形体瘦者为多。

Характеристика тела: в основном склонность к худобе.

常见表现：神情抑郁，情感脆弱，烦闷不乐，舌淡红，苔薄白，脉弦。

Общие признаки: депрессия, эмоциональная неустойчивость, тревожность, бледный язык с белым налетом, пульс натянутый.

心理特征：性格内向不稳定，敏感多虑。

Психологические особенности: неустойчивый замкнутый характер, чувствительность.

发病倾向：易患脏躁，梅核气，百合病及郁证等。

Предрасположенность к заболеваниям: истерия, ощущение постороннего предмета в горле, лилейная болезнь и депрессия.

对外界环境适应能力：对精神刺激适应能力较差，不适应阴雨天气。

Адаптивность к окружающей среде: слабая адаптивность к внешним раздражителям, и дождливой погоде.

9.特禀质（Ⅰ型）

7.2.9 Особенный тип (Тип I)

总体特征：先天失常，以生理缺陷、过敏反应等为主要特征。

Общие характеристики: врожденные патологии, физиологические дефекты, аллергические реакции и др.

形体特征：过敏体质者一般无特殊形体特征，先天禀赋异常者或有畸形，或有生理缺陷。

Характеристика тела: обычно у людей с аллергией не наблюдается особых отличительных черт тела, при врожденных аномалиях наблюдаются физиологические пороки и дефекты.

常见表现：过敏体质者常见哮喘、风团、咽痒、鼻塞、喷嚏等，患遗传性疾病者有垂直遗传、先天性、家族性特征，患胎传性疾病者具有母体影响胎儿个体生长发育及相关疾病特征。

Общие признаки: у аллергиков - астма, высыпания на коже, зуд горла, насморк, чихание и др., при наличии наследственных заболеваний все унаследованные патологии и особенности могут передаваться детям и оказывать влияние на их развитие.

心理特征：随禀质不同情况各异。

Психологические особенности: зависит от определенных особенностей физиологии.

发病倾向：过敏体质者易患哮喘、荨麻疹、花粉症及药物过敏等，遗传性疾病如血友病、先天愚型等，胎传性疾病如"五迟"（立迟、行迟、发迟、齿迟和语迟）、"五软"（头软、项软、手足软、肌肉软、口软）、解颅、胎惊等。

Предрасположенность к заболеваниям: при аллергии наблюдается предрасположенность к астме, крапивнице, аллергии на пыльцу и непереносимость лекарственных препаратов; генетические заболевания, такие как гемофилия, синдром Дауна; и наследственные заболевания, таких как «Пять видов отсталости» (отсталость в самостоятельном поднятии на ноги, движении, отсталость в развитии волос, зубов и речи), «Пятⱕ слабостей» (слабость головы, шеи, конечностей, мышц и рта), детский паралич, судороги при беременности и др.

对外界环境适应能力：适应能力差，如过敏体质者对易致过敏季节适应能力差，易引发宿疾。

Адаптивность к окружающей среде: слабая, при аллергии - особая чувствительность в сезоны цветения растений и др., вплоть до хронических форм заболеваний.

应当明确，体质分类学上所使用的阴虚、阳亢、脾虚、肝旺等名词，与辨证论治中所适用的类似证候名称是不同的概念。"证"是对疾病本质的分析，而体质反映的是一种在非疾病状态下就已存在的个体特异性。

Обращаем внимание, что термины «недостаточность Инь», «избыточность Ян», «недостаточность селезенки», «гиперактивность печени» и др. в учении о телосложении отличаются от признаков заболеваний, исследуемых при комплексной диагностике. «Признак» используется для анализа проявлений заболевания, а телосложение отражает особенности организма в нормальном состоянии, при отсутствии заболеваний.

八、病因病机　　8 Причины и процесс возникновения заболевания

（一）病因　　8.1 Причины заболевания

病因：凡是能导致疾病发生的原因即称为病因或致病因素。病因学说，是研究各种病因的概念、形成、性质、致病特点及其所致病证临床表现的理论，是中医学理论体系的重要组成部分。

Причины заболевания: все патогенные факторы, которые приводят к возникновению заболевания. Этиология представляет собой теоретическую основу для изучения причин, формирования, характера, особенностей заболеваний и их клинических проявлений.

1. "辨证求因"

8.1.1 «Диагностика по причинам заболевания»

"辨证求因"又称"审证求因"，是中医病因学的主要特点，中医学历来重视病因在疾病发生、发展变化过程中的作用，认为任何临床症状和体征都是在某种病因的影响和作用下，患病机体所产生的一种异常反映。在整体观念的指导下，中医探求病因，除了解发病过程中可能作为病因的客观条件外，主要是以临床表现为依据，通过分析病证的症状、体征来推求病因，为治疗用药提供依据，这种方法称为"辨证求因"，又称"审证求因"，是中医探究和认识病因的特有方法。

«Диагностика по причинам заболевания» также называется «дифференциацией этиологических факторов», она является основой этиологии традиционной китайской медицины. В китайской медицине при рассмотрении процесса возникновения и развития болезни особую роль играет причина болезни. Считается, что все клинические симптомы - это проявления пораженного организма, возникшие под влиянием определенной причины болезни. Руководствуясь концепцией единого целого, этиология китайской медицины исследует причины заболеваний, и помимо объективных условий возникновения заболевания, также исследует клинические проявления, анализирует симптомы заболевания, чтобы в конечном итоге выбрать наиболее подходящее лечение. Этот метод называется «диагностикой по причинам заболеваний» или «дифференциацией этиологических факторов» и является уникальным методом исследования и распознавания болезней.

2. "三因学说"

8.1.2 «Теория трех групп патогенных факторов»

鉴于病因的多样性，中国古人做过许多病因分类的研究，其中对后世影响较大的为"三因学说"。宋·陈言在《金匮要略》基础上提出了"三因学说"，著有《三因极一病证方论》，该书中指出六淫邪气侵犯为外所因，七情所伤为内所因，饮食劳倦、跌仆金刃及虫兽所伤等为不内外因。"三因学说"将致病因素与发病途径结合起来进行病因分类的方法，使中医学病因理论更趋完善，对后世影响很大，现代对病因的分类，基本沿用此法，分为外感病因、内伤病因、病理产物形成的病因，以及其他病因四大类。

Учитывая разнообразие причин заболеваний, древние китайцы провели много исследований по их классификации. Результатом одного из них стало «учение о трех группах патогенных факторов», которое оказало большее влияние на последующие поколения. Чэнь Янь в эпоху Сун на основе «Очерков из Золотой комнаты» выдвинул «теорию о трех группах патогенных факторов», о которых он написал в своем труде «Рассуждения о трех патогенных факторах заболеваний》. В этой книге описаны внутренние и внешние причины воздействия Шести внешних патогенов, причины нарушения семи настроений, упадка сил и потери аппетита, повреждений и укусов. «Теория трех групп патогенных факторов» - метод классификации причин заболеваний по патогенным факторам и каналам их распространения, который помог усовершенствовать теорию причин заболеваний китайской медицины, оказал большое влияние на последующее развитие исследования и продолжает использоваться в наше время. Выделяются 3 большие категории: внешние раздражители, внутренние повреждения, формирование патологических процессов и все остальные причины.

（二）病机　　　　　　　　8.2 Патогенез

病机，即疾病发生、发展与变化的规律和机理。包括病因、病性、证候、脏腑气血虚实的变化及其机理。中医学认为，疾病的发生、发展和变化，与患病机体的体质强弱和致病邪气的性质密切相关。病邪作用于人体，人体正气奋起抗邪，引起了正邪相争。斗争的结果，邪气对人体的损害居于主导地位，破坏了人体阴阳的相对平衡，或使脏腑气机升降失常，或使气血功能紊乱，并进而影响全身脏腑组织器官的生理活动，从而产生了一系列的病理变化。

Патогенез — это механизм возникновения, развития и трансформации заболевания. Включает в себя закономерность возникающих симптомов, характера, признаков заболевания, состояния внутренних органов, ци и крови. В китайской медицине считается, что процессы возникновения, развития и трансформации заболевания тесно связаны с состоянием и телосложением пациента. Заболевание воздействует на человеческий организм, и организм борется с патогенным воздействием - то есть возникает борьба между здоровой энергией и патогенными факторами. В результате этой борьбы патогенная энергия доминирует и нарушает баланс Инь-Ян организма: или снижает функции внутренних органов, или нарушает функционирование крови, воздействует на весь организм и на жизнедеятельность человека, что приводит к возникновению заболеваний.

1.基本病机

8.2.1 Основы развития заболевания

中医学的基本病机是指在疾病过程中病理变化的一般规律及其基本原理。尽管疾病种类繁多，各种疾病、各个症状都有其各自的机理，但从整体来说，总不外乎邪正盛衰、阴阳失调、气血失常、气机紊乱等病机变化。

В китайской медицине основы развития заболевания относятся к общим закономерностям и принципам патологических изменений в организме. Несмотря на широкий спектр заболеваний, каждая патология и каждый симптом имеют свой собственный механизм, но в целом, их можно разделить на борьбу внешнего патогена с энергией организма, нарушение равновесия Инь-Ян, расстройство циркуляции ци и крови, резкий упадок жизненного ци и другие изменения.

（1）邪正盛衰   在疾病的发展变化过程中，正气和邪气的力量对比不断地发生着消长盛衰的变化，从而表现为虚证、实证、虚实夹杂、真虚假实证和真实假虚证。

(1) Борьба внешнего патогена с энергией организма.   В процессе развития и трансформации болезни жизненная энергия и энергия патогена находятся в постоянном противостоянии, попеременно возрастая и уменьшаясь, поэтому возникают синдромы «недостаточности», внешние проявления, синдром избытка и упадка, ложный синдром недостаточности.

（2）阴阳失调   由于致病因素的作用，导致机体的阴阳消长失去相对的平衡，所出现阴阳失调的病理变化，表现为阴阳盛衰、阴阳互损、阴阳格拒、阴阳转化及阴阳亡失等几个方面。

(2) Нарушение равновесия Инь-Ян.   Из-за воздействия патогенных факторов, приводящих к нарушению баланса Инь и Ян, возникают резкие перемены в энергетическом отношении. Это проявляется в гиперактивности Инь-Ян, взаимном упадке Инь-Ян, взаимной трансформации и поглощении Инь-Ян и др.

（3）气血失调   气血是人体脏腑经络等一切组织器官进行生理活动的物质基础，气血病变必然影响到脏腑，脏腑发病也必然会影响全身的气血。气的病变包括气的不足和气的运行失常。其中气的不足为气虚，表现为少气懒言、疲倦乏力、脉细软无力。气的运行失常包括气陷、气脱、气滞、气逆和气闭。血的失调包括血的不足及血液运行失常。其中血的不足为血虚，血的运行失常包括血瘀、血热和出血。

(3) Нарушение циркуляции ци и крови.   Ци и кровь - это основа поддержания физиологической жизнеспособности органов, меридианов и сосудов человеческого тела. Резкие перемены циркуляции крови оказывают сильное влияние на состояние внутренних органов и на весь организм в целом. Заболевания ци возникают главным образом из-за недостаточности или нарушения циркуляции энергии ци. При недостаточности ци возникает усталость и отсутствует желание говорить, появляется слабость в теле, пульс становится слабым. Нарушение циркуляции ци проявляется в полном истощении и упадке энергии ци, застое, обратном движении и закрытости ци. Нарушение кровообращения выражается в недостаточности крови или нарушении координации крови и внутренних жидкостей организма. Недостаточность крови может проявляться в дефиците объема крови, нарушении кровообращения - застое, ли-

хорадке и кровотечении.

（4）津液失常 津液失常是津液的生成、输布和排泄之uj 失去平衡，从而出现津液生成不足或输布失常、排泄障碍，以致津液在体内的环流缓慢，形成水液潴留、停阻、泛溢等病理变化的过程。

(4) Нарушение секреции внутренних жидкостей организма. Этот процесс представляет собой сбой в выделении, распределении, транспортировке и выведении внутренних жидкостей организма, что приводит к их недостаточности или сбоям в циркуляции, таким образом замедляется обмен веществ, в организме возникает застой жидкости, приводящий к различным патологическим явлениям.

2.疾病传变

8.2.2 Передача заболевания

疾病的过程是一个动态变化的过程。邪正交争决定着疾病的发生、发展和转归。"传"是病情循着一定的趋向发展，"变"是病情在某些特殊条件下起着性质的转变。疾病的传变包括病位传变和病性转化，其中病位传变包括表里传变、六经传变、卫气营血传变及三焦传变；病性转化包括寒热转化和虚实转化。

Передача заболевания — это динамичный процесс трансформации болезни. Борьба патогена с энергией организма определяет момент возникновения, развития и возобновления заболевания. «Передача» — это определенная тенденция развития заболевания, которое может менять свой характер в зависимости от воздействия определенных условий. Развитие заболевания включает в себя изменение локализации и характера, среди которых к изменению локализации относят способность передаваться, передачу заболевания по 6 меридианам, передачу по крови и ци, а также по трем полостям внутренних органов; а к изменению характера относят перемены синдромов холода и жара, недостаточности и избыточности.

3.疾病转归

8.2.3 Возобновление заболевания

疾病的转归是指疾病发展的结局，包括痊愈、死亡、缠绵、后遗等。正胜邪退，疾病痊愈；邪胜正衰则疾病恶化，甚至死亡；邪正双方势均力敌则疾病缠绵难愈，或留有后遗症。

Возобновление заболевания — это процесс, при котором болезнь возникает снова после полного выздоровления. Живая энергия побеждает патогенные факторы - и болезнь излечивается; патогенная энергия доминирует над живой - и заболевание усугубляется, вплоть до летального исхода; при равновесии патогена и энергии жизни болезнь излечивается с трудом, либо влечет за собой осложнения.

九、五运六气　9 Круговорот Пяти стихий и Шести элементов природы

五运六气理论是中国古代研究天时气候变化规律，以及天时气候变化规律对生物（包括人体）影响的一门科学。五运六气理论充分反映中医"天人相应"整体观思想，以中医阴阳五行为基本理论框架，以古代天干、地支系统为演绎工具，对宇宙、天地、万物以及人体疾病等方面加以整体观察的规律性总结，是古代劳动人民在生活和实践中，通过对天体运行规律，气候变化规律及其对人体生理、病理影响的长期观察和研究总结出来的，融合了中国古代哲学思想具有鲜明特色的中医理论。

Теория круговорота Пяти стихий и Шести элементов природы — это древнее китайское учение о закономерностях смены погоды в течение дня, а также о влиянии этих закономерностей на жизнедеятельность всего живого в природе (в том числе и человека). Теория круговорота Пяти стихий и Шести элементов природы в полной мере отражает концепцию «единства человека и природы» в китайской медицине. Эта теория объединяет в себе фундаментальные основы учения о Инь-Ян и Пяти стихиях - древних концепций, по которым земля, небо, Вселенная, все живое, в том числе человек со всеми особенностями и болезнями - составляют единую систему. Эта теория с древних времен пользуется большой популярностью в повседневной жизни, поскольку закономерности вращения планеты и смены погоды оказывают сильное влияние на физиологию и патологические процессы организма. В сочетании с древними философскими идеями сформировалась уникальная теория традиционной китайской медицины.

五运六气理论是中医理论的重要组成部分，主要记载于《内经素问》的《天元纪大论》《五运行大论》《六微旨大论》《气交变大论》《五常政大论》《六元正纪大论》《至真要大论》，以及《素问》遗篇《刺法论》《本病论》；另外在《素问·六节藏象论》《灵枢·九宫八风》等其他篇章也有相关记载。它以自然界的气候变化以及生物体对这些变化所产生的反应为基础，把自然气候现象和生物的生命现象统一起来，把自然气候变化和人体发病规律、用药规律以及养生防病原则统一起来，从宇宙节律方面探讨气候变化对人体健康及发病的影响。这种"人与天地相参"、气候变化与人体生命相关的理论充分体现了中医运气学体系的学术特点。历代医家在此基础上反复应用于医疗实践，使其得到充实和提高。近年来，随着医学模式的转变，对于天体运动节律与生物生命活动节律关系的研究，气候变化规律与人体生命节律、发病规律关系的研究日益受到国内外学者的重视，并取得了一定进展。现代的气象医学、地理医学、环境医学、时间医学等新兴学科均与运气理论密切相关。

Теория круговорота Пяти стихий и Шести элементов является одной из важнейших элементов китайской медицины, основные идеи которой представлены в таких книгах, как 《Трактат Желтого императора》: 《Рассуждения об основах календаря》, 《Теория круговорота Пяти стихий》, 《Теория Шести элементов》, 《Теория взаимного превращения Инь и Ян》, 《Теория Пяти добродетелей》, 《Рассуждения о Шести энергиях》, 《Рассуждения о высоком》, 《Трактат Желтого императора о внутреннем》: 《О иглотерапии》, 《О первичных заболеваниях》 и в других письменных источниках, дошедших до наших дней. На основе изменения климата и реакции организма на эти изменения теория объединяет естественные климатические явления и биологические процессы, естественные изменения климата и развитие заболеваний человека, принципы приема препаратов и профилактики, а также изучает влияние климата на состояние здоровья человека с точки зрения космических ритмов. Идеи «единства человека и природы», взаимосвязи смены погода и состояния здоровья человека отражают уникальные особенности научной системы традиционной китайской медицины. С древнейших времен врачи применяли эту систему на практике, постоянно обогащая и расширяя её. В последние годы, С изменениями в сфере медицины, исследования взаимосвязей движения небесных тел и жизнедеятельности всего живого, закономерностей климатических изменений и состояния здоровья человека привлекают внимание как отечественных, так и зарубежных ученых, и в этих направлениях исследований наблюдается большой прогресс. Современные отрасли науки, такие как метеорологическая медицина, геомедицина, медицина окружающей среды, хрономедицина и др., тесно связаны с теорией круговорота частиц жизненной энергии.

中医运气理论主要由"五运"和"六气"两部分组成：

Теория круговорота энергии главным образом состоит из двух блоков - «Пяти стихий» и «Шести элементов природы»:

五运，是木运、火运、土运、金运、水运的简称。五行在天为气，在地成形，形气相感，化生万物。天地自然界万物的新生与消亡，气候物候变化，以及人体疾病都与五行的生化运动有关。因此，五运，具体指木、火、土、金、水五行之气在天地间的运行变化规律。由于五行与四季气候的关系是春温属木、夏热属火、秋燥属金、冬寒属水，所以五运实质上概括了一年四季的气候变化特征；同时，五运还可表示不同年份和不同节令的气候变化。五运包括岁运、主运和客运。岁运是以年干为单位统管全年的五运之气，由于它能反映全年的气候特征、物化特点及发病规律等情况，所以称为岁运。

岁运是五运的基础，能说明全年天时民病的特点，能反映年与年之间的差异。大凡年干是甲己之年，岁运是土运；年干是乙庚之年，岁运是金运；年干是丙辛之年，岁运是水运；年干是丁壬之年，岁运是木运；年干是戊癸之年，岁运是火运。主运是指主持一年中五季的正常气候变化之运。它是根据季节的气候变化及五行属性而确定的。主运的五个季运有固定次第，亦称为五步。主运每运（步）主一时（即一个季节），依五行相生的顺序，始于木运，终于水运，年年不变。五运主五个季节，每运主七十三日零五刻，合计三百六十五日零二十五刻，是太阳运行一周就是一年。即木为初运应春，火为二运应夏，土为三运应长夏，金为四运应秋，水为终运应冬。初运属木主风，二运属火主热，三运属土主湿，四运属金主燥，终运属水主寒，所以主运属于各个季节的正常气候变化。客运是指每年五季中气候的异常变化规律。客运与主运相对而言，也是主季节的变化，但是气候的异常变化因年份不同而有变更，如客之往来，故名客运。客运每运主一时（即一个季节），五运分主一年五时，每运各主七十三天零五刻，合计三百六十五日零二十五刻，亦是按五行相生之序来排列的，例如：戊寅年，其客运气候变化特征为初运主风主热，二运主热主雨，三运主湿主燥，四运主燥主寒，终运主寒主风。但各年客运的五步之运随着各年岁运的五行属性不同而发生相应变化。在五运六气的推演中，岁运是五运的基础，因为其统管全年，故一般以岁运为主；其次是客运，因为客运可以分析各年每个季节中天时民病的异常变化。主运年年如此，说明的是天时民病的常规变化。

Пять стихий — это Дерево, Огонь, Земля, Металл и Вода. Пять стихий - это энергия ци, которая формирует природу, жизненные силы и все сущее. Процессы рождения и смерти всего сущего, перемены климата и заболевания тесно связаны с биохимическим круговоротом Пяти стихий. Таким образом, существует закономерность всех природных изменений и движения ци Дерева, Огня, Земли, Металла и Воды. Поскольку между стихиями и временами года существует определенная связь, а именно - весеннему теплу соответствует Дерево, летней жаре - Огонь, сухой осени - Металл, холодной зиме - Вода, то изменения погоды в течение года обладают определенными характеристиками; вместе с тем, круговорот Пяти стихий в природе может указывать на изменение климата в разные сезоны года. Круговорот Пяти стихий включает в себя прогнозы на предстоящий год, основной и аномальный круговорот. Прогнозы на предстоящий год — это объяснение круговорота Пяти стихий на весь год, которое может отражать особенности климатических и физико-химических процессов в природе. Прогнозы на предстоящий год — это основа круговорота Пяти стихий, они помогают объяснить возникновение сезонных заболеваний, а также отражают различия между годами. Год первого знака десятеричного цикла относятся к прогнозам движения энергии Земли; год второго и седьмого знака десятеричного цикла относится к прогнозам движения энергии Металла; год третьего знака десятеричного цикла относятся к прогнозам движения энергии Воды; год четвертого и девятого знака десятеричного цикла относятся к прогнозам движения энергии Дерева; год пятого и десятого знака десятеричного цикла относится к прогнозам движения энергии Огня. Основной круговорот - это обычная смена Пяти сезонов и изменения погоды в течение года. Он определяется в зависимости от сезонного изменения климата и свойств Пяти стихий. Круговорот стихий и смена сезонов имеет определенную последовательность, также известную как «Пять шагов». Каждая смена (шаг) соответствует определенному периоду (сезону), и происходит в определенном порядке, начиная с Дерева и заканчивая Водой, и этот порядок не меняется из года в год. Пять смен стихий — это Пять сезонов, каждый из которых длится 73 дня, 1 час, 15 минут, вместе они составляют 365 дней, 6 часов и 15 минут, когда солнце совершает полный оборот. Энергия Дерева начинает движение весной, Огонь - летом, энергия Земли движется в позднее лето, Металл - осенью, а Вода - зимой. Движение Дерева соответствует ветру, движение Огня - жаре, движение Земли - влажности, Металла - сухости, движение Воды - наступлению холода, таким образом, движению каждой стихии соответствуют свои особенности климата. Аномальный круговорот представляет собой различные нехарактерные изменения погоды в течение пяти сезонов. Аномальный круговорот, как и основной, является природным процессом смены климата, но его процесс происходит хаотично, в разные времена года. Аномальный круговорот - это один период (сезон), круговорот пяти стихий делится на 5 сезонов, каждый из которых длится 73 дня, 1 час и 15 минут, всего 1 год включает 365 дней, 6 часов и 15 минут, согласно закономерности движения стихий, например: для 15-го года шестидесятилетнего цикла (год Тигра) характерен аномальный круговорот стихий, который начинается с ветра и жары, второй шаг (смена) - жара и дожди, третий шаг - влажность и сухость, четвертый - сухость и холод, последний шаг - холод и ветер. Но каждый год особенности аномального круговорота стихий отличаются от прогнозов. В процессе круговорота Пяти стихий и Шести элементов природы, прогнозы на год составляют основу движения стихий, поскольку охватывают процессы целого года; аномальный круговорот происходит хаотично, с его помощью можно проанализировать возникновение сезонных заболеваний человека. Основной круговорот не отличается год от года, и с его помощью объясняется возникновение наиболее распространенных заболеваний.

六气，指风、热、火、湿、燥、寒六种气候变化，六气分别配以地支，用来推测每年岁气和六个时段的气候变化规律。六气的产生和变化离不开阴阳五行。风热湿火燥寒六气之气化，可用三阴三阳和五行来识别，即厥阴风木（为风），少阴君火（为热），太阴湿土（为湿），少阳相火（为火），阳明燥金（为金），太阳寒水（为水）。六气配合阴阳五行之后，还要与年支密切联系，这是推演六气变化的关键。年支逢子、午，则为少阴君火之气所主；年支逢丑、未，则为太阴湿土之气所主；年支逢寅、申，则为少阳相火之气所主，年支逢卯、酉，则为阳明燥金之气所主，年支逢辰、戌，则为太阳寒水之气所主，年支逢巳、亥，则为厥阴风木之气所主。六气，包括主气、客气、客主加临。主气用以测气候之常，客气用以测气候之变，客主加临是把主气和客气相结合，进一步综合分析气候变化及其对生物的影响。主气，即主时之气，指一年六个时段的正常气候变化规律，用来说明一年之内二十四节气候的常规变化。因其属常规变化，故年年如此，恒居不变，静而守位。主气，即风木、君火、相火、湿土、燥金、寒水，初之气起于厥阴风木，二之气，少阴君火之气所主；三之气，少阳相火之气所主；四之气，太阴湿土之气所主；五之气，阳明燥金之气所主；终之气终于太阳寒水，分主于春夏秋冬的二十四节气，显示着一年四时气候交替的常规，反映各时段不同的气候变化特点，所以它的次序仍是按着木、火、土、金、水五行相生之序排列的。客气，亦是主时之气，指一年六个时段异常气候变化规律。由于其随年支的不同而变化，犹如客之往来，故称客气。客气变化按三阴三阳以六年为周期，按年支以十二年为一周期。客主加临，即将每年轮值的客气加临在固定的主气六步之上。也就是将某年的主气与客气在每年时间相位上一一相对应。临，以上对下之意。有会合的意思。主气能反映一年气候的常规变化，客气能反映一年气候的具体异常变化，因此，把随年支而变的客气与固定不变的主气两者加临在一起综合分析该年可能出现的气候特征，以把握该年实际气候变化。

Шесть элементов природы включают в себя такие погодные явления, как ветер, жара, огонь, влажность, сухость и холод; различия природных элементов используются для выявления закономерности погодных изменений. Происхождение шести элементов природы неразрывно связано с энергиями Инь-Ян пяти стихий. Все шесть элементов можно разделить на 2 части - 3 элемента Инь и 3 элемента Ян, таким образом получится, ветер Инь Дерева (ветер), молодая Инь Огня (жара), Инь влажной Земли (влажность), молодая Ян Огня (огонь), Ян сухого Металла (сухость), Ян холодной Воды (холод). Помимо связи шести элементов природы с энергиями Инь-Ян, также важно подчеркнуть их связь с принадлежностью циклического знака, поскольку это играет ключевую роль в круговороте шести элементов. Год 1-го и 7-го циклиесих знаков относятся к молодой Инь Огня; год 2-го и 8-го циклических знаков относятся к Инь влажной Земли; год 3-го и 9-го знаков - к молодой Ян Огня; год 4-го и 10-го знаков относятся к Ян сухого Металла; год 5-го и 11-го знаков - к Ян холодной Воды; год 6-го и 12-го циклических знаков относятся к ветреному Инь Дерева. Шесть элементов природы включают главную ци и внешнюю ци, которые постоянно взаимодействуют друг с другом. Основная ци используется для определения нормального состояния погоды, а внешняя ци - для определения погодных изменений; также используется сочетание основной и внешней ци, чтобы проанализировать воздействие климатических изменений на все живые организмы. Основная ци относится к нормальному состоянию климата и его переменам, объясняет закономерности нормальных изменений погоды в течение года. Поскольку каждый год эти изменения остаются прежними, то основная ци имеет постоянный характер. Основная ци, которая проявляется в ветре Дерева, сердечном Огне, влажной Земле, сухом Металле и холодной Воде, начинает свой круговорот с ветра Дерева, второй шаг круговорота - молодая Инь Огня; третий шаг - молодой Ян Огня; четвертый шаг - Ян влажной Земли; пятый шаг круговорота - Ян сухого Металла; и последний шаг - Ян холодной Воды. Четыре времени года - весна, лето, осень и зима - делятся на 24 сельскохозяйственных сезона, которые сменяют друг друга в течение года, вместе с ними меняется и погода, это происходит в определенном порядке, в соответствии с закономерным движением стихий - Дерево - Огонь - Земля - Металл - Огонь - Вода. Внешняя ци, в отличие от основной, представляет собой закономерность аномальных изменений климата в течение шести сезонов. Из-за различных циклических знаков года и внешних изменений эта энергия называется внешней ци. Изменения внешней ци происходят согласно трем элементам Инь и трем элементам Ян шестилетнего цикла, а также согласно циклическим знакам года (12 лет). Взаимодействие основной и внешней ци происходит в определенные периоды процесса «пяти шагов» основного ци. Каждый год взаимодействие основной и внешней ци происходит в определенные периоды, которые повторяются из года в год. Под взаимодействием, описанным выше имеется в виду столкновение и объединение. Основная ци отражает нормальные изменения климата, внешняя ци - определенные аномальные изменения, таким образом, сочетание основной и внешней ци используется для анализа возникающих особенностей климата.

五运和六气相结合，可综合分析及预测每年气候变化和疾病流行的一般规律，还可以推测各年气候变化和疾病流行的特殊情况，从而为预防自然灾害、疾病流行，以及临床诊断治疗等提供依据。

Сочетание круговорота Пяти стихий и Шести элементов природы позволяет анализировать и прогнозировать общие закономерности изменения климата и возникающих заболеваний в течение года, улучшать клиническую диагностику и лечение, тем самым предотвращая возникновение стихийных бедствий и эпидемий.

中医五运六气理论对于阐明人体生命规律、疾病规律与气候变化的密切关系，指导临床各科的诊断和治疗，均具有重要意义，因此，历代医家都十分重视五运六气，曾有"不懂五运六气，捡遍方书何济"之训。五运六气理论在病因病机方面，突出地强调了"正邪论"和"求属论"，指出"气相得则和，不相得则病"；提出了"审察病机，无失气宜""谨守病机，各司其属""必先五胜""有者求之，无者求之，盛者责之，虚者责之"的审察病机原则；在病位病性方面，则根据各种不同的致病因素和具体临床表现，以木、火、土、金、水五行及肝、心、脾、肺、肾五脏进行定位，以风、寒、暑、湿、燥、火盛衰等进行疾病定性；在治疗方面强调辨证论治，主张"必伏其所主，而先其所因""谨察阴阳所在而调之，以平为期"等；在方药方面，提出了"治有缓急，方有大小"及君臣佐使的制方原则；根据运气变化规律，提出了如"风淫所胜，平以辛凉，佐以苦甘，以甘缓之，以酸泻之"独特的五味组方用药原则。

Теория круговорота Пяти стихий и Шести элементов китайской медицины тесно связана с закономерностями человеческой жизнедеятельности и возникающих заболеваний, она лежит в основе клинической диагностики и лечения, поэтому на протяжении многих поколений этой теории уделялось большое внимание. Существует даже такое выражение: «Не понимаешь теорию Пяти стихий и Шести элементов - никакие медицинские учебники не помогут». С точки зрения причин заболеваний теория круговорота Пяти стихий и Шести элементов природы подчеркивает концепции «живой и болезненной энергии», а также выдвигает концепцию того, что «согласованность энергий ведет к гармонии, а их диссонанс - к заболеванию»; концепции «взаимосвязи патогенных воздействий на организм с изменениями погоды», «взаимосвязи симптомов заболевания», «зависимости от Пяти элементов», «сравнение состояний недостаточности и избыточности» и др.. Что касается характера заболевания, то он определяется в зависимости от конкретных клинических проявлений, их принадлежности энергии Дерева, Огня, Земли, Металла, Воды, основным органам - печени, сердцу, селезенке, легким и почкам, а также шести элементам - ветру, холоду, жаре, влажности, сухости и огню. В лечения применяется метод комплексного диагностирования и назначения лечения, где преобладают идеи «зависимости локализации симптомов от причин заболеваний», «взаимосвязи баланса Инь-Ян и здоровья организма». В отношении лекарственных препаратов выдвигается концепция «быстрого и медленного воздействия». Что касается закономерности круговорота энергии в природе, здесь действует принцип взаимного уравновешивания: «буря и вихрь уравновешиваются затишьем, также как и сладкое уравновешивается кислым».

五运六气理论是古人经长期的实践观察总结出来的，具有重要的学术价值。但由于它本身涉及到天文、历法、气象、物候及其医学等诸多学科，论述的内容也比较复杂，所以直至目前，其理论仍是我们继承和发扬中医学一个难度较大的课题。

Теория круговорота Пяти стихий и Шести элементов стала результатом всех практических наблюдений с древних времен и представляет большую ценность по сей день. Но поскольку она включает в себя такие разделы, как астрономия, летоисчисление, метеорология, фенология, а также множество других дисциплин, ее идеи являются довольно сложным предметом для изучения, поэтому внедрение теории в китайскую традиционную медицину представляет собой непростую задачу.

第二节 症状篇
Раздел 2 Симптомы

一、正常舌脉　　　1 Нормальное состояние языка и пульса

（一）正常舌象　　1.1 Нормальный вид языка

正常舌象简称"淡红舌、薄白苔"（图1-3）。具体来讲，舌质荣润，舌色淡红，大小适中，舌体柔软、灵活自如；舌苔薄白均匀，苔质干湿适中，不黏不腻，揩之不去，其下有根。正常舌象说明胃气旺盛，气血津液充盈，脏腑功能正常。

Нормальным считается «розовый язык с тонким белым налетом» (Рис. 1-3). Говоря более детально — это увлажненный, светло-розовый, средний по размеру, мягкий и гибкий язык; небольшой налет, не сухой и не влажный, не липкий и не жирный, не стирается с языка. Нормальное состояние языка говорит о здоровье желудка, сбалансированном состоянии крови и внутренних жидкостей, а также о нормальном функционировании внутренних органов.

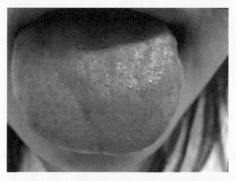

图1-3　淡红舌

Рисунок 1-3　Розовый язык

（二）正常脉象　　1.2 Нормальный пульс

正常脉象也称为平脉、常脉，是指正常人在生理条件下出现的脉象，既具有基本的特点，又有一定的变化规律和范围，而不是指固定不变的某种脉象。正常脉象反映机体脏腑功能协调、气血充盈、气机健旺、阴阳平衡、精神安和的生理状态，是健康的象征。

Нормальный пульс наблюдается при нормальной жизнедеятельности человека и имеет множество особенностей, определенную частоту и диапазон, но при этом он часто изменяется. Нормальный пульс отражает состояние работы внутренних органов, особенности циркуляции ци и крови, баланс Инь-Ян, психическую устойчивость и физическое состояние тела.

正常脉搏的形象特征是：寸、关、尺三部皆有脉，不浮不沉，不快不慢，一息四五至，相当于72～80次/分（成年人），不大不小，从容和缓，节律一致，尺部沉取有一定的力量，并随生理活动、气候、季节和环境等的不同而有相应变化（图1-4、图1-5）。古人将正常脉象的特点概括称为"有胃""有神""有根"。

Характеристики нормального пульса: пульс прощупывается в трех точках - Цунь, Гуань, Чи; проходит не слишком глубоко и не на поверхности, не слишком быстро и не медленно, в течение одного вздоха - 4-5 ударов, примерно 72-80 ударов в минуту (у взрослого человека), не слишком интенсивный, звучит плавно, в определенном ритме, в точке Чи пульс стучит с определенной силой; свойства пульса зависят от жизнедеятельности, погоды, времени года и окружающей среды (Рис. 1-4, 1-5). Древние ученые разделили характеристики нормального пульса на «точку желудка», «точку духа» и «точку опоры».

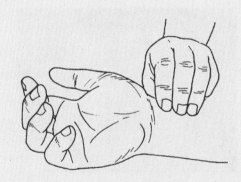

图1-4　诊寸口脉

Рисунок 1-4　Ощупывание пульса при осмотре

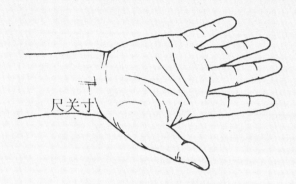

图1-5　寸口脉寸关尺示意图

Рисунок 1-5   Схема трех точек биения пульса

1.有胃

1.2.1 Точка желудка

有胃是指脉有"胃气"。胃为"水谷之海"，后天之本，是人体气血生化之源。各脏腑、组织、经络的功能活动，皆有赖于胃气的充养。而脾胃的这种功能是通过经络气血变见于寸口脉象之中。故诊脉之胃气，可了解脾胃功能的盛衰及气血之盈亏。正如《素问·平人气象论》所说："人以水谷为本，故人绝水谷则死，脉无胃气亦死。"脉象中的"胃气"，在切脉时可以感知。其表现是指具有从容、徐和、软滑的感觉。平人脉象不浮不沉，不疾不徐，从容和缓，节律一致，是为有胃气。即使是病脉，不论浮、沉、迟、数，但有徐和之象，便是有胃气。

Точка желудка означает связь пульса с ци желудка. Желудок, как «море питательной энергии», является источником жизненноой ци организма. Функциональная деятельность каждого органа, каждой клетки и каждого меридиана зависит от питания ци желудка. Через диагностику пульса можно даже выявить функциональную связь между селезенкой и желудком. Таким образом, по ци желудка можно понять состояние селезенки и желудка, а также выявить в них избыток или недостаток крови. Как сказано в 《Трактате Желтого императора о внутреннем·Рассуждения о внешнем виде здорового человека》: «Человек черпает энергию из питательных веществ, без пищи человек умирает, без ци желудка пульс пропадает.» «Ци желудка» можно почувствовать при диагностике пульса. Он звучит спокойно, плавно и имеет скользящий характер. Нормальный пульс человека не слишком поверхностный, но и не глубокий, имеет умеренный и плавный ритм, т.к. содержит в себе ци желудка. Даже при заболевании, несмотря на поверхностность, глубину, частоту пульса, он все равно имеет определенный ритм, благодаря ци желудка.

人以胃气为本，脉亦以胃气为本，有胃气则生，少胃气则病，无胃气则死。正如清代程国彭《医学心悟·脉法金针》所言："凡诊脉之要，有胃气曰生，胃气少曰病，胃气尽曰不治。"因此，诊察脉象胃气的盛衰有无，对于推断疾病的进退吉凶具有重要的意义。

Ци желудка — это основа жизни человека и основа его пульса. При наличии ци желудка - организм живет, при недостатке - возникают болезни, а при отсутствии ци желудка - организм умирает. Как писал врач Цинской эпохи Чэн Гопэн в своем труде《Умственное восприятие медицины·Иглотерапия для вен》: «При проверке пульса, ци желудка говорит о жизни, недостаток - о болезни, а отсутствие ци желудка говорит о смерти.» Таким образом, состояние ци желудка при диагностировании пульса имеет важное значение для определения состояния организма и стадии заболевания.

2.有神

1.2.2 Точка духа

有神即脉有"神气"。诊脉神之有无，可判断脏腑功能和精气之盛衰，对临床诊病辨证有着重要意义。脉象有神的主要表现是柔和有力，节律整齐。即使微弱之脉，微弱之中不至于完全无力的为有神；弦实之脉，弦实之中仍带有柔和之象、节律整齐的为有神；反之，脉来散乱，时大时小，时急时徐，时断时续，或弦实过硬，或微弱欲无，都是无神的脉象。

Точка духа означает «жизненную силу» пульса. По тому, есть ли в пульсе жизненная сила, можно судить об активности внутренних органов, что имеет большое значение для клинической диагностики и выявления симптомов заболевания. Жизненная сила пульса проявляется в мягком и интенсивном ритме. Даже при слабом пульсе присутствует жизненная сила; при натянутом пульсе также присутствует проявление мягкости, которая относится к жизненной силе; и наоборот, при рассеянном и нестабильном пульсе, резких сменах интенсивности, частоты и глубины отсутствует жизненная сила.

由于神以精气为物质基础，而精气产生于水谷之气，有胃即有神，所以脉贵有神与脉有胃气的表现基本一致，都是具有和缓有力之象，故周学海说："脉以胃气为有神。"

Поскольку жизненная сила выполняет роль материальной базы духа, а она вырабатывается из питательных веществ, которые получает организм, то если есть ци желудка, есть и жизненная сила, поэтому для пульса эти точки одинаково важны. Как говорил Чжоу Сюэхай: «Пульс с ци желудка имеет жизненную силу».

值得注意的是，神是人体生命活动的整体外在表现，脉之神气是其中各种反映的一个方面。因此，观察脉神推测病情，须与全身情况结合，患者形神充沛，虽见脉神不振，尚有挽回之望；若形神已失，虽脉无凶象，亦不能掉以轻心。

Стоит отметить, что дух — это целостное внешнее проявление жизнедеятельности человека, а жизненная сила пульса — это один из аспектов его проявлений. Наблюдая за жизненной силой пульса следует учитывать энергию всего организма: если организм больного полон энергии, но жизненная сила пульса в упадке, то ее можно восстановить; а если тело и дух в упадке, но пульс не показывает резких изменений, то следует уделить этой проблеме должное внимание.

3.有根

1.2.3 Точка опоры

有根即脉有"根基"，脉之有根、无根主要说明肾气的盛衰。肾气乃先天之本，元气之根，是人体脏腑组织功能活动的原动力，人身十二经脉全赖肾间动气之生发。故《难经·八难》说："诸十二经脉者，皆系于生气之原。所谓生气之原者，谓十二经之根本也，谓肾间动气也。此五脏六腑之本，十二经脉之根。"有根脉主要表现为尺脉有力、沉取不绝两个方面。因为尺脉候肾，沉取候肾，尺脉沉取应指有力，就是有根的脉象。若在病中，证虽危重，但尺脉沉取尚可摸得，则为肾气未绝，尚有生机；相反，若尺脉沉取不应，则说明肾气已败，病情危笃。

Говоря о точке опоры, имеют в виду, что у пульса есть «основание», которое базируется на ци почек. Ци почек является врожденным источником жизненной энергии, движущей силой функционирования внутренних органов, отправной точкой внутреннего ци в Двенадцати каналах. В «Ответах на трудные вопросы - 8 вопросов» говорится: «Двенадцать каналов зависят от источника ци. Источник ци является основой двенадцати меридианов, проходящих между почками. Это основа внутренних органов и двенадцати меридианов.» Основательность пульса проявляется главным образом в глубине и интенсивности. В точке Чи пульс соответствует состоянию почек, он бьется глубоко и интенсивно, в этом заключается его основательность. При заболевании, несмотря на тяжелые симптомы, пульс в точке Чи будет прощупываться довольно глубоко, поскольку ци почек работает постоянно; напротив, если пульс в точке Чи не прощупывается, то это указывает на большие нарушения ци почек и серьезные заболевания.

总之，脉贵有胃、有神、有根，是从不同侧面强调正常脉象的必备条件。三者相互补充而不能截然分开。不论是何种脉象，只要节律整齐，有力中不失柔和，和缓中不失有力，尺部沉取应指有力，就是有胃、有神、有根的表现，说明脾胃、心、肾等脏腑功能不衰，气血精神未绝，虽病而病尚轻浅，正气未伤，生机仍在，预后良好。

Таким образом, у пульса есть точка желудка, точка духа и опоры, которые с разных сторон характеризуют состояние нормального пульса. Все три аспекта дополняют друг друга и являются неотъемлемой частью друг друга. Вне зависимости от типа пульса главное - это сохранение ритмичности, интенсивности и плавности, средней глубины, средняя частота и относительной интенсивности пульса в точке Чи, - тогда будут присутствовать все аспекты нормального пульса, что в свою очередь говорит о нормальной работе внутренних органов, ци и крови. Вне зависимости от тяжести заболевания и состояния жизненных сил при нормальном пульсе сохраняются хорошие прогнозы здоровья организма.

二、常色病色　　2 Здоровый цвет и цвет при заболевании

（一）常色　　2.1 Здоровый цвет

常色，是指人体健康时面部皮肤的色泽。中国正常人的常色特点是红黄隐隐，明润含蓄。红黄隐隐，即是面部红润之色隐现于皮肤之内，由内向外透发，是胃气充足、精气内含的表现，故《四诊抉微》说："内含则气藏，外露则气泄。"明润含蓄，即面部皮肤光明润泽，神采内含，是有神气的表现，说明人体精气充盛，脏腑功能正常。《望诊遵经》云："光明者，神气之著；润泽者，精血之充。"

Под здоровым цветом подразумевается нормальный цвет кожи здорового человека. В Китае здоровый цвет кожи характеризуется желтовато-красными оттенками, кожа увлажненная. Желтовато-красный оттенок проявляется на коже лица, также состояние организма сказывается на волосах, кожа и волосы - важные показатели запаса жизненных сил, как написано в 《Четырех компонентах диагностики》: «Ци содержится внутри и выходит вовне. Увлажненность кожи — это блеск и тонус кожи, содержащей жизненную энергию, в этом показателе отражается состояние жизненных сил всего организма, а также внутренних органов.» В 《Записях о визуальной диагностике》 говорится: «Блеск - признак жизненной силы; увлажненность - признак насыщенности крови и энергии».

由于体质禀赋、季节、气候及环境等因素的影响，个体面色存在一定的差异，故常色包含主色和客色两部分。

Из-за врожденных особенностей тела, климатических условий, сезонов и других факторов влияния окружающей среды, цвет кожи имеет индивидуальные различия, поэтому здоровый цвет условно разделили на основной цвет и все остальные.

1.主色

2.1.1 Основной цвет

个人生来就有，一生基本不变的肤色，称为主色，属于个体肤色特征。多由于种族、禀赋等原因的影响，导致个体肤色出现偏青、赤、黄、白、黑的差异，如某些家族性肤色偏白、偏黑等。正如《医宗金鉴·四诊心法要诀》所说："五脏之色，随五形之人而见，百岁不变，故为主色也。"

Люди рождаются с определенным цветом кожи, который сохраняется на протяжении всей жизни, такой цвет является основным цветом. В основном из-за заболеваний, врожденных особенностей и других причин, цвет кожи может менять цвет. Различают синий, красный, желтый, белый и черный цвета, а также их оттенки. Как написано в 《Золотом Зеркале медицины·Профессиональные секреты четырех методов диагностики》: «Цвета пяти основных органов сохраняются в теле человека на протяжении всей жизни и является основными. »

2.客色

2.1.2 Другие цвета

因季节、气候、昼夜等外界因素变动而发生相应变化的肤色，称为客色。如春季可面色稍青，夏季可面色稍赤，长夏可面色稍黄，秋季可面色稍白，冬季可面色稍黑。正如《医宗金鉴·四诊心法要诀》所说："四时之色，随四时加临，推迁不常，故为客色也。"

Цвета кожи, возникающие при смене сезона, погоды, времени суток и других внешних факторов воздействия, называют другими. Например, весной цвет лица может быть зеленоватым, летом - слегка красным, при затяжном лете - желтоватым, осенью - очень бледным, а зимой - серым. Как говорится в 《Золотом Зеркале медицины·Профессиональные секреты четырех методов диагностики》: «Цвета по временам года, возникают сезонно и нечасто, их называют другими».

（二）病色　　　2.2 Цвета при заболевании

人体在疾病状态时面部显示的色泽，称为病色。凡面色晦暗枯槁或暴露浮现，皆属病色。晦暗枯槁，即面部肤色暗而无光泽，是脏腑精气已衰，胃气不能上荣的表现。暴露浮现，即某种面色异常明显地显露于外，是病色外现或真脏色外露的表现。如肾病患者出现面黑暴露，枯槁无华，即为真脏色外露；或如假神之颧赤泛红如妆，为虚阳浮越之兆。

При заболеваниях кожа также может иметь специфические цвета и оттенки, они выделяются в отдельную группу. Бледные и мрачные оттенки и сухость кожи лица, а также резкие яркие оттенки кожи относятся к болезненным цветам. Бледность и сухость, а также отсутствие блеска кожи говорят о нарушениях функции внутренних органов, поскольку ци желудка не справляется с поддержанием их жизнедеятельности. Слишком яркие цвета, которые проявляются резко и не характерны для человека, относятся к внешним признакам заболевания внутренних органов. Например, при заболевании почек цвет лица пациента резко становится серым, кожа сохнет, все это - внешние признаки заболевания органа; или например, резкое покраснение щек говорит о всплеске внутреннего Ян.

根据有无光泽，病色分为善色与恶色。

В зависимости от того, есть блеск или нет, цвета при заболеваниях делятся на благоприятные и неблагоприятные.

1.善色

2.2.1 Благоприятный цвет

凡五色光明润泽者为善色，亦称"气至"。《素问·五脏生成》中形象地描述为青如翠羽、赤如鸡冠、黄如蟹腹、白如豕膏、黑如乌羽。善色说明病变尚轻，脏腑精气未衰，胃气尚能上荣于面，多见于新病、轻病，其病易治，预后较好。如黄疸患者面色黄而鲜明如橘皮色，即为善色。

Пять цветов с блеском относятся к благоприятным цветам, их также называют «надежные цвета». В 《Трактате Желтого императора о внутреннем·Становление Пяти основных органов》 цвета описаны особым образом, синий представлен как цвет бирюзового оперения, красный - петушиный гребень, желтый - как брюшко краба, белый - как свиное сало, черный - как перо ворона. Благоприятные цвета характеризуют легкие формы заболевания, ослабленность жизненной энергии внутренних органов, когда ци желудка поднимается изнутри и отражается на цвете лица, чаще всего эти цвета встречаются на стадии возникновения болезни, при легких формах - в таких случаях прогнозы лечения благоприятные. Например, когда при желтухе цвет лица желто-оранжевый и яркий, как апельсин, такой цвет относится к благоприятным.

2.恶色

2.2.2 Неблагоприятный цвет

凡五色晦暗枯槁者为恶色，亦称"气不至"。《素问·五脏生成》中形象地描述为青如草兹、黄如枳实、黑如炲、赤如衃血、白如枯骨。恶色说明脏腑精气已衰，胃气不能上荣于面，多见于久病、重病，其病难治，预后不良。如臌胀患者面色黄黑、晦暗枯槁，即为恶色。

Тусклые и темные цвета относятся к неблагоприятным, называются цветами «недостаточности ци». В 《Трактате Желтого императора о внутреннем·Становление Пяти основных органов》 такие цвета описаны следующим образом: зеленый - как трава, желтый - как продукт несварения, черный - как сажа, красный - как кровь, белый - как высохшие кости. Неблагоприятные цвета указывают на упадок жизненной энергии внутренних органов, когда ци желудка не в состоянии подняться и отразиться в цвете лица, что говорит о тяжелых заболеваниях, которые довольно трудно вылечить, и прогнозы лечения в таком случае неблагоприятные. Если при метеоризме цвет лица пациента становится желтовато-серым, такой оттенок относится к неблагоприятным проявлениям.

《黄帝内经》中对面色的 “平、病、善、恶” 有较为详细的论述见表1–3。

Более подробную классификацию цветов (здоровых, болезненных, благоприятных и неблагоприятных) согласно 《Трактату Желтого императора о внутреннем》 смотрите в таблице 1-3.

表1–3 《黄帝内经》论述面部色泽变化归纳表

五色	五脏	平人		病人	
		有华无病	无华将病	有华主生（善色）	无华病危（恶色）
青	肝	如苍璧之泽	如蓝	如翠羽	如草兹
赤	心	如白裹朱	如赭	如鸡冠	如衃血
黄	脾	如罗裹雄黄	如黄土	如蟹腹	如枳实
白	肺	如鹅羽	如盐	如豕膏	如枯骨
黑	肾	如重漆色	如地苍	如乌羽	如炲

Таблица 1-3   Таблица изменений цвета лица, описанные в 《Трактате Желтого императора о внутреннем》

5 цветов	5 органов	Здоровый человек		Больной человек	
		Цвет при отсутствии заболевания	Тусклые цвета	Яркие цвета (благоприятные)	Тусклые цвета (неблагоприятные)
Синий (зеленый)	Печень	темно-зеленый	голубой	цвет бирюзового оперения	как трава

продолжение таблицы

5 цветов	5 органов	Здоровый человек		Больной человек	
		Цвет при отсутствии заболевания	Тусклые цвета	Яркие цвета (благоприятные)	Тусклые цвета (неблагоприятные)
Красный	Сердце	белый с примесями красного	коричнево-красный	как петушиный гребень	как кровь
Желтый	Селезенка	как реальгар	как желтая почва	как брюшко краба	как продукт несварения
Белый	Легкие	как лебединые крылья	как соль	как свиное сало	как высохшие кости
Черный	Почки	иссиня-черный	темно-синий	как перо ворона	как сажа

（三）五色主病　2.3 Пять основных цветов заболевания

根据患者面部青、赤、黄、白、黑五色变化以诊察疾病的方法，称为五色主病，又称"五色诊"。关于五色主病在《黄帝内经》中即有丰富记载，如《灵枢·五色》云："青为肝，赤为心，白为肺，黄为脾，黑为肾。"亦云："黄赤为热，青黑为痛，白为寒。"说明五色变化不仅可以代表不同脏腑的疾病，而且可借以推断疾病性质的寒热虚实。

В зависимости от цвета и его изменений проводится особый метод диагностики заболевания, в котором цвет является решающим фактором и признаком болезни, также этот метод называют «Диагностика по пяти цветам». В «Трактате Желтого императора о внутреннем» представлено довольно много ценных записей о пяти цветах заболеваний. Например, в «Каноне Таинственной сути - О пяти цветах» говорится: «Синий соответствует печени, красный - сердцу, белый - легким, желтый - селезенке, черный - почкам». Кроме того, «Желто-красный соответствует жару, темно-синий - боли, белый - ознобу». Исследование изменения цветов не только может выявить суть заболевания внутренних органов, также оно может использоваться для определения патологических синдромов недостаточности и озноба при заболеваниях.

1.青色——主寒证、气滞、血瘀、疼痛、惊风

2.3.1 Синий (зеленый) -- синдром «холода», задержка циркуляции жизненных сил, застой крови, боль, судороги

由于寒邪凝滞，或气滞血瘀，或因疼痛剧烈，或因筋脉拘急，或因热盛动风，致脉络阻滞，血行不畅，故见青色。面色淡青或青黑者，多属阴寒内盛，疼痛剧烈；可见

于寒盛所致的骤起脘腹疼痛患者，如寒滞肝脉等证。突见面色青灰，口唇青紫，肢凉脉微，多属心阳不振、心脉闭阻之象；可见于胸痹、真心痛等患者。久病面色与口唇青紫者，多心气、心阳虚衰，心血瘀阻；或肺气闭塞，呼吸不利。面色青黄（即面色青黄相兼，又称苍黄）者，多属肝郁脾虚，血瘀水停；可见于臌胀或胁下癥积的患者。小儿眉间、鼻柱、唇周发青者，多属惊风或欲作惊风之象；可见于高热抽搐患儿。

При воздействии холода, застое крови, болевом синдроме, мышечных спазмах, лихорадочных синдромах возникает застой в меридианах и коллатералях, нарушается циркуляция крови, и все это выражается в синем цвете. Бледно-голубой или темно-синий цвет лица говорит о гиперактивности внутреннего Инь, наблюдается при сильных болевых симптомах; сильная боль в полости живота может возникать при воздействии холода, являясь симптомом скопления холода в меридиане печени и т.д. Резкая смена цвета лица на синевато-серый оттенок, посинение губ, холодные конечности - говорят об острой недостаточности сердечного Ян, застойных явлениях в сердце; также может проявляться в оцепенении груди, боли в сердце и других симптомах. Посинение лица и губ при хронических заболеваниях больше относится к недостаточности сердечного ци и Ян сердца, застойных явлениях в сердце; также может относиться к застою легочного ци, что проявляется в затрудненном дыхании. Зеленовато-желтый цвет лица (буровато-желтый) указывает на недостаточность селезенки и печени, застой крови и жидкости в организме; также может возникать метеоризм или боль в подреберье. Посинение губ, переносицы и области между бровями у детей наблюдаются при судорогах или конвульсиях; также судороги могут сопровождаться высокой температурой.

2.赤色——主热证，亦可见于真寒假热之戴阳证

2.3.2 Красный -- синдром «жара», также наблюдается при синдроме истинного холода и ложного жара (синдром плавающего Ян)

患者面色红赤，多因热迫血行，面部脉络扩张充盈，血色上荣于面所致。其中满面通红、目赤，为实热证，因热性炎上，血行加速而充盈于面；可见于脏腑火热炽盛或外感邪热亢盛患者。午后两颧潮红，为虚热证，因阴虚阳亢，虚火上炎所致；可见于肺痨病等患者。

Лицо имеет красный цвет в основном при повышенной температуре крови. Красный цвет возникает вследствие расширения сосудов кожи лица. Лицо и глаза приобретают красный цвет при синдроме жара типа убытка, когда циркуляция крови ускоряется и ведет к наполнению сосудов кожи лица; также красный цвет лица возникает при избытке жара внутренних органов или повышении температуры под воздействием внешних факторов. Покраснение щек после полудня говорит о синдроме жара типа недостатка, возникающего из-за недостаточности Инь и избытка Ян; может наблюдаться у пациентов с туберкулезом легких.

久病重病患者面色苍白，却时而颧赤泛红如妆、游移不定，为戴阳证。是因久病阳气虚衰，阴寒内盛，阴盛格阳，虚阳浮越所致，属真寒假热之证，多见于久病脏腑精气极度衰竭患者，为病情危重征象。

При хронических заболеваниях цвет лица в основном бледный, но иногда возникает румянец на щеках - это показатель синдрома «плавающего Ян». Во время длительных заболеваний возникает недостаточность ци и энергии Ян, доминирование Инь и поглощение Ян, все это относится к синдромам истинного холода и ложного жара, чаще всего встречается у пациентов с затяжными заболеваниями внутренних органов и упадком жизненных сил. Также красный цвет лица может быть признаком тяжелых заболеваний.

3.黄色——主脾虚、湿证

2.3.3 Желтый -- недостаточность селезенки, синдром «влажности»

患者面色发黄，多由脾虚失运，气血生化不足，无以上荣于面所致；或湿邪内蕴，脾失运化，以致脾土之色外现而见面黄。面色黄而枯槁无光，称为萎黄，多属脾胃气虚，气血不足；因脾胃虚衰，无以运化水谷精微，气血化生无源，机体失养所致。面色黄而虚浮者，称为黄胖，属脾虚湿蕴；因脾失健运，水湿内停，泛溢肌肤所致。面目一身俱黄者，称为黄疸。其中黄而鲜明如橘皮色者，称为阳黄，多由湿热蕴结所致；黄而晦暗如烟熏者，称为阴黄，多因寒湿困阻而成。

Пациенты с желтым цветом лица чаще всего имеют такие патологии, как нарушение потоков ци и недостаточность селезенки, недостаточность ци и крови; или же у таких пациентов наблюдается скопление патогена внутри органов, что ведет к расстройству функции селезенки, поэтому цвет Земли, соответствующий селезенке, проявляется на лице желтым оттенком. Тусклый желтоватый цвет лица указывает на недостаточность ци селезенки и желудка, недостаточность ци и крови. Вследствие упадка энергии селезенки и желудка нарушается метаболизм, потоки ци и крови не получают нужного питания, поэтому организм постепенно увядает. Желтый цвет лица также может указывать на малокровие, вызванное скоплением мокроты и недостаточностью селезенки. Вследствие нарушения функции селезенки возникает застой жидкости, что приводит к разбуханию кожи. Возникновение желтого оттенка лица и всего тела называется желтухой. При желтухе цвет кожи яркий, как у апельсина, его также называют «благоприятной желтухой». Заболевание вызвано скоплением влаги в организме и высокой температурой. Если наблюдаются темно-желтые оттенки кожи, как цвет дыма при копчении, это называется «отрицательной желтухой», которая вызвана застоем влаги в организме на фоне воздействия холода.

4.白色——主虚证、寒证、失血、夺气

2.3.4 Белый -- синдром недостаточности и холода, потеря крови, испуг

虚证患者见面色白，是因气血亏虚，或失血、夺气，气血不能上荣于面所致。寒证患者见面色白，是因寒凝气收，脉络收缩，血行迟滞；或阳气虚弱，推动无力，以致运行于面的血液减少，故亦见白色。面色淡白无华，唇、舌色淡者，多属气血不足，或见于失血患者。面色㿠白者，多属阳虚寒证：㿠白虚浮者，则多属阳虚水泛。面色苍白伴大出血者，为脱血；面色苍白伴四肢厥冷、冷汗淋漓等，多属阳气暴脱之亡阳证。

При синдромах недостаточности цвет лица - белый, это происходит на фоне недостаточности ци и крови, потери крови, сильном испуге, поэтому ци крови не в состоянии подняться и отразиться на лице. Белый цвет лица при синдромах холода возникает из-за застоя холодного ци, задержки холода в меридианах и коллатералях, нарушения кровообращения; энергия Ян в упадке, у организма нет сил доставить нормальное количество крови к лицу, поэтому лицо выглядит белым. Бледный цвет лица, бледные губы и язык указывают на недостаточность ци и крови, а также встречаются у пациентов с потерей крови. Также бледный цвет лица говорит о недостаточности Ян на фоне холода; в организме пациентов снижается уровень жидкости в организме и проявляется недостаточность Ян. Бледное лицо на фоне потери крови, холодные конечности, холодный пот - относятся к проявлениям внезапного коллапса Ян.

5.黑色——主肾虚、寒证、水饮、血瘀、疼痛

2.3.5 Черный -- недостаточность почек, синдром «холода», жажда, застой крови, боль

肾属水，其色黑，故肾虚患者多面见黑色。肾阳虚衰，阴寒内盛，血失温养，或寒凝经脉，瘀阻不通则痛，或阳虚水饮内停，皆可导致脉络拘急，血行不畅，故寒证、痛证、血瘀、水饮患者皆可见面色黑。面色黧黑晦暗，多属肾阳亏虚；为阳虚火衰，失于温煦，浊阴上泛所致。面色黑而干焦，多属肾阴亏虚；为阴虚内热、虚火灼精所致。面色紫暗黧黑，伴有肌肤甲错，多属瘀血；为瘀阻脉络，肌肤失养所致。眼眶周围发黑，多属肾虚水饮内停，或寒湿带下。

Почки относятся к стихии Вода, им соответствует черный цвет, поэтому у пациентов с почечной недостаточностью наблюдается темно-серый (черный) цвет кожи. Упадок Ян почек, упадок Ян на фоне доминирующей Инь, нарушение питания крови, скопление холода в меридианах, застойные явления и боли, недостаточность Ян и скопление жидкости внутри организма - приводят к спазмам системы кровеносных сосудов, застою крови и синдрому холода, а также болезненным симптомам - при этом у пациента наблюдается землисто-серый цвет лица.

Темное лицо говорит о недостаточности Ян почек, вызванной упадком Ян и потерей внутреннего тепла. Темный цвет лица и сухой жар говорят о недостаточности Инь почек, скоплении внутреннего жар на фоне дефицита Инь, астеническом жаре и упадке жизненных сил. Темно-лиловый или темно-коричневый цвет лица в сочетании с сухостью кожи и кровоподтеками указывает на застойные явления в меридианах и коллатералях, а также на нарушение питания мышечных тканей. Темные круги под глазами возникают на фоне недостаточности почек и застоя жидкости в организме, а также при лейкорее на фоне холода и влажности.

（四）望色十法　2.4 Десять способов диагностики заболевания по цвету лица пациента

望色十法，是根据面部皮肤色泽的浮、沉、清、浊、微、甚、散、抟、泽、夭10类变化，以分析病变性质、部位及其转归的方法。望色十法见于清代汪宏《望诊遵经》，其根据《灵枢·五色》中"五色各见其部，察其浮沉，以知浅深；察其泽夭，以观成败；察其散抟，以知远近；视色上下，以知病处"的论述，结合临床实践，归纳总结而成。

Десять способов диагностики - это метод анализа характера, локализации и признаков заболевания, основанный на концепции соответствия цвету лица. Он включает в себя анализ глубины и поверхностности, чистоты и мутности, ложности и истинности, рассеянности и сконцентрированности заболевания. Данный метод впервые встречается в 《Записях о визуальной диагностике》 врача эпохи Цин - Ван Хуна, который согласно 《Канону Таинственной сути - О пяти цветах》 писал: «Каждый цвет имеет свое расположение, свою глубину или поверхностность, рассеянность или сконцентрированность, анализируя все показатели, можно прийти к правильному заключению».

1.浮沉分表里

2.4.1 Определение глубины признаков

浮，是面色浮显于皮肤之外，多主表证；沉，是面色沉隐于皮肤之内，多主里证。面色由浮转沉，是邪气由表入里；由沉转浮，是病邪自里达表。

Поверхностность указывает на расположение с внешней стороны кожи и является внешним признаком; глубина, соответственно, является внутренним признаком. Болезненные признаки возникают в зависимости от глубины или поверхностности цвета лица; от этого зависит сущность заболевания.

2.清浊审阴阳

2.4.2 Анализ по чистоте и мутности Инь-Ян

清, 是面色清明, 多主阳证; 浊, 是面色浊暗, 多主阴证。面色由清转浊, 是病从阳转阴; 由浊转清, 是病由阴转阳。

Чистота указывает на ясность цвета лица, относится к признакам Ян; мутность подразумевает темный и тусклый цвет лица и относится к признакам Инь. Характеристика цвета по чистоте и мутности соответствует заболеваниям по характеру от Ян до Инь; когда мутность переходит в ясность, это означает, что характер заболевания Инь трансформировался в Ян.

3.微甚别虚实

2.4.3 Определение признаков по бледности и насыщенности цвета лица

微, 是面色浅淡, 多主虚证; 甚, 是面色深浓, 多主实证。面色由微转甚, 是病因虚而致实; 由甚转微, 是病由实转虚。

Бледность указывает на синдром недостаточности; насыщенность выражается в густых цветах и оттенках, что говорит о признаках заболеваний. Когда бледность переходит в насыщенность, это означает, что синдром недостаточности преобразовался в признак реального заболевания; когда насыщенный цвет становится бледным - то синдром избытка становится синдромом недостаточности.

4.散抟辨新久

2.4.4 Определение локализации (рассеянный и сконцентрированный характер) и срока заболевания

散, 是面色疏散, 多主新病, 或病邪将解; 抟, 是面色壅滞聚结, 多主久病, 或病邪渐聚。面色由抟转散, 是病虽久而邪将解; 由散转抟, 是病虽近而邪渐聚。

Рассеянность по поверхности лица указывает на новое заболевание или на облегчение симптомов; скопление цвета говорит о затянувшихся заболеваниях или скоплении патогенной энергии в организме. Переход рассеянного цвета лица к концентрированному проявлению указывает на скопление болезненных факторов; переход скопления цвета к рассеянной форме говорит об улучшении и облегчении заболевания.

5.泽夭测成败

2.4.5 Определение по Цзэ-Яо (увлажненность и сухость)

泽, 是面色润泽, 主精气未衰, 病轻易治; 夭, 是面色枯槁, 主精气已衰, 病重难治。面色由泽转夭, 是病趋重危: 由夭转泽, 是病情好转。

«Цзэ» указывает на увлажненность кожи, при упадке жизненных сил состояние недостаточности быстро восстанавливается; «Яо» - это сухость кожи лица, указывает на серьезные нарушения запаса жизненных сил и трудно лечится. По этим признакам можно также определить тяжесть заболевания: превращение сухой кожи в увлажненную говорит об улучшении состояния пациента.

（五）望色的注意事项　　2.5 Особые положения диагностики заболевания по цвету лица

1.排除非病理因素的影响

2.5.1 Исключение влияния непатологических факторов

气候、昼夜、情绪、饮食等因素，均可在一定程度上影响人体气血运行而使面色发生相应的变化，故临床望色时应注意排除这些非病理因素对面色的影响，以免造成误诊。

Климат, время суток, настроение, питание и другие факторы в определенной степени влияют на циркуляцию ци и крови в организме, из-за чего меняется цвет лица, поэтому с клинической точки зрения стоит обращать внимание на влияние этих непатологических факторов на состояние здоровья человека, чтобы избежать ошибок при постановке диагноза.

2.气候

2.5.2 Климат

如天热时面色可稍赤，因热则脉络扩张，气血易充盈于面；天寒时面色可稍白或稍青，因寒则脉络收缩，血行迟缓，以致运行于面的血液减少。

В жаркое время цвет лица может быть красноватым из-за расширения сосудов при жаре; в холодное время цвет лица бледный или зеленоватый, поскольку сосуды сужаются, потоки крови замедляются и количество крови в сосудах лица уменьшается.

3.昼夜

2.5.3 Утро и ночь

昼则卫气行于表，故面色更显光华；夜则卫气循于内，故面色略为沉暗。

Утром активно проявляются защитные жизненные силы организма, поэтому кожа лица может блестеть; вечером защитные силы скрываются, поэтому цвет лица более тусклый.

4.情绪

2.5.4 Настроение

如喜悦之时，神气外扬可致面色稍赤；抑郁之时，肝气不舒可致面色稍青；思虑之时，脾气结滞可致面色稍黄。

При радостном настроении на лице может появляться румянец; во время депрессии или нарушении печеночного ци цвет может быть зеленоватым; при задумчивости наблюдается застой ци селезенки, что приводит к желтому цвету лица.

5.饮食

2.5.5 Питание

如饱食之后，胃气充盈，故面色稍红而光泽；过饥之时，胃气消减，故面色稍淡而少华；饮酒之后，脉络扩张，则易见面红目赤。

После насыщения желудок наполнен ци, поэтому лицо может розоветь или блестеть; при голоде ци желудка снижается, и цвет лица становится бледным; после употребления алкоголя сосуды расширяются и лицо краснеет.

（六）注意色与脉症互参分析   2.6 Обратите внимание на взаимосвязь цвета и особенностей пульса

临床望面色，常须结合患者的脉象、症状等表现，全面分析判断。通常情况下，疾病所表现的色、脉、症大多是一致的，如发热患者，面见红赤，脉亦数而有力，伴见口干、尿黄、便秘等症，辨证当属实热证。但若患者虽面色红，脉却浮大而数、按之空虚无根，伴见发热反欲近衣被、口干反欲热饮等症，则属真寒假热证。因此，在诊病过程中，必须全面观察，综合分析，特别是在病情表现较复杂时，更需色、脉、症互参，方能作出准确诊断。

С клинической точки зрения прослеживается тесная связь между цветом лица, состоянием пульса пациента и другими признаками. Обычно при заболеваниях цвет лица, пульс, симптомы в основном соответствуют друг другу: например, при высокой температуре - красный цвет лица и учащенный интенсивный пульс, иногда встречается сухость во рту, желтая моча, диарея и другие проявления высокой температуры. Но если, несмотря на красный цвет лица, у пациента плавающий пульс, а при нажиме отсутствует «основательность» пульса, при этом высокая температура сменяется на озноб, сухость во рту проявляется в желании пить горячие напитки, то эти признаки относят к ложному синдрому «холода». Таким образом, в процессе диагностики необходимо всестороннее наблюдение и комплексный анализ. При сложных состояниях для постановки точного диагноза особенно важно уделять пристальное внимание цвету лица, пульсу и симптомам.

（七）综合判断病色生克顺逆 — 2.7 Комплексный анализ болезненных цветов и теории о взаимоперерождении и взаимопреодолении

前人根据五行理论，对病与色不相应时，提出按照五行生克关系以判断其顺逆，可作为临床诊病的参考。其方法是：若某脏患病，所见面色为其相生之色，则属顺证；若见相克之色，则属逆证。例如，脾病见面色赤，为顺证，其病较轻易治；脾病见面色青，为逆证，病多难治。必须指出，实际应用时不可过于机械，应当四诊合参，灵活运用。诚如《望诊遵经》所说："倘色夭不泽，虽相生亦难调治；色泽不夭，虽相克亦可救疗。"

Раньше врачи руководствовались теорией о взаимодействии Пяти стихий, и, сопоставляя признаки заболеваний с цветами, с помощью концепции о взаимоперерождении и взаимопреодолении проводили комплексный анализ состояния организма человека. Метод заключается в следующем: если при заболевании органа цвет лица благоприятный, то признак считали хорошим; а если цвет имеет характеристики противостоящего элемента, то признак считается неблагоприятным. Например, когда при заболевании селезенки наблюдается красный цвет лица, который является благоприятным цветом, - это говорит об улучшении состояния организма; а если возникает зеленоватый цвет лица, то это считается обратным признаком, и болезнь излечивается трудно. Нужно отметить, что на практике данный анализ не должен проводиться механически, его нужно применять комплексно, подстраиваясь под индивидуальные клинические случаи. Как сказано в 《Записях о визуальной диагностике》: «Если трудно определить свойство цвета лица и подобрать соответствующие признаки, то можно использовать метод диагностики по концепции взаимопреодоления элементов».

三、典型症状 — 3 Типичные симптомы

1.里急后重

3.1 Тенезмы

里急后重是指腹痛窘迫，时时欲泻，肛门重坠，便出不爽，常见于痢疾；是湿热内阻，肠道气滞之故。

Тенезмы — это постоянные ноющие боли в области живота, сопровождающиеся жидкими выделениями, выпадением прямой кишки, дискомфортом при дефекации, острым поносом; вызваны внутренним скоплением влаги и жара, задержкой ци кишечника.

2.骨蒸潮热

3.2 Перемежающаяся лихорадка при туберкулезе

午后和夜间有低热，兼见颧红、盗汗、五心烦热（即胸中烦、手足心发热而喜就凉处）等表现，为阴虚潮热；严重者，感觉有热自骨内向外透发，称为"骨蒸潮热"，多属阴虚火旺所致。由于阴液亏虚，不能制阳，机体阳气偏亢，午后卫阳渐入于里，夜间卫阳行于里，使体内偏亢的阳气更盛，故见发热。

Низкая температура по ночам, покраснение щек, ночная потливость, жар в пяти точках (в центре груди, стопах, руках - жар сменяет холод) и другие проявления, возникающие на фоне недостаточности Инь; в тяжелых случаях на фоне недостаточности Инь и внутреннего жара возникает острое ощущение жара в костях, известное как «костная лихорадка» - на фоне недостаточности Инь и внутреннего жара. Из-за недостатка внутренних жидкостей Инь не может вырабатываться Ян, Ян гиперактивна, а после полудня защитная энергия Ян начинает снижаться, ночью защитный Ян скрыт внутри, поэтому недостаток Ян проявляется еще сильнее, что приводит к лихорадке.

3.完谷不化

3.3 Несварение

完谷不化是指大便中夹有很多未被消化的食物，多属脾肾阳虚或伤食。若大便泄泻日久，完谷不化，纳差，腹痛喜温喜按，面白神疲，或腰膝酸冷者，属脾肾阳虚；因肾阳不足，命门火衰，不能温煦脾土，脾失健运所致。若暴饮暴食，见大便完谷不化，腹胀腹痛，泻下臭秽者，为伤食；因饮食停滞，胃腑失和，不能腐熟水谷所致。

Несварение — это состояние, при котором в кишечнике скапливается много непереваренной пищи, что происходит на фоне недостаточности Ян почек и селезенки, а также нарушения режима питания. При затяжной диарее и несварении желудка отсутствует аппетит, возникает боль в животе, бледный цвет лица, ноющая боль в коленных суставах и пояснице — это относится к недостаточности Ян почек и селезенки; при недостаточности Ян почек возникает дисфункция размножения, неспособность согреть селезенку, вызванная дисфункцией ци селезенки. При переедании кишечник не справляется с количеством пищи, возникает вздутие и боль в животе, процессы гниения пищи; застой пищи вызывает нарушение координации желудка с остальными органами и расстройство пищеварения.

4.循衣摸床

3.4 Агония

循衣摸床是指患者重病神识不清，不自主地伸手抚摸衣被、床沿，或伸手向空，手指时分时合；为病重失神之象。

Агония — это признак тяжелого заболевания, при котором пациент хватается за края кровати, одежду и поднимает руки в воздух.

5.善太息

3.5 Тяжелые вздохи

太息又称叹息，是指患者情志抑郁，胸闷不畅时发出的长吁或短叹声；多是情志不遂，肝气郁结的表现。

Тяжелые вздохи говорят о депрессивном или подавленном состоянии, сопровождающимся ощущением сдавленности в груди, из-за которого часто производятся глубокие вдохи и протяжные выдохи; чаще всего проявляются при эмоциональном истощении и застое ци печени.

6.自汗盗汗

3.6 Повседневная и ночная потливость

自汗是指醒时经常汗出，活动后尤甚的症状。常兼见神疲乏力、少气懒言或畏寒肢冷等症状。多见于气虚证、阳虚证。因阳气亏虚，不能固护肌表，玄府不密，津液外泄而汗出，动则耗伤阳气，故活动后汗出尤甚。

Потливость представляет собой обильное выделение пота в состоянии покоя и избыточное потоотделение при активности. Обычно сопровождается такими симптомами, как слабость, утомляемость и нежелание говорить, холод в конечностях и др. Часто встречается при синдромах недостаточности ци и дефицита Ян. Из-за недостатка энергии Ян невозможно должным образом настроить защитные свойства организма, поры остаются открытыми, и из них постоянно выделяется пот, а при активности истощается внутренняя энергия Ян, что усиливает потоотделение.

盗汗是指睡时汗出，醒则汗止的症状。常兼见潮热、舌红少苔、脉细数等症状。多见于阴虚证。因阴虚阳亢，虚热内生，入睡则卫阳由表入里，肌表不固，内热加重，蒸津外泄而汗出；醒后卫阳由里出表，内热减轻而肌表得以固密，故汗出止。

Ночная потливость — это повышенное потоотделение во время сна. Сопровождается такими симптомами, как перемежающаяся лихорадка, красный язык с налетом, учащенный пульс. Чаще встречается при синдроме недостаточности Инь. Из-за гиперактивности Ян внутри генерируется жар, при засыпании защитная энергия Ян скрывается внутри, и внутренний жар усиливается, приводя к потливости; после пробуждения защитная энергия начинает активизироваться, внутренний жар снижается и потоотделение приходит в норму.

若气阴两虚者，常自汗、盗汗并见。

При недостаточности Инь и ци потливость встречается чаще.

7.寒热往来

3.7 Чередование озноба и лихорадки

寒热往来是指患者自觉恶寒与发热交替发作的症状，是正邪相争，互为进退的病理反映。常见于伤寒病的少阳病，或温病的邪伏膜原，为邪在半表半里证的特征。因外感病邪至半表半里阶段时，正邪相争，正胜则发热，邪胜则恶寒，故恶寒与发热交替发作，发无定时。

В данном случае состояния озноба и лихорадки сменяют друг друга, вчто является выражением борьбы живой энергии с патогенной и проявлением развития заболевания. Часто встречается при брюшном тифе и других заболеваниях молодого Ян или при лихорадочных синдромах, которым свойственны полуповерхностные и полувнутренние симптомы. При полуповерхностных или полувнутренних симптомах заболеваний вызванных внешним воздействием, когда в борьбе живой энергии с болезнью живая энергия доминирует, наблюдается повышение температуры, а при доминировании патогенной энергии - озноб; смена лихорадки и озноба не имеет точной периодичности.

如果患者恶寒战栗与高热交替发作，每日或二三日发作一次，发有定时，常见于疟疾。其特点是发作时先出现恶寒战栗，伴有剧烈头痛，然后又出现发热较甚，热后大汗出，口渴引饮而热退。因疟邪侵入人体，潜伏于半表半里的部位，入与阴争则寒，出与阳争则热，故恶寒战栗与高热交替出现，休作有时。此外，气郁化火及妇女热入血室等，也可出现寒热往来，似疟非疟，临床应当结合病史及其他兼症详细辨识。

Если пациент не переносит холод и у него возникает высокая температура, и так происходит раз в 2-3 дня, то прослеживается периодичность, что часто встречается при малярии. Характерно, что сначала возникает сильный озноб, сопровождающийся сильной головной болью, а затем появляется высокая температура, потливость и жажда. При попадании малярии в организм человека патогенная энергия проявляется в полуповерхностных и полускрытых признаках, доминирование внутреннего Инь проявляется как холод, а доминирование Ян - как жар, и происходит смена этих состояний с небольшими перерывами. Кроме того, у женщин могут возникать приливы жара вследствие застоя ци, которые не относятся к признакам малярии, и более точный диагноз ставится при детальном рассмотрении всех признаков и симптомов.

寒热的证型多样，故在问寒热时首先应询问患者有无怕冷或发热的症状。如有寒热的症状，必须询问怕冷与发热是否同时出现，还应注意询问寒热的新久、轻重程度、持续时间的长短，寒热出现有无时间或部位特点，寒热与体温的关系，寒热消长或缓解的条件，及其兼症等。

Симптомы жара и холода разнообразны, поэтому, когда вы опрашиваете пациента о внутреннем жаре и холоде, уточните наличие таких признаков, как непереносимость холода или высокая температура. Если присутствуют симптомы холода и жара, то нужно спросить о непереносимости холода и жара, вы также должны обратить внимание на продолжительность, тяжесть и время появления этих признаков: в какое время появляется озноб или высокая температура, в каких частях тела ощущаются эти признаки, когда они прекращаются и т.д.

8.胀痛刺痛

3.8 Вздутие и колющая боль в животе

胀痛是指疼痛兼有胀感的症状，是气滞作痛的特点。常表现为部位不固定，受情绪波动影响，嗳气、矢气后减轻。例如，胸、胁、脘、腹胀痛，时发时止者，多是气滞为患；但头目胀痛，多因肝火上炎或肝阳上亢所致。

刺痛是指疼痛如针刺之状或刀割样，是瘀血致痛的特点。常表现为部位比较固定，夜间尤甚，如胸、胁、脘、腹等部位刺痛，多是瘀血阻滞，血行不畅所致。

Вздутие и распирающая боль в животе являются симптомами задержки циркуляции жизненной ци. Часто проявляется в нестабильности состояния, переменах настроения. При отрыжке и выделении газов состояние улучшается. Например, если боль в груди, подреберье, животе то обостряется, то затихает - это свойственно при стагнации ци; но при боли в голове и глазах это состояние связано с гиперактивностью печеночного огня.

Колющая боль похожа на ощущения от уколов или порезов и характерна при застое крови в организме. Часто возникает в определенных областях, особенно по ночам: например, колющая боль в груди, подреберье и животе связана с застоем крови и нарушением кровообращения.

9.消谷善饥

3.9 Переедание

消谷善饥亦称"多食易饥"，是指患者食欲亢进，进食量多，易感饥饿的症状；多由胃热炽盛，腐熟太过所致。

消谷善饥，兼多饮多尿，身体消瘦者，多见于消渴病。

多食易饥，兼见大便溏泄者，为胃强脾弱。因胃的腐熟水谷功能亢进，故多食易饥；而脾的运化功能低下，故大便溏泄。

Переедание, также известное как «обжорство», подразумевает неумеренный аппетит и постоянное чувство голода; связано с жаром желудка и процессами гниения пищи.

Переедание, полидипсия и полиурия, истощение - чаще всего встречаются при склонности к диабету.

Переедание часто сопровождается жидким стулом, так как желудок работает нормально, а селезенка ослаблена. Возникает при гиперактивности желудка и резком снижении функции селезенки, из-за чего возникает жидкий стул.

10.饥不欲食

3.10 Потеря аппетита

饥不欲食是指患者虽有饥饿的感觉但不欲进食，或进食不多的症状，见于胃阴虚证。常伴胃脘部嘈杂、嗳气、干呕、呃逆、咽干口燥等症状。因阴虚虚火内扰于胃，故胃中有饥饿感；但胃虚受纳功能减退，故不欲食。

Потеря аппетита — это состояние, при котором пациент, несмотря на испытываемое чувство голода, полностью теряет желание принимать пищу, или же принимает мало пищи, что возникает при недостаточности Инь желудка. Часто сопровождается такими симптомами, как шум в животе, отрыжка, рвотные позывы, икота, сухость в горле и во рту и др. Из-за недостаточности Инь и гиперактивности внутреннего жара желудка возникает чувство голода; из-за снижения функции желудка возникает потеря аппетита.

第三节 辨证篇
Раздел 3 Исследование симптомов и признаков

一、诊断原理 | **1 Принципы диагностики**

（一）司外揣内 | 1.1 Исследование внутреннего состояния организма по внешним признакам

　　外，指因疾病而表现出的"症"，包括症状、体征；内，指脏腑等内在的病理本质。由于"有诸内者，必形诸外"，故《灵枢·论疾诊尺》曰："从外知内。"就是说通过诊察其外部的征象，便有可能测知内在的变化情况。

　　«Внешнее» подразумевает под собой «симптомы» заболевания; «внутреннее» указывает на развитие заболевания внутренних органов. Что касается принципа «все внутреннее обязательно отражается внешне», то в «Каноне Таинственной сути - Суждения о диагностике заболеваний» говорится: «По внешнему можно узнать о внутреннем.» То есть, исследуя внешние признаки и симптомы, можно делать выводы о внутренних изменениях в организме.

　　《灵枢·本脏》说："视其外应，以知其内脏，则知所病矣。"说明脏腑与体表是内外相应的，观察外部的表现，可以测知内脏的变化，从而了解疾病发生的部位、性质。认清内在的病理本质，便可解释显现于外的证候。《丹溪心法·能合色脉可以万全》总结说："欲知其内者，当以观乎外；诊于外者，斯以知其内。盖有诸内者形诸外。"

　　В «Каноне Таинственной сути - Основные органы» сказано: «Наблюдая внешние признаки, можно определить состояние внутренних органов и узнать о заболевании». Имеется в виду, что состояние внутренних органов особым образом отражается во внешних признаках, и что, исследуя их, можно сделать заключение о внутренних изменениях и характере заболевания. Понимая характер заболевания, можно объяснить появление внешних симптомов. В «Секретах Даньси - Характеристики цвета и пульса» приведен вывод: «Чтобы узнать о внутреннем, нужно исследовать внешнее; исследуя внешнее, можно узнать о внутреннем. Все внутреннее формирует внешнее».

（二）见微知著   1.2 «Видение большого в малом», обобщение фактов

"见微知著"，语出《医学心悟·医中百误歌》。微，指微小、局部的变化；著，指明显的、整体的情况。见微知著，是指机体的某些局部的、微小的变化，常包含着整体的生理、病理信息，局部的细微变化常可反映出整体的状况，整体的病变可以从多方面表现出来。通过这些微小的变化，可以测知整体的情况。中医对脉、面、舌、耳等的诊察，都是这一原理的体现。

Выражение «видеть большое в малом» происходит из сборника «Просветление медицины - Сто песен о медицине». «Малое» в данном случае указывает на локальные изменения; «большое» - на очевидное состояние всего организма. Выражение «видеть большое в малом» говорит о том, что малейшие изменения тела содержат в себе информацию о физиологических и патологических свойствах и состояниях организма, поэтому по небольшим изменениям можно узнать о заболевании, Патологические изменения могут иметь много проявлений. Через небольшие изменения в организме можно делать выводы о состоянии здоровья всего организма. В китайской медицине основой этого принципа является диагностика по пульсу, цвету лица, языку, ушам и т.д.

如《灵枢·五色》将面部分为明堂、阙、庭、蕃、蔽等部，而在其中头面、手足、脏腑、胸背等整个人体皆有相应的分属部位，称之为"此五脏六腑肢节之部也，各有部分"。这是察面部以知全身病变的具体描述。

Например, в «Каноне Таинственной сути - О пяти цветах» говорится о том, что лицо делится на несколько частей: Мин-Тан, Цюэ, Тин, Фань, Би и др., и что во всем организме между головой, конечностями, внутренними органами, грудной областью и спиной и т.д. существует множество взаимосвязей, таким образом, «каждому органу соответствует определенная область на теле». Это общее описание диагностики заболеваний тела по состоянию лица.

又如脉诊，《素问·五脏别论》便有"气口何以独为五脏主"之说，《难经·一难》更强调"独取寸口，以决五脏六腑死生吉凶之法"，并得到历代医家的认可。于是详察寸口脉的三部九候以推断全身疾病的方法，一直沿用至今。

Что касается диагностики по пульсу, то в «Трактате Желтого императора о внутреннем - Суждения о внутренних органах» говорится, что «Точка биения пульса рассказывает о состоянии Пяти основных органов», а в «Ответах на трудные вопросы - Вопрос первый» подчеркивается, что «по одной точке пульса можно узнать о здоровье и болезни Пяти основных органов», что получило поддержку у многих врачей минувших эпох. Поэтому прощупывание пульса стало независимым методом диагностики всего организма на наличие заболеваний, популярным и в наше время.

另外，诸如耳为宗脉之所聚，耳郭的不同部位能反映全身各部的变化；舌为心之苗，又为脾胃的外候，舌与其他脏腑也有密切联系，故舌的变化可以反映脏腑气血的盛衰及邪气的性质；五脏六腑之精气皆上注于目，故目可反映人体的神气，并可体现全身及脏腑的病变等。

Кроме того, уши также являются областью пересечения меридианов всего тела, то есть разные участки ушной раковины отражают изменения определенных частей тела; язык - главный показатель состояния сердца, а также состояния селезенки и желудка. Язык также тесно связан со всеми внутренними органами, и изменения состояния языка могут отражать избыток или недостаток внутренней ци и крови; состояние жизненных сил организма также можно наблюдать по внешним показателям тела, изменение уровня жизненной энергии также может приводить к возникновению заболеваний внутренних органов.

临床实践证明，某些局部的改变，确实有诊断全身疾病的意义。因而有人提出，中医学含有当代"生物全息"的思想，认为人体的某些局部，可以看作脏腑的"缩影"。

Клинически доказано, что некоторые локальные изменения действительно имеют важное значение при диагностике внутренних заболеваний. Было выдвинуто предположение, что в китайской медицине содержатся идеи «биологической голограммы», то есть локальные изменения на теле человека могут быть «уменьшенными отображениями» состояния внутренних органов.

二、诊断原则　　2 Основы диагностики

（一）四诊合参　2.1 Комплексная диагностика из четырех компонентов

"四诊合参"，是指望、闻、问、切四诊并重，诸法参用，综合考虑所收集的病情资料，有利于得出准确的诊断。

Комплексная диагностика из четырех компонентов включает в себя наружный осмотр, прослушивание, опрос и прощупывание пульса. Сопоставление полученной информации на основе этих компонентов позволяет поставить более точный диагноз.

疾病是一个复杂的过程，其临床表现可体现于多个方面且千变万化，而望、闻、问、切四诊是从不同的角度了解病情和收集临床资料，各有其独特的方法与意义，不能互相取代；若仅以单一的诊法进行诊察，势必造成资料收集的片面性，对诊断的准确性产生影响。因此，若要保证临床资料的全面、准确、详尽，必须强调诊法合参。正如《濒湖脉学》所说："上士欲会其全，非备四诊不可。"《四诊抉微》也说："然诊有四，在昔神圣相传，莫不并重。"

Заболевание представляет собой сложный процесс, его симптомы могут проявляться во многих аспектах и постоянно изменяются, а наружный осмотр, прослушивание, опрос и прощупывание пульса позволяют посмотреть на болезнь с разных сторон и собрать необходимую информацию, дополняющую друг друга. Использование только одного метода диагностики неизбежно приведет к односторонности данных, что повлияет на точность диагноза. Поэтому, чтобы получить полную, точную и исчерпывающую информацию о состоянии организма, нужно использовать комплексный подход. Как говорится в «Диагностике пульса Ли Шичжэня»: «Необходим всесторонний подход, нельзя обойтись без комплексной диагностики из четырех компонентов». В «Суждениях о четырех компонентах диагностики» также говорится: «Диагностика состоит из четырех элементов, и все они одинаково важны».

医生若对望诊或脉诊等单一诊法有精深的研究和专长，值得称道，但若独以某法为重而忽视其他诊法，甚至以一诊代替四诊，则不可取。张仲景批评说："省疾问病，务在口给。相对斯须，便处汤药。按寸不及尺，握手不及足，人迎、趺阳，三部不参……明堂阙庭，尽不见察，所谓窥管而已。夫欲视死别生，实为难矣。"医生不能全面了解病情，便难以作出正确的诊断。

Если врач отлично владеет одним из методов диагностики, будь то прощупывание пульса или наружный осмотр, он заслуживает похвалы, но он не может руководствоваться только одним методом при постановке диагноза, не обращая внимание на остальные аспекты диагностики. Чжан Чжунцзин говорил: «Необходимо спрашивать пациента о симптомах. Для облегчения симптомов можно быстро приготовить отвар из лекарственных трав. При прощупывании пульса на руках, если пульс отсутствует в точках Мин-Тан, Юэ, Цзин, то симптомы скрыты. Человек близок к смерти, исцеление почти невозможно». Врач не в состоянии полностью понять характер заболевания и поставить абсолютно точный диагноз.

实际上，在临床诊察过程中，四诊资料具有相互参照、印证、补充的作用，收集时难以截然分开，往往望时有问、有闻，按时也有望、有问等。例如，对排出物的诊察，往往是既要望其色，又要闻其气，还要问其感觉。又如在腹诊时，既要望其腹之色泽、形状，又要叩之听其声音，还要按而知其冷热、软硬，并问其喜按、拒按等。《难经·六十一难》说："望而知之谓之神，闻而知之谓之圣，问而知之谓之工，切脉而知之谓之巧。"临床诊病时，有时是望色在先，有时是闻声在先，有时是问病在先，应根据具体情况而定。通过相互参照，判断需进一步检查的内容，而并非按照固定的顺序按部就班地进行。

В процессе клинического обследования четыре компонента диагностики подтверждают и дополняют друг друга. В сложных случаях невозможно обойтись без подробных данных каждого компонента. Иногда помимо опроса используется информация о запахе, цвете и т.д. Например, при визуальном осмотре выделений обращается внимание на цвет, запах, а также на самочувствие пациента. Также, например, при осмотре области живота нужно полагаться на цвет, форму, звуки при ощупывании, обращать внимание на температуру, твердость/мягкость живота при нажатии и т.д. В «Ответах на трудные вопросы - 61 вопрос» сказано: «Визуальный осмотр - это дух, запах - это мудрец, опрос - это работник, а пульс - это мастер». В клинической диагностике иногда на первом месте - визуальный осмотр, иногда - исследование запаха и цвета, иногда - опрос пациента, все зависит от конкретного клинического случая. Глубокое обследование назначается только при сопоставлении комплексных данных, диагностика не имеет четко установленного порядка.

（二）病证结合　　　2.2 Сочетание симптомов и заболеваний

在中医学中，“病”与“证”是密切相关的不同概念。

В китайской медицине «заболевание» и «симптом» очень тесно связаны друг с другом.

病是对疾病全过程的特点与发展变化规律所做的概括，证是对疾病当前阶段的病位、病性等所做的结论。病注重贯穿于整个疾病的基本病理变化，即从疾病发生、发展全过程纵向把握病情；证着眼于疾病某一阶段机体反应状态的病理变化，即从横向认识病情。辨病的目的是从疾病全过程、特征上认识疾病的本质，把握疾病的基本矛盾；辨证的目的则重在从疾病当前阶段的表现中判断病变的位置与性质，抓住当前的主要矛盾。由于“病”与“证”对疾病本质反映的侧重面有所不同，所以中医学强调要“辨病”与“辨证”相结合，有利于对疾病本质的全面认识。

Под заболеванием понимаются все особенности и закономерности развития патологии в организме, а симптом — это вывод о состоянии и характере заболевания на определенном этапе. Понятие заболевания фокусируется на фундаментальных патологических изменениях, происходящих в течение всего заболевания, от момента возникновения и в процессе развития болезни; симптом основывается на патологических изменениях и реакциях организма на определенной стадии заболевания. Цель комплексной диагностики заболевания состоит в понимании сути болезни на основе ее проявлений; цель диагностики симптомов заключается в определении точного расположения и характера заболевания на текущей стадии болезни.

Поскольку «заболевание» и «симптом» по-разному характеризуют суть патологического процесса, то в китайской медицине особо подчеркивается сочетание «диагностики заболевания» и «диагностики симптомов», что способствует комплексному пониманию природы патологии.

临床进行思维分析时，既可先辨病再辨证，也可先辨证再辨病。如果通过辨病确定了病种，根据该病的一般演变规律，往往也提示了其常见证型及基本病理特点，并可通过辨证判断病情的轻重、缓急与转归。而当疾病的特征性反映不够充分时，可通过辨证先给予患者及时、有效的治疗，再通过观察病情变化，发现疾病的本质，从而明确疾病的诊断。

При анализе клинических данных можно сначала диагностировать болезнь, а затем симптомы, или наоборот: сначала определить симптомы, а затем диагностировать болезнь. При диагностике заболевания часто выявляют типичные симптомы и основные патологические характеристики согласно общим закономерностям течения данного заболевания, также через диагностику симптомов можно определить тяжесть, остроту и характер развития заболевания. В случае, когда признаки заболевания проявляются недостаточно остро, через диагностику симптомов можно назначить пациенту своевременное эффективное лечение, а затем, на основе изменений характера заболевания, определить его суть.

三、辨证方法　　3 Метод подробного исследования симптомов и признаков

（一）八纲辨证　　3.1 Комплексная диагностика на основе восьми принципов

八纲，是指表、里、寒、热、虚、实、阴、阳八个纲领。八纲是从各种具体证的个性中抽象出来的具有普遍规律的共性纲领。表、里是用以辨别病位浅深的基本纲领；寒、热、虚、实是用以辨别疾病性质的基本纲领；阴、阳则是区分疾病类别、归纳证候的总纲，并可涵盖表、里、寒、热、虚、实六纲。

Восемь принципов включают в себя: Инь и Ян, поверхностность и внутренность, холод и жар, недостаточность и избыточность. Комплексная диагностика на основе восьми принципов — это универсальный метод диагностики на основе абстрактных характеристик и признаков заболевания. Поверхностность и внутренность указывают на глубину расположения патологии; холод и жар, недостаточность и избыточность - используются для определение основных проявлений заболевания; по Инь и Ян определяется принадлежность заболевания к тому или иному виду, обобщаются его симптомы.

八纲辨证，是指对四诊所收集的各种病情资料，运用八纲进行分析、归纳，从而辨别疾病现阶段病变部位浅深、疾病性质寒热、邪正斗争盛衰和病证类别阴阳的方法。通过八纲辨证，可找出疾病的关键所在，掌握其要领，确定其类型，推断其趋势，为临床治疗指出方向。因此，八纲辨证是用于分析疾病共性的一种辨证方法，是其他辨证方法的基础，在诊断过程中能起到执简驭繁、提纲挈领的作用。

Комплексная диагностика на основе восьми принципов относится к диагностике по четырем компонентам, в ходе которой анализируются и обобщаются данные о симптомах, определяется расположение, характер, температура заболевания, а также характеристики симптомов по избыточности и недостаточности, Инь и Ян. С помощью данного метода диагностики можно определить ключевую проблему и причину заболевания, определить его характер, закономерности развития, а также назначить соответствующее лечение. Таким образом, диагностика по восьми принципам используется для общего анализа заболевания и лежит в основе диагностики симптомов, играет основополагающую роль во всей процедуре диагностирования.

Несмотря на то, что все виды сложных симптомов можно дифференцировать и обобщить с помощью диагностики по восьми принципам, все же такая диагностика не дает всестороннего и полного понимания сути заболевания. Например, по диагностике на основе восьми принципов характеристика «внутреннего» симптома охватывает огромный спектр симптомов, но не указывает на точное местоположение патологии органа; признаки холода и жара не могут полностью отразить такие показатели, как влажность и сухость; недостаточность и избыточность также не могут охватить все многообразие симптомов. Таким образом, диагностика на основе восьми принципов - это всего лишь абстрактный метод, поскольку получаемая информация довольно общая, и не дает полной клинической картины, но все-таки, объединив результаты данного метода с другими методами диагностики, в результате можно получить глубокий анализ и обеспечить надежную основу для будущего лечения.

八纲辨证是从八个方面对疾病本质做出纲领性辨别，并不意味着把患者的各种临床表现划分为孤立而毫不相关的、界限分明的八类证。实际上，八纲之间既相互区别，又相互联系，不可分割。八纲之间存在相兼、错杂、转化等关系，因此对于八纲辨证的内容，既要掌握八纲的基本证，又要熟悉八纲之间相互组合形成的各种复合证。

В ходе диагностики по восьми принципам происходит дифференциация проявлений заболеваний по восьми аспектам, но это не означает, что эти симптомы никак не связаны между собой. На деле же, все восемь принципов отличаются друг от друга, но в то же время тесно связаны между собой. Между восьмью принципами существуют сложные связи слияния и трансформации, поэтому следует уметь использовать основные принципы этого метода и знать, как они могут влиять друг на друга.

《黄帝内经》虽无 "八纲" 之名，但已有八纲具体内容的散在性论述。张仲景在《伤寒杂病论》中已具体运用八纲对疾病进行辨证论治。到了明代，八纲辨证的概念与内容已为许多医家所接受和重视。张三锡在《医学六要》中说："古人治病大法有八，曰阴、曰阳、曰表、曰里、曰寒、曰热、曰虚、曰实。"张介宾在《景岳全书·传忠录》中专设 "阴阳篇" "六变篇"，对八纲做了进一步论述，并以二纲统六变，其曰："阴阳既明，则表与里对，虚与实对，寒与热对，明此六变，明此阴阳，则天下之病固不能出此八者。"明确地将二纲六变作为辨证的纲领。因此，将表、里、寒、热、虚、实、阴、阳八者作为辨证的纲领，实际上形成于明代。近人祝味菊在《伤寒质难》中说："所谓'八纲'者，阴阳、表里、寒热、虚实是也。古昔医工，观察各种疾病之征候，就其性能之不同，归纳于八种纲要，执简驭繁，以应无穷之变。"这是 "八纲" 名称的正式提出。自《中医诊断学》教材第二版开始，正式将八纲列为专章，使其内容得以系统化。

В «Трактате Желтого императора о внутреннем» хотя и нет термина «диагностики по восьми принципам», но изложена суть этого метода. Чжан Чжунцзин в «Трактате о разных лихорадочных состояниях, вызванных холодом» упоминает диагностику на основе восьми принципов для диагностики симптомов и лечения заболеваний. В эпоху династии Мин концепция диагностики по восьми принципам была высоко оценена и принята многими врачами. Чжан Саньси в «Шести принципах медицины» написал: «Основные методы лечения предков основаны на восьми принципах: Инь, Ян, поверхностность, внутренность, холод, жар, недостаточность, избыточность». Чжан Цзебинь в «Собрании работ Цзин Юэ - Записки Чуань Чжун» посвятил диагностике по восьми принципам 2 раздела: «О Инь-Ян» и «Шесть изменений», в частности, он писал: «Помимо Инь и Ян, существуют поверхностность и внутренность, недостаточность и избыточность, жар и холод - шесть изменений, а вместе с Инь-Ян - выделяется восемь принципов определения болезни». Очевидно, что два основных принципа (Инь и Ян) и шесть изменений стали основой метода комплексной диагностики симптомов. Таким образом, поверхностность, внутренность, холод, жар, недостаточность, избыточность, Инь и Ян - представляют собой систему диагностики симптомов, которая сформировалась в эпоху династии

Мин. Из последних упоминаний - запись Чжу Вэйцзю в «Проблемах простудной лихорадки»: «Так называемая «диагностика на основе восьми принципов» строится на Инь-Ян, поверхностности и внутренности, холоде и жаре, недостаточности и избыточности. На основе знаний медицины наших предков были выявлены основные признаки заболеваний, различных по своему характеру, все они были разделены на 8 принципов, которые с тех пор остаются неизменными.» Отсюда и пошло название метода, основанного на «восьми принципах». Начиная со второго учебника «Диагностики в традиционной китайской медицине», были систематизированы и изложены знания о методе восьми принципов диагностики.

附：大实有羸状，至虚有盛候

Дополнительно: избыточность с признаками недостаточности, недостаточность с признаками избыточности

所谓“大实有羸状”，是指疾病的本质为实证，却出现某些“虚羸”的现象。例如，实邪内盛之人，出现神情默默、身体倦怠、懒言、脉象沉细等貌似“虚羸”的表现，是由于火热，或痰食，或湿热，或瘀血等邪气或病理产物大积大聚，以致经脉阻滞，气血不能畅达，其病变的本质属实。因此，虽默默不语但语时声高气粗，虽倦怠乏力却动之觉舒，虽脉象沉细却按之有力，与虚证所导致的真正虚弱表现有所不同。同时还可能伴随疼痛拒按、舌质苍老、舌苔厚腻等实证的典型表现，可资鉴别。

Так называемая «избыточность с признаками недостаточности» — это заболевание с симптомами «избыточности», но с некоторыми проявлениями «недостаточности». Например, пациент с заболеванием типа избыточности также может чувствовать слабость, усталость, иметь глубокий мелкий пульс и другие симптомы недостаточности, это может происходить на фоне высокой температуры тела, повышенного потоотделения, застоя крови и застоя в пищеварительном тракте. Таким образом, хотя и наблюдается нежелание говорить, но голос громкий, есть слабость, но движения нормальные, пульс глубокий, но сильный - в данном случае эти симптомы отличаются от настоящих проявлений «недостаточности». В то же время можно дифференцировать такие типичные проявления избыточности, как боль при нажатии, белый налет на языке и т.д.

所谓“至虚有盛候”，是指疾病的本质为虚证，反出现某些“盛实”的现象。例如，正气亏虚较为严重之人，出现腹胀腹痛、二便闭塞、脉弦等貌似盛实的表现，是由于脏腑虚衰，气血不足，运化无力，气机不畅所致，其病变的本质属虚。因此，腹虽胀满而有时缓解，不似实证之常满不减；腹虽痛而按之痛减，不似实证之拒按；脉虽弦，但重按无力，与实证表现有所不同。同时可能伴随神疲乏力、面色无华、舌质娇嫩等虚证的典型表现，可资鉴别。

Так называемая «недостаточность с признаками избыточности» указывает на заболевание, возникшее на фоне «недостаточности», но с проявлением некоторых симптомов «избыточности». Например, у пациента с сильной недостаточностью ци присутствуют такие симптомы, как вздутие и боль в животе, запор, натянутый пульс и другие признаки «избыточности», это может происходить на фоне недостаточности ци внутренних органов, нехватки ци и крови, нарушений потоков ци в организме и т.д. Таким образом, хотя и есть вздутие, но оно периодически проходит или исчезает совсем; есть боль в животе, но при нажиме - она проходит; пульс натянутый, но слабый - в данном случае эти симптомы отличаются от настоящих проявлений «избыточности». В то же время можно дифференцировать такие типичные симптомы недостаточности, как слабость, бледный цвет лица, болезненный вид языка и т.д.

（二）脏腑辨证   3.2 Комплексная диагностика внутренних органов

脏腑辨证，是根据脏腑的生理功能及病理特点，对四诊所收集的各种病情资料进行分析归纳，辨别疾病所在的脏腑部位及病性的一种辨证方法。脏腑辨证作为病位辨证的方法之一，其重点是辨别疾病所在的脏腑部位。八纲辨证可以确定证的纲领，病性辨证可以分辨证的性质，但是这些辨证结果的具体病位尚不明确，因而还不是最后的诊断。要确切地辨明疾病的部位，必须落实到具体的脏腑。当然，每一脏腑的病证除了病位诊断之外，还包括病性诊断，只有这样才能形成完整、规范的证名。脏腑辨证是中医辨证体系中的重要内容，是临床诊断的基本方法，也是内、外、妇、儿各科辨证的基础，具有广泛的适用性。

Комплексная диагностика внутренних органов проводится в соответствии с физиологическими особенностями органов. Комплексная диагностика из четырех компонентов собирает и систематизирует данные о заболевании, а через дифференциацию признаков заболеваний определяется расположение заболевания. Это один из методов комплексной диагностики, основная цель которого - определение локализации заболевания во внутренних органах. Диагностика по восьми признакам помогает определить признаки заболевания, диагностика признаков помогает определить характер заболевания, но они не могут указать точное расположение болезни, поэтому не являются заключительными методами диагностики. Чтобы точно определить место заболевания, необходимо изучить состояние определенных органов. Конечно, помимо диагностики расположения заболевания во внутренних органах, также исследуется его характер: только при наличии этих данных можно делать выводы о заболевании. Диагностика внутренних органов является важным элементом диагностической системы китайской медицины: это основной метод клинической диагностики, а также исследования внутренних, внешних, гинекологических и детских заболеваний, данный метод очень широко используется.

脏腑病证是脏腑病理变化反映于外的客观征象。脏腑辨证的过程，首先是辨明脏腑病位。由于各脏腑的生理功能不同，疾病过程中所表现的症状、体征也各不相同。因此，熟悉各脏腑的生理功能及其病理特点，是脏腑辨证的关键所在。其次要辨清病性，结合病变所在的脏腑病位，分辨在此病位上的具体病性。病性辨证是脏腑辨证的基础，只有辨清病性才能确定治疗原则，只有辨清病位才能使治疗更有针对性。

Диагностика внутренних органов состоит в исследовании внешних проявлений, вызванных физиологическими изменениями органов. Процесс диагностики начинается с определения расположения внутренних органов. Поскольку все органы обладают различными функциями, при заболеваниях проявления и симптомы также сильно различаются. Поэтому знакомство с физиологическими функциями органов и их патологическими особенностями является ключевым элементом в диагностике органов. Чтобы определить характер заболевания, нужно установить расположение внешних симптомов, и на их основе определить локализацию заболевания. Определение симптомов и характера заболевания являются основой диагностики внутренних органов: только после определения заболевания может быть назначено лечение, и только после определения локализации болезни это лечение можно сделать более целенаправленным.

但是，由于病位与病性之间相互交织，临床辨证既可以脏腑病位为纲，区分不同病性；也可在辨别病性的基础上，根据脏腑的病理特征确定脏腑病位。

Но, поскольку расположение и характер заболевания тесно связаны, на основании исследования симптомов и расположения заболевания можно определить характер заболевания; а при анализе характера заболевания и патологических особенностей органов можно установить локализацию заболевания.

（三）六经辨证　3.3 Комплексная диагностика по шести меридианам

六经辨证，是东汉张仲景在《素问·热论》六经分证理论的基础上，根据外感病的发生发展、证候特点和传变规律总结出来的一种辨证方法。六经辨证为中医临床辨证之首创，为后世各种辨证方法的形成奠定了基础，在中医学发展史上起到重要作用。

Диагностика по шести меридианам — это метод исследования симптомов и заболеваний на основе принципов возникновения и развития болезни на фоне проявлений, связанных с функционированием шести меридианов, изложенных Чжан Чжунцзином в период Восточной Хань в «Трактате Желтого императора о внутреннем - Популярные суждения». Комплексная диагностика по шести меридианам является самым ранним методом клинической диагностики в китайской медицине, именно он стал основой для формирования последующих методов и сыграл важную роль в истории развития китайской медицины.

六经，即指太阳、阳明、少阳、太阴、少阴、厥阴。六经辨证，就是以六经所系经络、脏腑的生理病理为基础，将外感病过程中所出现的各种证候，综合归纳为太阳病证、阳明病证、少阳病证、太阴病证、少阴病证、厥阴病证六类，从病变部位、疾病性质、病势进退、邪正斗争、体质因素等多方面阐述疾病的发生、发展与传变，是对疾病演变过程中各个不同阶段的发病规律、病变特点和病变本质的概括，用以指导临床的诊断和治疗。

Шесть меридианов – Тай-инь, Шао-инь, Цзюэ-инь, Ян-мин, Тай-ян, Шао-ян. Диагностика по шести меридианам основана на работе энергетических меридианов и физиологических функциях внутренних органов; при различных заболеваниях могут проявляться различные симптомы. Их можно разделить на симптомы Тай-ян, симптомы Ян-мин, симптомы Шао-ян, Тай-инь, Шао-инь и Цзюэ-инь. На основании расположения патологии, характера заболевания, прогрессирования болезни, сопротивляемости организма, телосложения и других факторов исследуется процесс развития заболевания, выявляются стадии, закономерность и особенности патологических изменений.

六经病证是脏腑、经络病变的具体反映。三阳病证以六腑及阳经病变为基础，三阴病证以五脏及阴经病变为基础。故凡病位偏表在腑、正气不衰、邪正抗争激烈者，多为三阳病证；病位偏里在脏、正气不足、邪正交争于里者，多为三阴病证。六经辨证的临床应用不限于外感时病，也可用于内伤杂病。

Симптомы шести меридианов отражают патологические изменения внутренних органов и самих меридианов. Симптомы трех меридианов Ян указывают на заболевания шести внутренних полостей, а симптомы трех меридианов Инь - на заболевания Пяти основных органов. То есть, если патология располагается в одном из шести внутренних органов, при этом ци на подъеме, организм сопротивляется, то это - симптом меридианов Ян; если же заболевание находится в одном из Пяти основных органов, ци в упадке, сопротивление происходит только внутри организма, то это - симптом меридианов Инь. Комплексная диагностика по шести меридианам не ограничивается использованием при заболеваниях на фоне воздействия внешней среды, она также применяется при внутренних патологиях.

（四）卫气营血辨证　3.4 Комплексная диагностика по состоянию защитных и питательных сил организма

卫气营血辨证，是清代医家叶天士创立的一种辨治外感温热病的辨证方法。温热病是一类由温热病邪所引起的热象偏重，具有一定季节性和传染性的外感疾病。叶氏应用《黄帝内经》中关于"卫""气""营""血"的分布与生理功能不同的论述，将外感温热病发展过程中所反映的不同的病理阶段，分为卫分证、气分证、营分证、血分证四类，用以阐明温热病变发展过程中病位的浅深、病情的轻重和传变的规律，并指导临床治疗。

Диагностика по состоянию защитных и питательных сил организма - это метод диагностики заболеваний, вызванных воздействием тепла внешней среды, основанный врачом эпохи Цин - Е Тяньши. Заболевания на фоне жары относятся к категории болезней, вызванных воздействием условий окружающей среды. Они носят сезонный характер и являются заразными. Господин Е использовал приведенную в «Трактате Желтого императора о внутреннем» классификацию «жизненных сил», «ци», «питательных сил», «крови» для описания различных стадий проявления заболеваний, вызванных жарой, поделив симптомы на 4 категории: симптомы защитных сил организма, симптомы ци, питательных сил и крови. С помощью данной диагностики определяют закономерности и особенности развития заболеваний, а также предлагают.

卫气营血，代表着温热病浅深、轻重不同的四个病理阶段。温热病邪从口鼻而入，首先犯肺，由卫及气，由气入营，由营入血，病邪步步深入，病情逐渐深重。卫分证主表，邪在肺与皮毛，为外感温热病的初起阶段；气分证主里，病在胸、膈、胃、肠、胆等脏腑，为邪正斗争的亢盛期；营分证为邪入营分，热灼营阴，扰神窜络，病情深重；血分证为邪热深入血分，血热亢盛，耗血动血，瘀热内阻，为病变的后期，病情更为严重。

Защитные силы, ци, питательная энергия и кровь - в данном случае указывают на глубину, тяжесть и стадии развития заболевания. Заболевания, вызванные жарой, попадают в организм через рот и нос, сначала поражают легкие, защитные силы организма и ци, из ци патоген попадает в питательные силы, а затем в кровь, постепенно болезнь прогрессирует и углубляется. Симптомы защитных сил организма проявляются поверхностно, патоген находится в легких, а также на коже, - это начальная стадия заболевания; симптомы ци проявляются внутри, в грудной клетке, животе, желудке, кишечнике, желчном пузыре и др. органах, - это стадия расцвета болезни; симптомы питательных сил организма проявляются в поражении энергетических каналов организма - заболевание углубляется; симптомы крови проявляются в состоянии крови, возникает жар в крови, застойные явления - это последняя, самая тяжелая стадия развития заболевания.

卫气营血辨证是在六经辨证的基础上发展起来的，是外感温热病的辨证纲领，它弥补了六经辨证的不足，完善并丰富了中医学对外感病的辨证方法和内容。

Диагностика по состоянию защитных и питательных сил организма основывается на методе диагностики по шести меридианам, применяется при исследовании заболеваний, вызванных воздействием внешней среды. Она восполняет пробелы метода диагностики по шести меридианам, обогащая и совершенствуя методы диагностики традиционной китайской медицины.

（五）三焦辨证　3.5 Комплексная диагностика по состоянию трех внутренних полостей организма (тройного обогревателя)

三焦辨证是清代著名医家吴鞠通创立的一种诊治温热病的辨证方法。其依据《黄帝内经》及先贤对三焦所属部位的论述，结合张仲景六经辨证及叶天士卫气营血辨证，以临床温热病的传变特点及规律为核心总结而成。三焦辨证将外感温热病的各种证候分别纳入上焦病证、中焦病证、下焦病证，着重阐明了三焦所属脏腑在温热病过程中的病理变化、临床表现、证候特点及其传变规律。

Диагностика по состоянию трех внутренних полостей организма - это метод исследования симптомов сезонных лихорадочных заболеваний, основанный врачом династии Цин - У Цзюйтуном. Данный метод был сформулирован на основе рассуждений о расположении трех внутренних полостей организма по «Трактату Желтого императора о внутреннем», метода диагностики по шести меридианам Чжа Чжунцзина и метода диагностики по защитным и питательным силам организма Е Тяньши. По данному методу симптомы заболеваний дифференцируются на симптомы верхнего Цзяо, среднего Цзяо и нижнего Цзяо, объясняя особенности патологических изменений, клинические проявления, симптомы и закономерности развития лихорадочных заболеваний внутренних органов.

三焦辨证在阐述三焦所属脏腑病理变化及其临床表现的基础上，也反映着温病发展过程中的不同病理阶段，说明了温病初、中、末三个不同阶段。从三焦证来看，上焦病证主要包括手太阴肺和手厥阴心包的病变，而手太阴肺经证多为温病的初起阶段，病情轻浅；手厥阴心包经证为肺经温热邪气内陷心包之证。中焦病证主要包括足阳明胃、足太阴脾及手阳明大肠的病变，而足阳明胃主燥，易从燥化，多为里热燥实证；足太阴脾主湿，易从湿化，多为湿温病证。中焦病证多为温病的中期阶段，病情较重。下焦病证主要包括足少阴肾和足厥阴肝的病变，属温病的末期阶段，多表现为肝肾阴虚之证，病情深重。

Данная диагностика исследует патологические изменения и клинические проявления заболеваний органов трех внутренних полостей, а также выделяет различные стадии заболеваний: начальную, среднюю и последнюю. Что касается симптомов заболевания трех внутренних полостей, то симптомы верхнего Цзяо проявляются в каналах Тай-инь легких и Цзюэ-инь перикарда, что относится к начальной стадии заболевания; симптомы перикарда означают переход патогена из легких в сердце. Симптомы среднего Цзяо проявляются в изменениях работы меридианов Ян-мин желудка, Тай-инь селезенки и Ян-мин толстой кишки, меридиан желудка способствует сухости в организме; а меридиан селезенки способствует скоплению влажности. Симптомы среднего Цзяо указывают на среднюю, умеренно тяжелую стадию заболевания. Симптомы нижнего Цзяо проявляются в изменениях состояния меридианов Шао-инь почек и Цзюэ-инь печени, что относится к последней, самой тяжелой стадии заболевания, выражающейся в острой недостаточности Инь печени и почек.

第四节 论治篇
Раздел 4 Назначение лечения

一、治则	1 Принципы лечения
（一）急则治标，缓则治本	1.1 Лечить «несущественное» в неотложных случаях, а «существенное» - в умеренных случаях

1.急则治标

1.1.1 Лечить «несущественное» в неотложных случаях

急则治标，又称"急则治其标"，是指当标证（或标病）紧急时，应当先治其标，待标证（病）缓解后，再治其本。某一症状特别急重，若不及时处理会危及患者生命，或给其带来巨大痛苦，此时无暇顾及病因病机，当以控制症状为首务。如针对大出血、剧烈疼痛、剧烈呕吐或腹泻、二便不通、严重腹水或水肿、气息喘促等，采用止血、止痛、止呕、止泻、通便、利尿、逐水、平喘等治法，便属"急则治标"的具体运用。再如，原有痼疾，复加外感，若外感不先解决，可使旧病恶化或更为复杂，给治疗带来困难，此时当先解除外感，而后针对先发之本病进行治疗。

Принцип «лечить «несущественное» в неотложных случаях» означает, что при острых заболеваниях, требующих срочного лечения, сначала смягчаются внешние симптомы, а затем лечится корень заболевания. При острых симптомах, которые могут поставить под угрозу жизнь пациента или приносят сильные болевые ощущения, их нужно смягчить в первую очередь. При сильном кровотечении, острой боли, рвоте и жидком стуле, брюшной водянке и отеке, одышке и др. симптомах необходимо применить кровоостанавливающие, болеутоляющие методы, средства для прекращения рвоты и стабилизации стула, для выведения лишней жидкости из организма, нормализации дыхания и т.д., то есть применить принцип «лечить «несущественное» в неотложных случаях». Или, например, при наличии хронического заболевания патогенное воздействие внешней среды может ухудшить состояние пациента и усложнить заболевание, поэтому при лечении сначала необходимо излечить признаки заболевания от внешней среды, а затем лечить основную болезнь.

"急则治其标"只是标证紧急时采取的权宜之计，待标证缓解后，当转而治本，才不违背"治病求本"的原则。

«Лечить «несущественное» в неотложных случаях» — это принцип принятия срочных мер по смягчению острых состояний при заболевании, после которых производится целенаправленное лечение основной болезни, только тогда будет соблюдаться принцип «лечения корня заболевания».

2.缓则治本

1.1.2 Лечить «существенное» в умеренных случаях

缓则治本，又称"缓则治其本"，是指当标证（或标病）不紧急的情况下，针对疾病的病机进行治疗。例如，大失血患者，根据"急则治其标"采用止血治疗后，待出血势缓或暂时血止，就应转而治其本，分析造成出血的病因、病机，或补气，或凉血，或活血，务必消除出血的内在因素。"缓则治其本"对慢性病或急性病恢复期有重要意义。例如，肺痨咳嗽，肺肾阴亏、气阴不足是其本，而咳嗽、痰血是其标，故治疗时一般不主张见咳止咳，多采用滋补肺肾，或补气养阴之剂，待肺肾虚损恢复，则咳嗽、痰血自止。

Принцип «лечить «существенное» в умеренных случаях» означает, что при умеренных клинических случаях лечение производится в соответствии с развитием заболевания. Например, при большой потере крови после остановки крови по принципу «лечить «несущественное» в неотложных случаях» необходимо перейти к лечению основного заболевания, выяснить причину кровотечения, определить характер заболевания и назначить соответствующее лечение: восполнить ци, охладить или активизировать кровь, устранить другие факторы, вызвавшие кровотечение. Принцип «Лечить «существенное» в умеренных случаях» имеет особое значение при лечении хронических заболеваний и во время восстановления после острых заболеваний. К примеру, при туберкулезном кашле выражена недостаточность Инь легких и почек, что проявляется в кашле и кровянистых примесях в мокроте. В лечении обычно используются средства от кашля, для увлажнения и питания легких и почек, восполнения внутреннего Инь, средства для восстановления функции легких и почек.

（二）实则泻腑，虚则补脏 1.2 Освобождать внутренние органы в случае избыточности, восполнять - в случае недостаточности

1.实则泻腑

1.2.1 Освобождать внутренности в случае избыточности

由于脏腑生理特性有别，五脏主藏精气而不泻，以藏为贵；六腑主传化物而不藏，以通为顺，以降为和。故五脏病变多表现为精气耗损而多虚，六腑病变多为传化不利而多实。故一般情况下，五脏病多用补法，六腑病多用通泻法。但五脏亦有实证，六腑亦有虚证。对五脏实证，可泻其相合之腑而令邪有出路，以利小便之法泻心、以通大便之法泻肺即是其例，此即"实则泻腑"。

В связи с тем, что внутренние органы обладают разными физиологическими особенностями, Пять основных органов в основном накапливают и хранят энергию внутри; а шесть полых органов, отвечающих за пищеварение, в основном направлены на освобождение и свободное прохождение веществ и энергии в организме. Таким образом, заболевания Пяти внутренних органов проявляются в недостаточности жизненных сил, а патологии шести полых органов выражаются в нарушении функции на фоне застоя и избыточности. Поэтому обычно при заболеваниях пяти органов используются методы восполнения недостаточности, а при заболеваниях шести полых органов - слабительные и очищающие средства. Пять основных органов также могут иметь симптомы избыточности, а шесть полых органов - симптомы недостаточности. Что касается проявлений избыточности Пяти основных органов, можно стабилизировать ситуацию через соответствующие им органы, то есть через применение мочегонных средств можно снизить нагрузку на сердце, а через слабительные средства можно облегчить состояние легких - в этом и состоит принцип «освобождения внутренностей в случае избыточности».

2.虚则补脏

1.2.2 Восполнять внутренние органы в случае недостаточности

对六腑虚证，可补其相合之脏而令精气充盈。例如，以温补肾阳治疗膀胱虚寒、以温运脾阳治疗胃腑虚寒等，此即"虚则补脏"。

В случае недостаточности шести полых внутренних органов можно восполнить энергию соответствующих им органов. Например, при лечении недостаточности мочевого пузыря на фоне переохлаждения используется метод прогрева и питания Ян почек, при недостаточности желудка на фоне переохлаждения применяется метод стимулирования Ян селезенки и т.д. - в этом заключается принцип «восполнения внутренних органов в случае недостаточности».

二、治法　　2 Методы лечения

（一）寒者热之，热者寒之；虚则补之，实则泻之

2.1 Прогрев при синдроме внутреннего холода, охлаждение при синдроме внутреннего жара; восполнение недостаточности, освобождение от избыточности

1.寒者热之

2.1.1 Прогрев при синдроме внутреннего холода

寒者热之又称"以热治寒"。寒，指证候的属性；热，指治法和方药的性质。寒证表现出寒象，用温热性质的方药治疗，称"寒者热之"。例如，用辛温解表方药治疗表寒证，用辛热温里方药治疗里寒证。

Прогрев при синдроме внутреннего холода также называется «исцелением от холода с помощью тепла». «Холод» в данном случае указывает на характер симптомов; под «теплом» подразумевается характеристика метода или средства лечения. Синдром холода выражается в симптомах переохлаждения, в лечении используются согревающие методы и средства, так называемое «лечение холода теплом». Например, внешние симптомы переохлаждения лечатся рецептами из согревающих целебных трав, симптомы внутреннего «холода» снимаются рецептами для внутреннего прогрева.

2.热者寒之

2.1.2 Охлаждение при воздействии жара внешней среды

热者寒之又称"以寒治热"。热，指证候的属性；寒，指治法和方药的性质。热证表现出热象，用寒凉性质的方药治疗，称"热者寒之"。例如，用辛凉解表方药治疗表热证，用苦寒清泄方药治疗里热证。

Охлаждение при воздействии жара внешней среды также называется «исцелением от жара с помощью охлаждения». «Жар» в данном случае указывает на характер симптомов; а «холод» - на методы или средство лечения. Синдром жара выражается в симптомах повышения температуры тела, в лечении используются охлаждающие методы и средства, так называемое «лечение жара холодом». Например, внешние симптомы жара лечатся рецептами из охлаждающих целебных трав, симптомы внутреннего жара снимаются рецептами для внутреннего очищения и охлаждения.

3.虚则补之

2.1.3 Восполнение недостаточности

虚，指证候的属性；补，指治疗的原则。虚证表现出虚象，用具有补益功效的方药治疗，称"虚则补之"。例如，用补气方药治疗气虚证，用养血方药治疗血虚证。

«Недостаточность» указывает на характер симптомов; «восполнение» - на методы лечения. Недостаточность проявляется в признаках недостаточности энергии, в лечении используются рецепты для восстановления и тонизирования, соответствующие принципу о том, что «недостаточность лечится восполнением». Например, при симптомах недостаточности ци используются рецепты, восполняющие внутреннюю энергию, при симптомах недостаточности крови используются рецепты, стимулирующие кровообращение.

4.实则泻之

2.1.4 Освобождение от избыточности

实，指证候的属性；泻，指治疗的原则。实证表现出实象，用具有祛邪功效的方药治疗，称"实则泻之"。例如，用活血化瘀方药治疗血瘀证，用泻下攻里方药治疗里实证。

«Избыточность» указывает на характер симптомов; «освобождение» - на методы лечения. Избыточность проявляется в признаках гиперактивности энергии, в лечении используются рецепты для стабилизации и устранения застойных явлений, соответствующие принципу о том, что «избыточность лечится освобождением». Например, признаки застоя крови лечатся средствами для нормализации и активизации кровообращения, симптомы внутренней избыточности устраняются с помощью слабительных и очищающих средств.

（二）热因热用，寒因寒用；塞因塞用，通因通用

2.2 Прогрев при внутреннем жаре и ознобе, охлаждение при ознобе; лечение застойных явлений тонизирующими средствами, лечение диареи слабительными средствами

1.热因热用

2.2.1 Прогрев при внутреннем жаре и ознобе

又称"以热治热"，是指用温热性质的方药治疗具有假热现象病证的治法。适用于阴寒内盛，格阳于外，反见热象的真寒假热证。患者在四肢厥冷、下利便溏、精神萎靡、小便清长的同时，可见身热、面赤、口渴、脉大等假热征象。根据其阴盛格阳、真寒假热的病机，当用温热方药治疗。温热方药顺从的是"假热"现象，其本质仍是针对"真寒"而进行治疗。

Также называется «лечением жара с помощью жара», подразумевает под собой метод лечения ложных симптомов повышения температуры с помощью согревающих средств. Применяется при упадке внутреннего Ян и повышении Инь, при ложных симптомах жара на фоне синдрома «внутреннего холода». У пациентов с холодными конечностями, жидким стулом, вялостью и частым мочеиспусканием может наблюдаться повышение температуры тела, покраснение лица, жажда, сильный пульс и другие симптомы ложного жара. При повышении внутреннего Инь, синдроме «внутреннего холода» с ложными симптомами жара применяются согревающие средства. Согревающие средства справляются с проявлениями «ложного жара», поскольку препарат сосредоточивается на лечении основного синдрома «внутреннего холода».

2.寒因寒用

2.2.2 Охлаждение при ознобе

又称"以寒治寒"，是指用寒凉性质的方药治疗具有假寒现象病证的治法。适用于里热盛极，阳盛格阴，反见寒象的真热假寒证。患者在身热、口渴、心烦、尿赤、便秘的同时，可见四肢厥冷、脉沉等假寒征象。根据其阳盛格阴、真热假寒的病机，当用寒凉方药治疗。寒凉方药顺从的是"假寒"现象，其本质仍是针对"真热"而进行治疗。

Также называется «лечением холода с помощью холода», подразумевает под собой метод лечения ложных симптомов озноба с помощью охлаждающих средств. Применяется при повышении внутреннего жара и преобладании Ян над Инь, при ложных симптомах холода на фоне синдрома «внутреннего жара». У пациентов с высокой температурой тела, жаждой, тревожным состоянием, бурой мочой и твердым стулом могут наблюдаться холодные конечности, глубокий пульс и другие симптомы ложного холода. При повышении внутреннего Ян, синдроме «внутреннего жара» с ложными симптомами холода, применяются охлаждающие средства. Охлаждающие средства справляются с проявлениями «ложного холода», поскольку препарат сосредоточивается на лечении основного синдрома «внутреннего жара».

3.塞因塞用

2.2.3 Лечение застойных явлений тонизирующими средствами

又称"以补开塞"，是指用补益方药治疗具有闭塞不通假象病证的治法。适用于正气虚弱、运化无力所致的真虚假实证。例如，脾虚患者在神疲乏力、纳少、便溏的同时，可见脘腹胀满、食后作胀等假实征象。补益方药顺从的是具有闭塞不通的"假实"现象，其本质仍是针对"真虚"而进行治疗。

Так же называется «тонизирующим лечением», представляет собой метод лечения различных застойных явлений с помощью восполняющих и тонизирующих средств. Применяется при недостаточности жизненных сил, слабости энергетических потоков организма и ложных проявлениях «избыточности». Например, у пациентов с недостаточностью селезенки наряду со слабостью, жидким стулом, истощением наблюдается вздутие живота, вздутие после еды и другие ложные симптомы «избыточности». Тонизирующие средства справляются с ложными проявлениями «избыточности», поскольку направлены на лечение основных симптомов «недостаточности».

4.通因通用

2.2.4 *Лечение диареи слабительными средствами*

又称"以通治通"，是指用通利方药治疗具有通泄假象病证的治法。适用于邪实阻滞、传化失司所致的真实假虚证。例如，宿食阻滞引起的腹泻，虽表现为便次增多、大便稀清，类似虚象，但大便臭秽而夹有不消化食物、脘腹饱闷、泻后觉舒、舌苔厚腻、脉滑，提示腹泻为食积内停、脾胃失运所致。通利方药顺从的是具有通泄的"假虚"现象，其本质仍是针对"真实"而进行治疗。

Так же называется «слабительным лечением», представляет собой метод лечения ложных проявлений диареи с помощью слабительных и очищающих средств. Применяется при застойных явлениях, нарушениях энергетических потоков организма и ложных проявлениях «недостаточности». Например, диарея, вызванная застоем пищи, хотя и проявляется в учащенной дефекации, жидком стуле и других ложных признаках, но при этом кал имеет характерный резкий запах, застой в животе остается, желудок переполнен, после дефекации состояние улучшается, язык - опухший с сильным налетом, пульс скользящий, что говорит о несварении желудка и нарушении функций селезенки и желудка. Слабительные средства справляются с ложными проявлениями «недостаточности», поскольку направлены на лечение основных симптомов «избыточности».

（三）阳中求阴，阴中求阳   2.3 Ян нуждается в Инь, Инь нуждается в Ян

根据阴阳互根互用的关系，针对阴阳偏衰的证候，可以采用阴阳互济治法。

В соответствии с законами взаимодействия энергии Инь и Ян, при возникновении признаков дисбаланса между ними можно использовать метод взаимного регулирования Инь-Ян.

对阴虚所引起的虚热证，治以"阳中求阴"，即以补阴药为主，适当配合补阳药，以促进阴液的生成。对阳虚所引起的虚寒证，治以"阴中求阳"，即以补阳药为主，适当配合补阴药，以促进阳气生化。《景岳全书·新方八略》中所说："善补阳者，必于阴中求阳，则阳得阴助而生化无穷；善补阴者，必于阳中求阴，则阴得阳升而泉源不竭。"

Что касается синдрома «внутреннего жара», вызванного недостаточностью Инь, лечение происходит по принципу «Ян нуждается в Инь», используются средства, восполняющие Инь, а также сочетающиеся со средствами для восполнения Ян, чтобы стимулировать умеренный рост энергии Инь. Что касается синдрома «внутреннего холода», вызванного недостаточностью Ян, лечение происходит по принципу «Инь нуждается в Ян», используются средства, восполняющие Ян, а также сочетающиеся со средствами для восполнения Инь, чтобы стимулировать умеренный рост энергии Ян. В «Собрании работ Цзин Юэ - Восемь кратких очерков» говорится: «Восполняя Ян, необходимо следить и за состоянием Инь, чтобы Инь помогала Ян поддерживать баланс; восполняя Инь, необходимо следить и за состоянием Ян, чтобы Ян помогал Инь поддерживать энергетическое процветание. »

（四）脏病治腑，腑病治脏　2.4 Лечение заболеваний одних органов через лечение других

具有表里关系的脏和腑，在生理病理上联系较为紧密，故治疗上应注意协调二者的关系，或脏病治腑，或腑病治脏，或脏腑同治。

Существуют внутренние и поверхностные связи между внутренними органами. С точки зрения физиологического и патологического развития, эти связи очень тесны, поэтому при выборе лечения необходимо обращать внимание на то, как оно может повлиять на соответствующие органы, и выбирать или лечение основных органов через шесть полых органов, или лечение полых органов через основные органы, или же параллельное лечение всех органов.

如对单纯心火旺者，可根据"脏病治腑"，在泻心火的同时，配以清热利尿法；而对于肺气壅盛致喘者，也可采用"脏病治腑"，采用通利大便之法清肃肺气。

При сердечном «огне», согласно принципу «лечения одних органов через другие», чтобы снизить жар в сердце, используются очищающие и мочегонные средства; при нарушении ци легких и одышке, по такому же принципу могут использоваться слабительные средства для очищения ци легких.

肺与大肠相表里，肺热或肺气壅滞易影响大肠通降，引起便秘，故治疗时可配以清肺热或降肺气药物，此即"腑病治脏"。

Легкие тесно связаны с толстой кишкой, жар легких и нарушение ци снижают функцию толстой кишки, вызывая запор, поэтому при лечении используются препараты для очищения легких от жара и стабилизации ци легких.

（五）培土生金，滋水涵木； 佐金平木，泻南补北	2.5 Укрепление Земли для рождения Металла, восполнение Воды для тонизирования Дерева; питание Металла для стабилизации Дерева, освобождение Юга для восполнения Севера

根据五行学说，五脏之间存在相生相克的关系。根据五行相生规律确立的治则，主要是"补母、泻子"。利用母子之间关系，对五脏虚证，可给予补母治疗。例如，对肺气虚证，在补肺气的同时，当兼顾健脾益气，以"培土生金"。对肝阴虚阳亢的病证，在养肝的同时常配合滋肾之品，以"滋水涵木"。

Согласно учению о Пяти стихиях, между всеми элементами существуют прочные связи. В соответствии с принципом «взаимного порождения» Пяти стихий, основой является «восполнение матери, рождение дитя». Используя эту взаимосвязь, производится лечение недостаточности Пяти основных органов, или «восполнение материнских органов». Например, при симптомах недостаточности легких, наряду с восполнением ци легких, можно укреплять жизненную энергию селезенки, то есть «питать землю, чтобы породить Металл». При симптомах избыточности Ян и нехватки Инь печени, помимо питания печени, можно применять средства для увлажнения почек, то есть «восполнять Воду, чтобы питать Дерево».

根据五行相克规律确定的治则，主要是"抑强、扶弱"。例如，对于肝木过旺、肺金受制引起的咳嗽、气急，可采用清肃肺气、清泻肝火之剂，以"佐金平木"。对肾阴虚、心火旺引起的失眠、遗精，可采用滋肾阴、泻心火之法，以"泻南补北"。

В соответствии с принципом «взаимного преодоления» Пяти стихий, основой является «подавление доминирующего, поддержка слабого». Например, при избыточном подъеме энергии Дерева печени, Металл легких подавляется, и возникает кашель, одышка, поэтому можно использовать средства для очищения легких от жара, то есть «поддержать Металл и стабилизировать Дерево». При недостаточности Инь почек жар сердца приводит к бессоннице, непроизвольному семяизвержению, в данном случае можно использовать средства для увлажнения и питания Инь почек, чтобы вывести из сердца патогенный жар, то есть «освободить Юг для восполнения Севера».

（六）壮水之主，以制阳光； 益火之源，以消阴翳	2.6 Укрепление Инь почек для сдерживания подавляющего Ян; укрепление Ян почек для сдерживания избыточного Инь

根据阴阳对立制约的关系，针对阴阳偏衰的证候，可以采用阴阳互制治法。

В связи с тем, что энергии Инь и Ян противоположны и сдерживают друг друга, при возникновении дисбаланса между ними, можно использовать метод взаимного регулирования Инь-Ян.

对阴虚所引起的虚热证，当"阳病治阴"，即用滋阴的方法补益阴液，以抑制阳热偏亢，又称"壮水之主，以制阳光"。

При симптомах внутреннего жара на фоне недостаточности Инь, согласно принципу «при заболеваниях Ян - лечение через Инь», можно применить метод питания и восполнения Инь, чтобы сдержать переизбыток Ян, что также называется «укреплением водного Инь для сдерживания света Ян».

对阳虚所引起的虚寒证，当"阴病治阳"，即用温阳的方法温养阳气，抑制阴寒偏盛，又称"益火之源，以消阴翳"。

При симптомах «внутреннего холода» на фоне недостаточности Ян, согласно принципу «при заболеваниях Инь - лечение через Ян», можно применить метод питания и восполнения Ян, чтобы сдержать переизбыток Инь, также это называется «питанием огненного Ян для сдерживания темного Инь».

第二章　中成药

Глава 2 Китайские лекарственные препараты

中成药作为中医药的重要组成部分，是中国历代医药学家经过长期医疗实践创造、总结的有效方剂的精华。几千年来，为中华民族的繁荣昌盛作出了巨大的贡献。

Китайские лекарства являются важнейшим элементом традиционной китайской медицины, они готовятся по уникальным рецептам прошлых эпох, на основе многолетней медицинской практики. За эти годы, благодаря развитию медицины, был внесен неоценимый вклад в развитие и процветание китайской нации.

中成药是指在中医药理论指导下，并获得国家药品管理部门的批准，以中医处方为依据，以中药饮片为原料，按照规定的生产工艺和质量标准制成一定剂型，质量可控，可直接供临床辨证使用的药品。常简称为成药。其处方既可是单方也可是复方，剂型有丸、散、膏、丹等传统剂型和胶囊剂、颗粒剂、片剂、气雾剂、注射剂等现代剂型。它具有明确的功能主治，严格的用法用量，便于贮存和携带等特点。国家规定中成药必须经国家食品药品监督管理部门批准，授以批准文号，才可生产和商品化。既可通过医生处方给患者用药，部分中成药(非处方药OTC)也可由患者根据中医药基本知识直接购买应用。

Китайские лекарственные препараты изготавливаются в соответствии с теоретическими знаниями традиционной китайской медицины, а также согласно стандартам качества Отдела по контролю за лекарствами КНР; препараты выпускаются в строго регламентированных формах и количествах; при изготовлении использовано сырье из спрессованных трав. Краткое наименование - «чэнъяо» («готовое лекарство»). Рецепты могут быть как простыми, так и сложными. Препараты выпускаются в традиционно принятых формах пилюль, порошков, паст и др., а также в современных формах: в капсулах, гранулах, таблетках, аэрозолях и в форме инъекционных растворов. Каждый препарат имеет свои показания к применению, воздействие на организм, способ применения и дозы, кроме того, их удобно хранить и носить с собой. Китайские лекарства в обязательном порядке должны быть одобрены Отделом по надзору и контролю за лекарственными средствами - только в этом случае выдается официальное разрешение на присвоение ратификационного номера, изготовление и последующую реализацию препарата. Лекарства можно купить по рецепту врача, а некоторые и без рецепта; пациент, знакомый с основами китайской медицины, может приобрести необходимое лекарство сам, без специального рецепта.

| 一、解表药 | 1 Препараты для устранения симптомов |

| （一）感冒清热颗粒（胶囊） | 1.1 Капсулы от жара при простуде (желатиновые гранулы) |

【方剂组成】荆芥穗、薄荷、防风、柴胡、紫苏叶、葛根、桔梗、苦杏仁、白芷、苦地丁、芦根。

【Состав】Колос схизонепеты многонадрезной, мята, лазурник растопыренный, высушенные корни володушки, перилла кустарниковая, корень пуэрарии, высушенные корни ширококолокольчика, горький миндаль, дудник даурский, горечавка, корень тростника.

【功能】疏风散寒，清热解表。

【Действие препарата】Рассеивание холода из внутренних органов и энергетических каналов, устранение жара.

【主治】风寒感冒。症见鼻塞流涕、怕冷发热、头身作痛、咳嗽咽干等。

【Показания к применению】Простуда. Симптомы: насморк, озноб и жар, головная боль, боль в теле, кашель, сухость в горле и др.

【剂型规格】颗粒剂：每袋装12g、6g（无糖型）或33g（乳糖型）。胶囊剂。

【Форма препарата】Гранулы: каждый пакетик по 12 г, 6 г (без сахара) или 33 г (с молочным сахаром). Желатиновые капсулы.

【用法用量】颗粒剂：开水冲服，1次1袋，1日2次。胶囊剂：口服，1次3粒，1日2次。

【Применение и дозы】Гранулы: растворить 1 пакетик в воде, принимать 2 раза в день. Капсулы: принимать внутрь, по 3 капсулы 2 раза в день.

【组方简介】方中荆芥穗、紫苏叶、防风发汗散风解表，为主药；薄荷、柴胡、葛根解肌清热，为辅药；佐以白芷散风止头痛，桔梗祛痰利咽喉，杏仁止咳平喘；芦根清肺胃热，生津止渴；地丁清热解毒。诸药合用，具有发汗解表、清泄里热的作用。

【Краткое описание рецепта】Главные компоненты препарата - колос схизонепеты, листья периллы и лазурник способствуют повышению потоотделения и снятию жара; мята, высушенные корни володушки и корни пуэрарии также понижают температуру и облегчают боль в теле; даурский дудник снимает головную боль, ширококолокольчик устраняет боль в горле и способствует выведению мокроты, миндаль останавливает кашель и устраняет симптомы астмы; корень тростника способствует очищению легких и желудка от патогенного жара, а также стимулирует секрецию внутренних жидкостей организма; горечавка также помогает снизить температуру и вывести токсины. Все компоненты препарата способствуют повышению потоотделения, что ведет к снижению температуры тела и устранению других симптомов.

【临床应用】本品为临床应用多年的有效验方。感冒初起，及时服用，效果尤佳。

【 Клиническое применение 】 Эффективность данного препарата клинически подтверждена. Для лучшего эффекта рекомендуется применять в самом начале появления симптомов заболевания.

（二）双黄连口服液（片、注射液、粉针、颗粒、胶囊、合剂）

1.2 Смесь из шлемника и форсайтии для приема внутрь (таблетки, раствор, инъекции, гранулы, желатиновые капсулы, микстура)

【方剂组成】金银花、黄芩、连翘。

【 Состав 】 Цветки японской жимолости, шлемник байкальский, высушенные плоды форсайтии.

【功能】疏风解表，清热解毒。

【 Действие препарата 】 Удаление патогенного ветра, снижение температуры и детоксикация。

【主治】上呼吸道感染。

【 Показания к применению 】 Инфекции верхних дыхательных путей.

【剂型规格】口服液：每支10mL。片剂：每片0.5g。注射剂：每支20mL。粉针剂：每支0.6g。颗粒剂：每袋5g。胶囊剂：每粒0.4g。合剂：每瓶100mL。

【 Форма препарата 】 Раствор для приема внутрь: ампула 10 мл. Таблетки: 0,5 г. Инъекционный раствор: ампула 20 мл. Порошок для инъекции: 0,6 г. Гранулы: пакетик 5 г. Желатиновые капсулы: по 0,4 г. Микстура: флакон 100 мл.

【用法用量】口服液：口服，1次20mL，1日3次，小儿酌减。

【 Применение и дозы 】 Раствор для приема внутрь: по 20 мл 3 раза в день, детям необходимо уменьшить дозировку.

片剂：口服，1次4片，1日3次。

Таблетки: внутрь, по 4 таблетки 3 раза в день.

注射液：静脉注射，1次10～20mL，1日1～2次；静脉滴注，每次每公斤体重1mL，加入生理盐水或5%～10%葡萄糖注射液中；肌内注射，1次2～4mL，1日2次。

Раствор: внутривенная инъекция, 10~20 мл 1-2 раза в день; при капельном введении на каждый килограмм веса пациента приходится 1 мл раствора, разбавленного в физиологическом растворе или 5%-10% глюкозном растворе; при внутримышечном введении 2~ 4 мл 2 раза в день.

粉针剂：静脉滴注，临用前先以适量注射用水充分溶解，再用生理盐水或5%葡萄糖注射液500mL稀释，每次每公斤体重60mg，1日1次，或遵医嘱。

Порошок для инъекции: при капельном введении растворить порошок в 500 мл физиологического раствора или 5%-го глюкозного раствора, 60 мг порошка на 1 кг веса пациента, 1 раз в день или по рецепту врача.

颗粒剂：1次5g，1日3次，开水冲服，小儿酌减。

Гранулы: по 5 г 3 раза в день, растворив в воде, детям необходимо уменьшить дозировку.

胶囊剂：口服，1次4粒，1日3次，儿童酌减。合剂，口服，1次20mL，1日3次。

Желатиновые капсулы: внутрь, по 4 капсулы 3 раза в день, детям необходимо уменьшить дозировку. Микстура: внутрь, по 20 мл 3 раза в день.

【组方简介】金银花含黄酮、有机酸等；黄芩含黄芩苷等；连翘含α–蒎烯等。此三味中药对多种病原微生物均有较强的抑制作用，如金黄色葡萄球菌、溶血性链球菌、大肠杆菌、肺炎双球菌、结核杆菌、流感病毒等；尚有抗炎、解热等作用。

【Краткое описание рецепта】Японская жимолость содержит флаванон, органические кислоты и др.; шлемник богат гликозидами; а форсайтия содержит α-пинен и другие вещества. Данный препарат активно борется с большим количеством разнообразных болезнетворных микробов, таких как золотистый стафилококк, гемолитический стрептококк, кишечная палочка, диплококк пневмонии, туберкулезная палочка, вирус гриппа и др.; также препарат оказывает общий противовоспалительный и жаропонижающий эффект.

【临床应用】本品用于病毒感染为主的上呼吸道感染，包括急性扁桃体炎、咽喉炎、急性支气管炎、肺炎等。不适用于风寒感冒。

【Клиническое применение】Данный препарат применяется при лечении вирусных инфекций верхних дыхательных путей, включая такие заболевания, как острый тонзиллит, фарингит, острый бронхит, воспаление легких и т.д. Не рекомендуется применять при простуде.

二、泻下药　　2 Слабительные препараты

麻仁润肠丸（软胶囊）　Слабительные пилюли из семян конопли (мягкие капсулы)

【方剂组成】火麻仁、大黄、陈皮、木香、苦杏仁、白芍。

【Состав】Конопляное семя, ревень лекарственный, сушеная цедра, корень соссюреи, горький миндаль, пион белоцветковый.

【功能】润肠通便，消胀除满。

【Действие препарата】Расслабление кишечника и нормализация стула, устранение вздутия и дискомфорта в кишечнике.

【主治】肠胃燥热引起的便秘。

【Показания к применению】Запор на фоне сухости и жара кишечника и желудка.

【剂型规格】蜜丸：每丸6g。软胶囊：每粒0.5g。

【Форма препарата】Медовые пилюли: по 6 г. Мягкие капсулы: по 0,5 г.

【用法用量】蜜丸：成人1次1～2丸，1日2次，温开水送服。

【Применение и дозы】Медовые пилюли: взрослым - 1 ~ 2 пилюли 2 раза в день, запивая теплой водой.

软胶囊：口服，1次8粒，1日2次，年老、体弱者酌情减量使用。

Мягкие капсулы: внутрь, по 8 капсул 2 раза в день, пожилым и физически слабым пациентам рекомендуется уменьшить дозировку (по самочувствию).

【组方简介】本方以火麻仁润肠通便为主药；辅以杏仁降气润肠，芍药养阴和里；佐以木香、陈皮行肠胃气滞，大黄通下；使以蜂蜜润燥滑肠，合而为丸。现代研究表明：本方火麻仁含干性脂肪油，可促进肠道运动，刺激肠黏膜，从而增加分泌，减少大肠对水分的吸收；大黄含蒽醌衍生物，能兴奋和抑制胃肠运动；木香含木香内酯，可双向调节胃肠运动，加速消化液分泌。本方对便秘有治疗作用。

【Краткое описание рецепта】Основной компонент - конопляное семя - способствует расслаблению кишечника и нормализации стула; миндаль способствует снижению повышенной ци и смягчению кишечник; пион восполняет внутреннее Инь; корень соссюреи и сушеная цедра помогают нормализовать циркуляцию ци желудка и кишечника; а мед оказывает увлажняющий эффект. Современные исследования доказали, что масло конопляного семени способствует нормализации работы кишечника: оно раздражает кишечную оболочку и стимулирует секрецию внутренних жидкостей, регулирует абсорбцию влаги; лекарственный ревень содержит дериват антрахинона, который может регулировать активность кишечника и желудка; эфиры корня соссюреи оказывают на пищеварение регулирующий эффект, а также способствуют секреции жидкостей пищеварения. Данный препарат применяется при лечении запора.

【临床应用】运用本品的基本指征是：肠胃燥热，脘腹胀满，大便干燥。常用于治疗虚性便秘、老年人肠燥便秘、产妇便秘、习惯性便秘、痔疮便秘属热秘者。忌食辛辣之物、孕妇忌用；严重器质性病变引起的排便困难，如结肠癌、严重的肠道憩室、肠梗阻及炎症性肠病等忌用。儿童、老年人及体虚者不宜长期服用。

【Клиническое применение】Основные показания к применению данного рецепта: сухость и жар в желудке и кишечнике, вздутие живота, сухой стул. Часто используется при лечении запора у пожилых людей, рожениц, при лечении хронического запора и геморроя. Рекомендуется избегать употребления острой и горькой пищи, особенно беременным женщинам; также назначается пациентам с тяжелыми заболеваниями органов, приводящими к запору, такими как рак ободочной кишки, дивертикулез кишечника, вирусные заболевания. Детям, пожилым людям и физически слабым пациентам не рекомендуется применять препарат в течение длительного времени.

三、清热药   3 Жаропонижающие препараты

（一）蒲地蓝消炎口服液   3.1 Противовоспалительный и жаропонижающий раствор из одуванчика, горечавки и вайды

【方剂组成】蒲公英、苦地丁、板蓝根、黄芩。

【Состав】Одуванчик, горечавка, высушенные корни вайды красильной, шлемник байкальский.

【功能】清热解毒，抗炎消肿。

【Действие препарата】Снижение температуры и детоксикация организма, противовоспалительный и противоотечный эффект.

【主治】热毒证。症见咽喉肿痛、发热等。

【Показания к применению】Жар и скопление токсинов в организме. Симптомы: воспаление горла, жар и др.

【剂型规格】口服液，每支装10mL。

【Форма препарата】Раствор для приема внутрь, по 10 мл. в ампуле.

【用法用量】口服，1次10mL，1日3次，小儿酌减。如有沉淀，摇匀后服用。

【Применение и дозы】Внутрь, по 10 мл 3 раза в день, детям необходимо уменьшить дозировку. При образовании осадка взболтайте перед употреблением.

【组方简介】方中蒲公英清热解毒，消痈散结，利尿通淋；苦地丁清热解毒，消痈散结；板蓝根清热解毒，凉血利咽；黄芩清热解毒凉血。其中蒲公英、黄芩、板蓝根在有效杀灭病菌的同时，还具有免疫调节作用，通过增强体液免疫和细胞免疫两方面的作用，提高人体对细菌的抵抗能力。此外，本品有直接对抗细菌死后所释放的内毒素作用。药理研究表明：本品对大肠杆菌和脆弱类杆菌所致小鼠皮下混合感染的脓肿形成有一定的抑制作用，对金黄色葡萄球菌和脆弱类杆菌腹腔注射所致的小鼠感染有一定的保护作用，对二甲苯致小鼠耳郭肿胀和角叉菜胶所致大鼠足跖肿胀均有一定的抑制作用，对伤寒菌苗所致家兔体温升高也有一定的抑制作用。

【 Краткое описание рецепта 】Одуванчик и горечавка оказывают жаропонижающий и детоксикационный эффект, способствуют рассасыванию нагноений и устранению застоя ци, усиливают мочеиспускание; высушенные корни вайды помогают охладить кровь и уменьшить боль в горле; шлемник байкальский также способствует снижению температуры и выведению токсинов из организма. Одуванчик, шлемник байкальский и вайда, помимо борьбы с болезнетворными микробами, также выполняют иммуномодулирующую функцию, укрепляют иммунитет на клеточном уровне, повышают сопротивляемость организма вредным бактериям. Кроме того, данный препарат помогает вывести из организма токсины после смерти бактерий. Фармакологические исследования препарата показали, что при введении инъекции мышам его компоненты активно борются с кишечными палочками, золотистым стафилококком и другими вредоносными бациллами, а также укрепляют устойчивость организма к воздействию инфекций; при опухоли ушей и лап мышей от введения параксилола препарат эффективно снял все симптомы; при повышении температуры у кроликов от введения полисахаридной вакцины применение данного препарата также дало явный ингибирующий эффект.

【 临床应用 】本品用于疖肿、腮腺炎、咽炎、扁桃体炎等。忌食辛辣刺激性食物。用药期间，不宜同时服用温热性药物。孕妇及脾胃虚寒而见腹痛、喜暖、泄泻者慎用。

【 Клиническое применение 】Данный препарат применяется при паротите, фарингите, тонзиллите, при образовании фурункулов и других заболеваниях. Рекомендуется воздержаться от употребления острой и горькой пищи. Данный препарат не следует применять одновременно с согревающими лекарствами. Беременным женщинам, а также пациентам с недостаточностью селезенки и желудка, болями в животе и диареей - применять с осторожностью.

（二）西黄丸（胶囊）　　3.2 Трагакантовые пилюли (желатиновые капсулы)

【 方剂组成 】乳香（制）、没药（制）、麝香、牛黄。

【 功能 】清热解毒，活血祛瘀，散结止痛。

【 主治 】热毒壅结所致痈疽疔毒、瘰疬、流注、癌肿等。

【 剂型规格 】水丸：20粒重1g。胶囊剂：每粒0.3g。

【 用法用量 】口服。水丸：1次3g，1日2次；胶囊剂：1次4～6粒，1日2次。

【Состав】Смола босвеллии (изготовленная), смола коммифоры мирра (изготовленная), мускус, безоар.

【Действие препарата】снижение температуры и детоксикация, стимулирование кровообращения и устранение застоя крови, обезболивающий эффект.

【Показания к применению】Фурункулез на фоне скопления жара и токсинов в организме, золотуха, натечный нарыв, раковая опухоль и др.

【Форма препарата】Водные пилюли: 20 шт. - 1 г. Желатиновые капсулы: по 0,3 г.

【Применение и дозы】Принимать внутрь. Водные пилюли: по 3 г 2 раза в день; капсулы: по 4 ~ 6 капсул 2 раза в день.

【组方简介】牛黄清热解毒、镇惊；麝香香窜通络，散瘀消肿；乳香、没药行气活血，消肿止痛，祛腐生肌。诸药合用，共奏解毒散结、消肿止痛之功。

【Краткое описание рецепта】Безоар оказывает жаропонижающий, детоксикационный и успокоительный эффект; мускус улучшает работу энергетических каналов и способствует снижению отечности; смола босвеллии, смола коммифоры мирра стимулируют циркуляцию потоков ци и кровообращение, устраняют отечность и снимают боль, способствуют заживлению тканей. Все компоненты данного препарата направлены на детоксикацию организма, снятию отеков и боли.

【临床应用】本品用于痈疽疮疡、多发性脓肿、淋巴结炎、寒性脓疡。孕妇忌服。

【Клиническое применение】Данный препарат используется при образовании фурункулов, множественных гнойных опухолях и воспалении лимфатических узлов. Беременным женщинам рекомендуется воздержаться от приема препарата.

四、祛暑药 — 4 Препараты от жара в летний период

藿香正气水（丸、片、颗粒、冲剂、胶囊、软胶囊、滴丸、口服液）

Тонизирующий отвар из многоколосника (пилюли, ломтики, гранулы, раствор, желатиновые капсулы, мягкие капсулы, микропилюли, раствор для приема внутрь)

【方剂组成】广藿香、紫苏叶、白芷、白术、陈皮、苍术、生半夏、厚朴、茯苓、桔梗、甘草、大腹皮、生姜、大枣。

【Состав】Пачули, перилла кустарниковая, дудник даурский, атрактилодеса крупноголового корневище, сушеная цедра, атрактилис китайский, корневище пинеллии, магнолия лекарственная, пория кокосовидная, высушенные корни ширококолокольчика, корень солодки, околоплодник пальмы ареки, имбирь, китайский финик.

【功能】发散风寒，化湿和中。

【Действие препарата】Рассеивание внутреннего холода, увлажнение и прогрев внутренних органов.

【主治】伤风感冒，怕冷发热，食物积滞，头痛胸闷，吐泻腹胀。

【Показания к применению】Простуда, озноб и жар, застой в кишечнике, головная боль и ощущение удушья, рвота, жидкий стул, вздутие живота.

【剂型规格】水丸：每袋18g。浓缩丸：每8丸相当于原生药3g。水剂：每支10mL、15mL、20mL。片剂：每片0.3g。颗粒剂：每袋5g。冲剂：每袋10g。软胶囊：每粒0.45g。胶囊剂：每粒0.25g、0.3g、0.45g。滴丸剂：每袋2.6g。口服液：每支10mL。

【Форма препарата】Водные пилюли: по 18 г. в 1 пакетике. Сгущенные пилюли: в 8 пилюлях - 3 г лекарственного вещества. Водный раствор: по 10 мл, 15 мл, 20 мл. в 1 ампуле. Таблетки: по 0,3 г. Гранулы: пакетик 5 г. Порошок: по 10 г. в 1 пакетике. Мягкие капсулы: по 0,45 г. Желатиновые капсулы: по 0,25 г, 0,3 г, 0,45 г. Каплевидные пилюли: по 2,6 г. Раствор для приема внутрь: по 10 мл. в 1 ампуле.

【用法用量】口服。水丸：1次6g，1日2次，温开水或淡姜汤送下。浓缩丸：1次8丸，1日3次。水剂：成人1次5～10mL，1日2次，急性患者宜频服加量，重症加倍，凉开水冲服，用时摇匀；外用：适量涂搽。颗粒剂：1次5g，1日2次，小儿酌减，温开水送服。冲剂：1次6～10g，1日2次，开水冲服。胶囊剂：1次4粒，1日2次，小儿酌减。软胶囊，1次2～4粒，1日2次。滴丸：1次1～2袋，1日2次。口服液：1次5～10mL，1日2次，用时摇匀。

【Применение и дозы】Принимать внутрь. Водные пилюли: по 6 г 2 раза в день, запивая теплой водой или имбирным отваром. Сгущенные пилюли: по 8 шт. 3 раза в день. Водный раствор: взрослому 5~ 10 мл 2 раза в день, при острых заболеваниях - увеличить дозировку, при тяжелых заболеваниях можно удвоить дозировку, взболтать и запить кипяченой водой; для наружного применения: втирать необходимое количество раствора. Гранулы: по 5 г 2 раза в день, детям необходимо уменьшить дозировку, принимать внутрь, запивая теплой водой. Порошок: по 6~ 10 г 2 раза в день, предварительно растворить в воде. Желатиновые капсулы: по 4 капсулы 2 раза в день, детям необходимо уменьшить дозировку. Мягкие капсулы: по 2~ 4 шт. 2 раза в день. Каплевидные пилюли: по 1~ 2 шт. 2 раза в день. Раствор для приема внутрь: по 5~ 10 мл 2 раза в день, предварительно взболтать.

【组方简介】方中紫苏、藿香、生姜、白芷、桔梗发散风寒，宣肺解表，和胃；大腹皮、厚朴、白术、茯苓、陈皮、半夏燥湿和胃；甘草调和诸药。药理研究表明，本方主要有解痉、镇痛、抑菌和增强细胞免疫功能等作用。

【Краткое описание рецепта】 Перилла нанкинская, многоколосник, имбирь, дудник даурский, высушенные корни ширококолокольчика способствуют рассеиванию внутреннего холода при простуде, снимают симптомы и укрепляют легкие и желудок; околоплодник пальмы ареки, магнолия, атрактилодес, пория кокосовидная, сушеная цедра, пинеллия способствуют выведению лишней влаги из желудка; корень солодки помогает уравновесить действие активных компонентов. Фармакологические исследования показали, что препарат оказывает на организм спазмолитическое, обезболивающее, антибактериальное и иммуномодулирующее воздействие.

【临床应用】本品适用于外感风寒，内伤湿滞或食积中阻，气机不畅，中焦阻滞，升降失常，而致恶寒头痛、腹胀痛、胸满、吐泻等。主治夏日呕吐、腹泻、胃肠型感冒、急性胃肠炎及四时感冒。服药期间忌食生冷、油腻等不消化之物。阴虚火旺者忌服。

【Клиническое применение】 Данный препарат применяется при простуде от внешнего воздействия (ветра и холода), внутренних повреждениях органов или несварении желудка, нарушениях циркуляции ци, застойных явлениях в области желудка, головной боли, распирающей боли в животе, ощущении стеснения в груди, рвоте и жидком стуле и др. Среди показаний к применению в летний период: тошнота и рвота, жидкий стул, желудочный грипп, острый гастроэнтерит и простуда. В период приема препарата рекомендуется воздержаться от употребления холодной, жирной и другой тяжелой для переваривания пищи. Не рекомендуется принимать пациентам с недостаточностью Инь и внутренним жаром.

五、温里药   5 Согревающие препараты

（一）附子理中丸（片）   5.1 Аконитовые пилюли (таблетки)

【方剂组成】附子（制）、党参、白术（炒）、干姜、甘草。

【功能】温中散寒，健脾止痛。

【主治】脾胃虚寒，腹痛泄泻，手足不温。

【剂型规格】大蜜丸，每丸9g。水蜜丸：每盒200丸。片剂：片芯250mg。

【Состав】 Обработанные молодые корни аконита (приготовленные), кодонопсис мелковолосистый, атрактилодеса крупноголового корневище (сушеный), сушеный имбирь, корень солодки.

【Действие препарата】 Прогрев и рассеивание внутреннего холода, укрепление селезенки и устранение боли.

【 Показания к применению 】 Недостаточность желудка и селезенки, боль в животе и жидкий стул, холодные конечности.

【 Форма препарата 】 Медовые пилюли, по 9 г. Водные пилюли на меду: по 200 шт. в упаковке. Таблетки: по 250 мг.

【用法用量】丸剂：口服，大蜜丸1次1丸，水蜜丸1次6g，1日2～3次。片剂：口服，1次6～8片，1日3次。

【 Применение и дозы 】 Пилюли: принимать внутрь, по 1 медовой пилюле, и по 6 г водных пилюль 2 ~ 3 раза в день. Таблетки: принимать внутрь, 6 ~ 8 шт. 3 раза в день.

【组方简介】本方中附子散寒除湿；干姜温中祛寒；党参补中益气，和脾胃；白术缓中止痛；甘草助参、术扶脾益气，缓急止痛。实验研究表明：附子具有强心作用，它的降压作用与肌肉血管、特别是四肢血管扩张有较大关系，为中医用附子治疗"四肢厥逆"提供了实验依据；附子对机体尚有促进免疫作用；干姜内服对口腔黏膜有刺激作用，能促进消化液分泌，使食欲增加，并具有抑制肠内异常发酵及促进气体排出；党参有增加红细胞、升高白细胞作用；甘草有抗炎、解痉、解毒等作用。

【 Краткое описание рецепта 】 Корни аконита помогают вывести лишнюю влагу из организма и рассеять внутренний холод; сушеный имбирь оказывает согревающий эффект и рассеивает холод; кодонопсис тонизирует и питает селезенку и желудок; атрактилодес помогает устранить боль; корень солодки дополняет действие кодонопсиса и атрактилодеса, питает селезенку и снимает боль. Экспериментальные исследования показали: корни аконита оказывают на сердце общеукрепляющее действие, их активные вещества помогают понижать кровяное давление и регулировать работу кровеносных сосудов (сосудорасширяющий эффект), с помощью аконита устраняется симптом «холодных конечностей»; кроме того, корни аконита помогают укрепить иммунитет организма; сушеный имбирь раздражает слизистую оболочку рта и стимулирует секрецию жидкостей пищеварения (слюну и желчь), повышает аппетит, а также сдерживает процессы брожения в кишечнике и стимулирует испускание газов; активные вещества кодонопсиса стимулируют увеличение количества эритроцитов крови и повышение выработки лейкоцитов; корень солодки оказывает противовоспалительное, спазмолитическое и детоксикационное действие.

【临床应用】本品适用于脾胃虚寒，阳气不足引起的腹痛脘痛、呕吐腹泻、肠鸣腹胀、不思饮食、手足发凉等症。可用于慢性胃肠炎，胃肠痉挛性疼痛，伴有食欲不振、脘腹疼痛而喜暖喜按、手足不温者；也可用于妇女受寒痛经。孕妇慎用。

【 Клиническое применение 】 Данный препарат принимается при недостаточности селезенки и желудка, а также при боли в животе, рвоте и жидком стуле, снижении аппетита, холодных конечностях на фоне недостаточности внутреннего Ян. Рецепт может использоваться при лечении хронического гастроэнтерита, спазмов и боли в желудке, при отсутствии аппетита, облегчении боли при нажатии и воздействия тепла, холодных конечностях; также может применяться при болезненных менструациях. Беременным женщинам применять с осторожностью.

（二）参附注射液　5.2 Раствор для инъекций из женьшеня и аконита

【方剂组成】红参、附片。

【Состав】Красный женьшень, ломтики корней аконита.

【功能】回阳救逆，益气固脱。

【Действие препарата】Нормализация Ян, стимулирование потоков ци.

【主治】各种休克、心律失常等。

【Показания к применению】Различные шоковые состояния, аритмия и др.

【剂型规格】注射剂：每支2mL、10mL。

【Форма препарата】Инъекционный раствор: по 2 мл, 10 мл. в 1 ампуле.

【用法用量】肌内注射，1次2～4mL，1日1～2次。静脉滴注，1次10～20mL，以5%或10%葡萄糖注射液250～500mL稀释后使用。静脉推注，1次5～20mL，以5%或10%葡萄糖注射液20mL稀释后使用。

【Применение и дозы】Внутримышечные инъекции, 2~4 мл 1-2 раза в день. При капельном введении по 10~20 мл, предварительно растворив в 250~500 мл 5%-го или 10%-го глюкозного раствора. При внутривенном введении по 5~20 мл, предварительно растворив в 20 мл 5%-го или 10%-го глюкозного раствора.

【组方简介】药理研究证实，本品具有抗心律失常、抗休克、抗心肌缺血、抗缺血再灌注损伤和免疫增强等作用。不论缓慢心律失常或是快速心律失常，均能奏效。能明显延长低温下的动物存活时间；尚有激活网状内皮细胞功能；能保护心肌缺血的试验动物，具有一定的升压作用。

【Краткое описание рецепта】Фармакологические исследования показали, что компоненты данного препарата активно борются с аритмией, шоковыми состояниями, ишемической болезнью сердца, ишемически-реперфузионными повреждениями, а также укрепляют иммунитет. Препарат позволяет регулировать как замедление, так и чрезмерное ускорение сердечного ритма. Также действие препарата увеличивало продолжительность жизни животных с низкой температурой; наблюдалось оживление ретикуло-эндотелиальных клеток организма; применение препарата предотвращал возникновение ишемии у экспериментальных животных, повышая кровяное давление.

【临床应用】本品适用于阳气暴脱之厥脱证，症见面色苍白、冷汗大出、手足厥逆、脉微细欲绝、血压骤降、气短喘促等；亦可用于阳虚（气虚）引起的惊悸、怔忡、喘咳、胃痛、泄泻等。感染性、失血性、失液性休克，充血性心力衰竭，心律失常等见上述症状者皆可用之。

【Клиническое применение】Данный препарат применяется при резких перепадах внутреннего Ян, что выражается в таких симптомах, как бледный цвет лица, холодный пот, холодные конечности, слабый пульс, беспокойство, резкое падение кровяного давления, одышка и др.; а также при учащенном сердцебиении, одышке, боли в желудке и жидком стуле на фоне недостаточности Ян (недостаточности ци). Препарат подходит пациентам с вышеописанными симптомами при инфекционных заболеваниях, потере крови и обезвоживании, застойной сердечной недостаточности и нарушении сердечного ритма.

六、补益药   6 Тонизирующие препараты

（一）补中益气丸（合剂、口服液）   6.1 Пилюли, тонизирующие селезенку (микстура, раствор для приема внутрь)

【方剂组成】黄芪（蜜炙）、党参、甘草（蜜炙）、白术（炒）、当归、升麻、柴胡、陈皮、生姜、大枣。

【Состав】Корни астрагала (запеченные с медом), кодонопсис мелковолосистый, корень солодки (запеченный с медом), атрактилодеса крупноголового корневище (сушеное), дудник китайский, клопогон вонючий, высушенные корни володушки, сушеная цедра, имбирь, китайский финик.

【功能】补中益气，益肺固表，升阳举陷，健脾养胃。

【Действие препарата】Питание ци селезенки, укрепление легких, поднятие Ян селезенки, укрепление селезенки и желудка.

【主治】脾胃虚弱，神疲倦怠，中气下陷，四肢乏力，食少腹胀，头昏耳鸣，久泻脱肛，子宫脱垂。

【Показания к применению】Недостаточность селезенки и желудка, нервное истощение, резкий спад ци желудка и селезенки, слабость в конечностях, снижение аппетита и вздутие живота, головокружение и шум в ушах, длительная диарея и выпадение прямой кишки, опущение матки.

【剂型规格】大蜜丸：每丸9g。小蜜丸。水丸。合剂。口服液：每支10mL。

【Форма препарата】Большие медовые пилюли: по 9 г. Маленькие медовые пилюли. Водные пилюли. Микстура. Раствор для приема внутрь: по 10 мл. в 1 ампуле.

【用法用量】丸剂：大蜜丸1次1丸，小蜜丸1次9g，水丸1次6～9g，1日2～3次，姜枣汤、淡盐水或温开水送服。合剂：口服，1次10～15mL，1日3次。口服液：口服，1次10mL，1日2～3次。

【Применение и дозы】Пилюли: по 2 большой медовой пилюле, по 9 г маленьких пилюль, по 6 ~ 9 г водных пилюль 2-3 раза в день, запивая имбирно-финиковым отваром, подсоленой или простой теплой водой. Микстура: принимать внутрь, по 10 ~ 15 мл 3 раза в день. Раствор для приема внутрь: по 10 мл 2-3 раза в день.

【组方简介】本品中黄芪、党参补中益气，升阳固表止汗；甘草、白术益气健脾；陈皮理气和胃；当归养血；升麻、柴胡升举下陷之阳气；生姜、大枣调和营卫。实验表明，对在体或离体子宫及其周围组织有选择性兴奋作用；并能增强心肌和横纹肌的兴奋作用。能明显降低小鼠血清谷丙转氨酶活性，提高机体免疫功能等。

【Краткое описание рецепта】Астрагал и кодонопсис питают селезенку, способствуют повышению Ян и устранению повышенного потоотделения; корень солодки, атрактилодес также восполняют ци и питают селезенку; сушеная цедра помогает регулировать ци и работу желудка; китайский дудник питает кровь; клопогон и корни володушки регулируют ци; имбирь и китайский финик способствуют восстановлению состояния венозной и артериальной крови. Экспериментально доказано, что внутри и вне организма вещества препарата оказывают тонизирующий эффект; кроме того, его компоненты помогают укрепить миокард и скелетные мышцы. Препарат позволяет снизить уровень аланинаминотрансферазы крови у мышей, а также улучшить иммунную функцию организма.

【临床应用】本品可用于治疗气虚外感、发热、便秘、高热汗出、乳糜尿、重症肌无力等。对哮喘、慢性支气管炎、肺结核、心律失常、心包炎、高血压、低血压、慢性肠道病变、十二指肠壅滞症等也有治疗报道。外科可用于疝气、疮疖、慢性骨髓炎等。妇科可用于子宫脱垂、产后癃闭、妊娠期尿潴留、功能性子宫出血等。儿科可用于麻疹不透、脱肛泄泻、小儿秋季腹泻、疳热、复发性肠套叠等。

【Клиническое применение】Данный препарат применяется для лечения недостаточности ци от воздействий внешней среды; симптомы: жар, твердый стул, повышенное потоотделение, хилурия, нервно-мышечные заболевания (миастения гравис). Среди показаний также есть такие заболевания, как астма, хронический бронхит, туберкулез, аритмия, перикардит, гипертония и гипотония, хронические патологии кишечника, заболевания двенадцатиперстной кишки и др. В хирургии препарат может использоваться при лечении грыжи, фурункулов, хронического остеомиелита и др. В гинекологии - при опущении матки, задержке мочи после родов или во время беременности, дисфункциональном маточном кровотечении. В педиатрии препарат применяется при лечении кори, выпадении кишки и диарее, осенней диарее, нарушении питания, рецидивирующей инвагинации кишок и др.

本品为升提中气之剂，有甘温升散之性，若实证、热证、阴虚火旺、肝阳上亢或阳虚于下者，不宜应用。忌食生冷。

Данный препарат применяется для общего поднятия уровня ци в организме, поэтому не рекомендуется пациентам с гиперфункцией огня вследствие недостаточности Инь, гиперактивностью печеночного Ян или острой недостаточностью Ян. Рекомендуется воздержаться от употребления холодной пищи.

（二）参苓白术散（丸、胶囊）　6.2 Порошок женьшеня, пории и атрактилодеса (пилюли, желатиновые капсулы)

【方剂组成】人参、茯苓、白术（炒）、山药、白扁豆（炒）、莲子、薏苡仁（炒）、砂仁、桔梗、甘草。

【Состав】Женьшень, пория кокосовидная, атрактилодеса крупноголового корневище (сушеное), корневище диоскореи, белая чечевица (сушеная), семена лотоса, бусенник (сушеный), кардамон, высушенные корни ширококолокольчика, корень солодки.

【功能】补脾健胃益肺，渗湿止泻。

【Действие препарата】Питание селезенки, укрепление желудка и легких, выведение лишней влаги из организма и устранение диареи.

【主治】脾胃虚弱，食少便溏，胸闷腹满，气短咳嗽，四肢乏力。

【Показания к применению】Недостаточность селезенки и желудка, снижение аппетита и жидкий стул, ощущение стеснения в груди, одышка и кашель, слабость в конечностях.

【剂型规格】散剂：每袋6g、9g。水丸：每袋6g。胶囊剂：每粒0.5g。

【Форма препарата】Порошок: по 6 г, 9 г. Водные пилюли: по 6 г. Желатиновые капсулы: по 0,5 г.

【用法用量】散剂：1次6~9g，1日2~3次，空腹大枣煎汤送下。丸剂：1次6g，1日3次，温开水送服。胶囊剂：口服，1次3粒，1日3次。

【Применение и дозы】Порошок: по 6 ~ 9 г 2-3 раза в день, принимать натощак, запивая отваром из фиников. Пилюли: по 6 г 3 раза в день, запивая теплой водой. Желатиновые капсулы: принимать внутрь, по 3 шт. 3 раза в день.

【组方简介】本方以参、苓、术、草四君子汤为基础，配薏苡仁健脾渗湿；白扁豆健脾、和中、化食；砂仁化食开胃，温脾止泻；山药、莲子平补脾胃之阴；桔梗宣肺祛痰；陈皮理气行滞。诸药合用，共奏补脾健胃、渗湿止泻之效。

【Краткое описание рецепта】Основные компоненты препарата - женьшень, пория, атрактилодес, бусенник и корень солодки оказывают оздоравливающий эффект на селезенку и выводят лишнюю влагу из организма; высушенные семена долихоса укрепляют селезенку, регулируют работу желудка; кардамон способствует повышению аппетита, прогреву селезенки и устранению диареи; корневище диоскореи, семена лотоса помогают восполнить Инь селезенки и желудка; высушенные корни ширококолокольчика улучшают выведение мокроты из легких; а сушеная цедра помогает регулировать циркуляцию ци. Все компоненты данного препарата направлены на укрепление и питание селезенки и желудка, выведение из организма лишней влаги и устранение диареи.

【临床应用】本品常用于慢性胃炎、慢性肠炎、小儿营养不良、慢性肾炎蛋白尿、白带、经期泄泻，属于脾虚湿滞者。本品具有健脾和胃、利湿行气等效用。服后，能使脾气得升，胃气得降，湿邪得除，虚象得消。实热便秘者、高血压及感冒热证者、孕妇忌用。忌生冷食物。

【Клиническое применение】Данный препарат применяется при лечении хронического гастрита, хронического энтерита, детской дистрофии, хронического нефрита, лейкореи, диареи в период менструации и других заболеваний на фоне недостаточности селезенки. Препарат помогает укрепить селезенку, вывести лишнюю влагу из организма и регулировать циркуляцию ци. После применения препарата ци селезенки повышается, а ци желудка снижается, из организма выводится патогенная влага и устраняются все симптомы недостаточности. Пациентам с избыточным жаром и запором, повышенным давлением, а также простудным жаром не рекомендуется принимать данный препарат. Не рекомендуется употреблять холодную пищу.

（三）玉屏风口服液（颗粒） 6.3 Яшмовый раствор для приема внутрь (гранулы)

【方剂组成】黄芪、白术、防风。

【Состав】Высушенные корни астрагала, атрактилодеса крупноголового корневище, лазурник растопыренный.

【功能】益气健脾，固表止汗。

【Действие препарата】Питание ци и укрепление селезенки, контроль над потоотделением.

【主治】表虚不固，自汗恶风，面色苍白，或体虚易感风邪者。

【Показания к применению】Синдром внешней недостаточности, повышенное потоотделение и непереносимость ветра, бледный цвет лица, слабость в теле, восприимчивость к простуде.

【剂型规格】口服液：每支10mL。颗粒剂：每袋5g。

【Форма препарата】Раствор для приема внутрь: ампула 10 мл. Гранулы: пакетик 5 г.

【用法用量】口服。口服液：1次10mL。颗粒剂：1次1袋，1日3次。

【Применение и дозы】Принимать внутрь. Раствор для приема внутрь: по 10 мл. Гранулы: по 1 пакетику 3 раза в день.

【组方简介】方中重用黄芪补气固表，配以白术健脾益气以资气血生化之源。防风走表，协黄芪驱邪而不伤正，黄芪得防风固表而无留邪之虑，二药合用散而不越、补而不滞、散中寓补、补中有疏。药理作用显示，本品能提高机体免疫力，抑制流感病毒，增强肾上腺皮质功能，并具有中和过敏源等作用。

【Краткое описание рецепта】Корень астрагала способствует восполнению ци и в сочетании с атрактилодесом укрепляет селезенку и восстанавливает регенерацию крови. Лазурник борется с внешними симптомами, корни астрагала помогают восполнить недостаточность ци и устранить симптомы. Эти компоненты дополняют друг друга, тонизируют и устраняют застойные процессы в организме. Препарат способствует укреплению иммунитета, повышает сопротивляемость к вирусу гриппа, укрепляет кору надпочечников, а также оказывает противоаллергическое действие.

【临床应用】本品常用于防治感冒、流感、上呼吸道感染及支气管肺炎、支气管哮喘，尤其适用于体弱小儿、老年人及孕妇；还可用于治疗小儿虚汗证、过敏性鼻炎、慢性荨麻疹、过敏性紫癜等。

【Клиническое применение】Данный препарат часто применяется при лечении простуды, насморка, инфекционных заболеваний верхних дыхательных путей, бронхиальной астмы, бронхопневмонии, особенно у физически слабых, пожилых пациентов или беременных женщин; также применяется при астеническом потоотделении у детей, аллергическом насморке, хронической крапивнице , анафилактической пурпуре и др.

（四）人参健脾丸 6.4 Женьшеневые пилюли для укрепления селезенки

【方剂组成】人参、白术（麸炒）、茯苓、山药、陈皮、木香、砂仁、黄芪（蜜炙）、当归、酸枣仁（炒）、远志（制）等。

【Состав】Женьшень, атрактилодеса крупноголового корневище (обжаренное в отрубях), пория кокосовидная, корневище диоскореи, сушеная цедра, корень соссюреи, кардамон, высушенные корни астрагала (запеченные с медом), дудник китайский, зизифус (сушеный), высушенные корни истода (приготовленные) и др.

【功能】健脾除胀，消积和胃。

【Действие препарата】Укрепление селезенки и устранение вздутия, очищение желудка.

【主治】脾胃虚弱，消化不良，不思饮食，脘胀腹闷，腹痛便溏，小儿疳积。

【Показания к применению】Недостаточность селезенки и желудка, несварение желудка, отсутствие аппетита, вздутие живота и ощущение стеснения в груди, боль в животе и жидкий стул, глистная болезнь у детей.

【剂型规格】蜜丸：每丸6g。

【Форма препарата】Медовые пилюли: по 6 г.

【用法用量】口服，1次2丸，1日2次，小儿酌减。

【Применение и дозы】Внутрь, по 2 пилюли 2 раза в день, детям необходимо уменьшить дозировку.

【组方简介】方中用人参大补元气，补脾益肺；白术补中益气健脾，燥湿利水；山药补脾养胃；砂仁、莲子肉、芡实、白扁豆消食行气，健脾渗湿；六神曲、山楂、谷芽消食健胃；草豆蔻、陈皮、木香理气消食；枳壳、青皮破气化滞；当归补血活血养血，润肠通便。全方补消兼施，达到健脾益气、消食除胀之目的。

【Краткое описание рецепта】Женьшень помогает восполнить ци, питает легкие и селезенку; атрактилодес способствует восполнению ци селезенки, а также выведению лишней влаги; корневище диоскореи также оказывает на селезенку и желудок укрепляющий эффект; кардамон, мякоть семян лотоса, плоды эвриалы и семена долихоса стимулируют пищеварение и регулируют ци, укрепляют селезенку и помогают выведению лишней влаги; лечебные закваски из перца, полыни и косточки абрикоса, боярышник, плоды щетинника способствуют укреплению желудка; амомум серебристый, сушеная цедра и корень соссюреи стимулируют усвоение пищи; понцирус позднего сбора, падуб крупностебельный устраняют застой ци и нормализуют процесс пищеварения; а китайский дудник питает кровь, расслабляет кишечник и нормализует стул. Все компоненты данного рецепта направлены на укрепление селезенки и питание внутренней энергии ци организма, а также на устранение дискомфорта в желудке и нормализацию пищеварения.

【临床应用】本方为消补兼施的健脾养胃剂，多用于治疗食欲不振、消化不良、久泻等，如厌食症、慢性胃及十二指肠炎症、溃疡病；又治小儿疳积等。忌油腻生冷。

【Клиническое применение】Данный препарат предназначен для укрепления селезенки и питания желудка, поэтому применяется для лечения таких симптомов, как отсутствие аппетита, несварение желудка, продолжительная диарея, проявляющихся на фоне следующих заболеваний: анорексия, хронические заболевания желудка и двенадцатиперстной кишки, язвенная болезнь; а также глистная болезнь у детей и др. Рекомендуется воздержаться от употребления холодной и жирной пищи.

（五）金匮肾气丸（片）　6.5 Пилюли Цзинь-Гуй для стимуляции ци почек (таблетки)

【方剂组成】肉桂、附子（制）、熟地黄、山药、牡丹皮、山茱萸、茯苓、泽泻。

【Состав】Корица, обработанные молодые корни аконита (приготовленные), ремания клейкая, корневище диоскореи, кора пиона древовидного, кизил лекарственный, пория кокосовидная, высушенные корневища частухи.

【功能】补肾阳不足。

【Действие препарата】Восполнение недостаточного Ян почек.

【主治】腰膝酸软，四肢逆冷，少腹拘急冷痛，小便不利或夜尿清长等。

【Показания к применению】Ломота и слабость в пояснице и коленях, холодные конечности, спазмы и боль в нижней части живота, затрудненное мочеиспускание или недержание мочи и др.

【剂型规格】蜜丸：每丸9g。片剂：每片相当于原生药1g。

【Форма препарата】Медовые пилюли: по 9 г. Таблетки: каждая таблетка содержит 1 г активного вещества.

【用法用量】蜜丸：成人1次1丸，1日2次，温开水或淡盐水送下。片剂：1次3～4片，1日2～3次。

【Применение и дозы】Медовые пилюли: взрослым - по 1 шт. 2 раза в день, запивая теплой или слегка подсоленной водой. Таблетки: по 3 ~ 4 шт. 2-3 раза в день.

【组方简介】本方中肉桂、附子温补肾阳；熟地黄滋阴补血，填精补髓；山茱萸、山药滋肝补脾；泽泻、茯苓利水渗湿；牡丹皮清热。

【Краткое описание рецепта】Корица и корни аконита способствуют питанию и восполнению Ян почек; ремания клейкая восполняет Инь крови и ци костного мозга; кизил и корневище диоскореи питают печень и восполняют энергию селезенки; частуха и пория кокосовидная помогают вывести из организма лишнюю влагу; а кора пиона способствует снятию жара.

【临床应用】本品用于治疗慢性肾炎、糖尿病、腰肌劳损、神经衰弱、阳痿早泄、遗精等。舌红苔少、咽干口燥属肾阴不足，虚火上炎者忌用。孕妇忌服。

【Клиническое применение】Данный препарат используется при лечении хронического нефрита, сахарного диабета, при повреждении мышц поясницы, нервном истощении, мужской импотенции, непроизвольном семяизвержении и др. Пациентам с красным языком и небольшим налетом, при сухости во рту и в горле на фоне недостаточности Инь почек, а также при астеническом жаре - не рекомендуется принимать данный препарат. Беременным женщинам рекомендуется воздержаться .

（六）六味地黄丸（片、颗粒、胶囊、软胶囊、口服液）
6.6 Пилюли «Шесть вкусов земли» (таблетки, гранулы, желатиновые капсулы, мягкие капсулы, раствор для приема внутрь)

【方剂组成】熟地黄、山茱萸（制）、牡丹皮、山药、茯苓、泽泻。

【Состав】Ремания клейкая, кизил лекарственный (приготовленный), кора пиона древовидного, корневище диоскореи, пория кокосовидная, высушенные корневища частухи.

【功能】滋阴补肾。

【Действие препарата】Стимулирование внутреннего Инь и питание почек.

【主治】肾阴不足，真阴亏损所致腰痛足酸、骨蒸潮热、盗汗遗精、消渴、头晕、目眩、耳鸣；又治失血、失音、虚火牙痛、小便淋沥、咽喉疼痛、口干舌燥。

【Показания к применению】Недостаточность Инь почек, ноющая боль в пояснице, туберкулез и перемежающаяся лихорадка, ночная потливость и непроизвольное семяизвержение, диабет, головокружение, дискомфорт в глазах, шум в ушах; а также потеря крови, потеря голоса, зубная боль, скудное мочеиспускание, боль и сухость в горле.

【剂型规格】大蜜丸：每丸9g。小蜜丸：每袋6g、30g。水蜜丸：每袋5g。片剂：每片0.3g。颗粒剂：每袋5g。口服液：每支10mL。胶囊剂：每粒0.3g。软胶囊：每粒0.38g。

【Форма препарата】Большие медовые пилюли: по 9 г. Маленькие медовые пилюли: по 6 г, 30 г. Водные медовые пилюли: по 5 г. в 1 пакетике. Таблетки: по 0,3 г. Гранулы: пакетик 5 г. Раствор для приема внутрь: по 10 мл. в 1 ампуле. Желатиновые капсулы: по 0,3 г. Мягкие пилюли: по 0,38 г.

【用法用量】丸剂：大蜜丸1次1丸，小蜜丸1次9g，水蜜丸1次5g，均1日2次。片剂：1次8片，1日2次。颗粒剂：1次1袋，1日2次，开水冲服。口服液：1次10mL，1日2

次。儿童酌减或遵医嘱。胶囊剂：口服，1次8粒，1日2次。软胶囊：口服，1次3粒，1日2次。

【Применение и дозы】Пилюли: по 1 большой медовой пилюле, по 9 г маленьких медовых пилюль, по 5 г водных медовых пилюль, 2 раза в день. Таблетки: по 8 шт. 2 раза в день. Гранулы: по 1 пакетику 2 раза в день, предварительно растворив в воде. Раствор для приема внутрь: по 10 мл 2 раза в день. Детям следует уменьшить дозировку или следовать рецепту врача. Желатиновые капсулы: принимать внутрь, по 8 шт. 2 раза в день. Мягкие капсулы: принимать внутрь, по 3 шт. 2 раза в день.

【组方简介】本方为三补三泻之剂，是滋阴补肾之主方。方中熟地黄滋阴补肾，山茱萸补肝肾，山药补脾补肾；泽泻利湿泄热，牡丹皮清泄相火，茯苓淡渗脾湿。

【Краткое описание рецепта】Данный рецепт состоит из трех тонизирующих и трех очищающих компонентов, все они направлены на восполнение Инь и питание почек. Ремания клейкая стимулирует Инь и оказывает на почки укрепляющий эффект, кизил способствует питанию печени и почек, корневище диоскореи питает селезенку и восстанавливает почки; частуха стимулирует мочеотделение и выведение лишней жидкости из организма, кора пиона помогает снизить жар печени, а пория кокосовидная увлажняет и питает селезенку.

【临床应用】本品用于肝肾阴虚所致头晕、目眩、耳鸣、失眠、盗汗或遗精、虚火口舌生疮等症，也用于肺心病、慢性喘息型支气管炎、高血压、慢性前列腺炎、骨结核、骨髓炎、血栓性脉管炎、更年期综合征、小儿发育不良及老年性白内障等。感冒者忌用。忌辛辣食物。

【Клиническое применение】Данный препарат применяется при недостаточности Инь почек, которая выражается в таких симптомах, как: головокружение, дискомфорт в глазах, шум в ушах, бессонница, ночная потливость или непроизвольное семяизвержение, язвы в полости рта и др., а также при таких заболеваниях, как легочное сердце, хронический бронхит, гипертония, хронический простатит, костный туберкулез, остеомиелит, тромбангиит, синдром менопаузы, неправильное развитие тканей у детей, возрастная катаракта и др. Не рекомендуется принимать при простуде. Следует воздержаться от употребления горькой и острой пищи.

（七）十全大补丸   6.7 Тонизирующие пилюли Да-Бу

【方剂组成】党参、白术（炒）、茯苓、甘草（蜜炙）、当归、川芎、白芍（酒炒）、熟地黄、黄芪（蜜炙）、肉桂。

【Состав】Кодонопсис мелковолосистый, атрактилодеса крупноголового корневище (сушеный), пория кокосовидная, корень солодки (запеченный с медом), дудник китайский, гирчовник влагалищный, пион белоцветковый (поджаренный с вином), ремания клейкая, высушенные корни астрагала (запеченные с медом), корица.

【功能】养气育神，醒脾健胃，温暖命门，养血调经，温补气血。

【Действие препарата】Восполнение ци и подъем жизненных сил, стимулирование селезенки и укрепление желудка, прогрев точки «Врата жизни» (между почками), питание крови и нормализация менструального цикла, прогрев и питание ци и крови.

【主治】气血两虚，面色苍白，精神倦怠，气短心悸，头晕失眠，肢体乏力，手脚不温，月经量多。

【Показания к применению】Недостаточность ци и крови, бледный цвет лица, нервное истощение, одышка и учащенное сердцебиение, головокружение и бессонница, слабость в теле, холодные конечности, обильные выделения при менструации.

【剂型规格】大蜜丸：每丸重9g。水蜜丸：每丸重1g，每袋装30g。

【Форма препарата】Большие медовые пилюли: по 9 г. Водные медовые пилюли: 1 пилюля - 1 г, в пакетике 30 г.

【用法用量】水蜜丸，1次6g；大蜜丸，1次1丸。口服，1日2～3次。儿童酌减。

【Применение и дозы】Водные медовые пилюли, по 6 г; большие медовые пилюли, по 1 шт. Принимать внутрь, 2-3 раза в день. Детям необходимо уменьшить дозировку.

【组方简介】本方由四君子汤、四物汤加黄芪、肉桂而成。方中以党参、熟地黄甘温益气养血为主药，配以茯苓、白术健脾燥湿；当归、白芍养血和营，炙甘草和中益气；川芎入血分而理气，黄芪补气升阳，肉桂补肾助阳，并能助气血生长。诸药相合，共收温补气血之功。研究表明：组成十全大补丸的四君子汤对多种原因所致脾虚证模型均有显著的对抗作用，并具有增强免疫、增强肾上腺皮质功能及改善循环、解痉、抗胃溃疡、抗贫血等作用；四物汤具有显著的抗贫血和免疫增强效果；十全大补丸具有显著的免疫增强效果，能明显促进特异性抗体生成，并具有抗癌活性。

【Краткое описание рецепта】Данный рецепт состоит из смеси четырех травяных отваров с добавлениям корней астрагала и корицы. Основные компоненты - кодонопсис и ремания клейкая - питают и восполняют кровь, пория кокосовидная и атрактилодес укрепляют селезенку и способствуют выведению из организма лишней влаги; дудник и пион питают кровь, сушеный корень солодки помогает восполнить ци; гирчовник влагалищный способствует нормализации потоков ци, корни астрагала помогают повысить уровень Ян, корица восполняет и питает Ян почек, а также стимулирует ци крови. Все компоненты препарата направлены на восполнение ци и крови организма. Исследования показали, что смесь четырех трав в составе пилюль Да-Бу активно борются с различными проявлениями недостаточности селезенки, укрепляют иммунитет, способствуют восстановлению коры надпочечников, улучшению кровообращения, снятию спазмов, а также помогают при малокровии, язве желудка и др.; травяной отвар оказывает мощный иммуномодулирующий эффект; пилюли повышают сопротивляемость организма заболеваниям, повышают выработку антител и предотвращают возникновение рака.

【临床应用】本品为气血双补常用药。如面色苍白、气短心悸、食欲不振、贫血、头晕自汗、体倦乏力、月经不调、四肢不温，以及疮疡气血虚弱、溃疡脓液清稀等表现为气血两虚证者，均可用十全大补丸治疗。本方对抗生素所致不良反应有防治效果。阴虚火旺、咳嗽失血者不可服用。

【 Клиническое применение 】Данный препарат применяется для восполнения и питания ци и крови. Пилюли Да-Бу применяются при возникновении таких симптомов, как бледный цвет лица, одышка и учащенное сердцебиение, снижение аппетита, малокровие, головокружение и повышенное потоотделение, слабость в теле, нарушение менструального цикла, холодные конечности, язвы и фурункулы на фоне недостаточности ци. Данный препарат также справляется с побочными эффектами от приема антибиотиков. Запрещено принимать пациентам при недостаточности Инь и внутреннем жаре, а также при кашле и потере крови.

（八）生脉饮（胶囊、颗粒、注射液） — 6.8 Отвар, восстанавливающий пульс (желатиновые капсулы, гранулы, инъекции)

【方剂组成】人参、麦冬、五味子等。

【 Состав 】Женьшень, лириопе злаковидное, лимонник китайский и др.

【功能】益气复脉，养阴生津。

【 Действие препарата 】Восполнение ци и укрепление кровеносных сосудов, питание Инь и стимулирование секреции внутренних жидкостей организма.

【主治】气阴两亏，心悸气短，脉细无力，口渴自汗。

【 Показания к применению 】Недостаточность энергии ци и Инь, учащенное сердцебиение и одышка, слабый пульс, жажда и повышенное потоотделение.

【剂型规格】口服液：每支10mL。胶囊剂：每粒0.3g、0.35g。颗粒剂：每袋2g、10g。注射剂：每支2mL、10mL、20mL。

【 Форма препарата 】Раствор для приема внутрь: ампула10 мл. Желатиновые капсулы: по 0,3 г, 0,35 г. Гранулы: пакетик 2 г, 10 г. Инъекционный раствор: по 2 мл, 10 мл, 20 мл. в 1 ампуле.

【用法用量】口服液：口服，1次10mL，1日3次。胶囊剂：口服，1次3粒，1日3次。颗粒剂：1次2g或10g，1日3次，开水冲服。注射液：肌内注射，1次2～4mL，1日1～2次；静脉推注，1次10～20mL，1日4～6次，连续3～10日；静脉滴注，1次20～60mL，用5%葡萄糖注射液250～500mL稀释后使用，或遵医嘱。

【Применение и дозы】Раствор для приема внутрь: по 10 мл 3 раза в день. Желатиновые капсулы: принимать внутрь, по 3 шт. 3 раза в день. Гранулы: 2 г или 10 г, 3 раза в день, запивая водой. Инъекционный раствор: внутримышечно, по 2 ~ 4 мл, 1-2 раза в день; при внутривенном введении по 10 ~ 20 мл, 4-6 раз в день, в течении 3-10 дней; при капельном введении по 20 ~ 60 мл, растворив в 250 ~ 500 мл 5%-го глюкозного раствора, или по рецепту врача.

【组方简介】方中人参补气复脉，生津安神；五味子敛肺止汗；麦冬清热养阴生津。研究表明，本方有加强心肌供血、调节血压、改善微循环的作用。

【Краткое описание рецепта】Женьшень восполняет ци и нормализует пульс, стимулирует секрецию внутренних жидкостей и оказывает успокаивающий эффект; китайский лимонник сгущает мокроту в легких и подавляет повышенное потоотделение; лириопе питает внутреннее Инь и стимулирует выработку внутренних жидкостей организма. Исследования показали, что данный препарат улучшает кровоснабжение миокарда, регулирует кровяное давление, стимулирует кровообращение.

【临床应用】本品药性平和，凡临床上出现气阴两虚证候时，基本上都可用本品作为一种基础治疗剂。本品用于治疗心脏病的报道很多，特别是冠心病患者，无论是冠心病的稳定阶段，还是急性心肌梗死、心源性休克、心律失常等危重时期，本品均有很好的疗效。亦可治疗无症状心肌缺血、β受体兴奋症、中重度新生儿硬肿症、顽固性室性早搏，以及防治抗精神病药物不良反应。本方对有实证及暑热等病邪热尚盛者、咳而尚有表证未解者禁用。腹胀便溏、食少苔腻者忌服。

【Клиническое применение】Данный препарат действует довольно мягко, при лечении заболеваний с недостаточностью ци и внутреннего Инь его применяют в качестве основного лекарства. Данный препарат применяется при лечении различных патологий сердца, особенно коронарного заболевания сердца; будь то острый инфаркт миокарда, кардиогенный шок, аритмия или другое критическое состояние, данный препарат действует одинаково эффективно. Он также применяется для лечения ишемической болезни миокарда без симптомов, заболевания возбуждения β-адренгетических рецепторов, опухолей и новообразований, вентрикулярной экстрасистолии, а также при профилактике заболеваний в качестве антипсихотического препарата.Запрещено принимать пациентам с высокой температурой, кашлем и неопределенными симптомами. Не рекомендуется пациентам при жидком стуле и вздутии живота, отсутствии аппетита и липком налете на языке.

七、止咳平喘药　　7 Препараты против кашля и астмы

蜜炼川贝枇杷膏　　Экстракт из мушмулы, меда и рябчика

【方剂组成】川贝母、枇杷叶、沙参、桔梗、陈皮、半夏、北五味子、款冬花、杏仁水、薄荷脑、远志、生姜、阿胶、甘草、蜂蜜等。

【Состав】Рябчик мутовчатый, листья японской мушмулы, бубенчик мутовчатый, высушенные корни ширококолокольчика, сушеная цедра, пинеллия тройчатая, лимонник китайский, мать-и-мачеха, горькоминдальная вода, ментол, высушенные корни истода, имбирь, желатин из ослиной кожи, корень солодки, мед и др.

【功能】清热润肺，生津润燥，理气平喘，止咳祛痰。

【Действие препарата】Снижение температуры и увлажнение легких, стимулирование секреции внутренних жидкостей организма, регулирование ци и устранение одышки, выведение мокроты и устранение кашля.

【主治】风热咳嗽、痰热咳嗽、肺燥咳嗽。

【Показания к применению】Жар и кашель, кашель с мокротой, сухой кашель.

【剂型规格】膏滋剂：每瓶75mL、100mL。蜜膏剂：每瓶100mL、150mL。

【Форма препарата】Мягкий экстракт: флакон по 75 мл, 100 мл. Медовая настойка: флакон по 100 мл, 150 мл.

【用法用量】口服，成人1次15mL，1日3次；儿童减半。

【Применение и дозы】Принимать внутрь, взрослым по 15 мл 3 раза в день; детям уменьшить дозировку в 2 раза.

【组方简介】实验表明：川贝母具有镇咳、祛痰作用；枇杷叶止咳、化痰，水煎液抗菌；杏仁镇咳；北五味子镇咳、祛痰、抗菌；沙参、陈皮、半夏、桔梗均有祛痰作用。

【Краткое описание рецепта】Экспериментальные исследования показали: рябчик предотвращает кашель, способствует выведению мокроты из легких; листья японской мушмулы также устраняют кашель и выводят мокроту, оказывают антибактериальный эффект; миндаль предотвращает кашель; лимонник выводит мокроту из легких, оказывает антибактериальный эффект; бубенчик, сушеная цедра, пинеллия и ширококолокольчик также способствуют выведению мокроты.

【临床应用】本品用于治疗以咳嗽、咳痰为主要症状或伴有喘息的患者。

【Клиническое применение】Данный препарат применяется при лечении сухого и мокрого кашля с одышкой.

八、开窍药 —— 8 Очищающие препараты

安宫牛黄丸（片、胶囊） —— Тонизирующие пилюли из коровьего безоарового камня (таблетки, желатиновые капсулы)

【方剂组成】人工牛黄、水牛角浓缩粉、麝香、珍珠、朱砂、雄黄、黄连、黄芩、栀子、郁金、冰片。

【Состав】Искусственный безоар, концентрированный порошок из рога буйвола, мускус, жемчуг, киноварь, реальгар, коптис китайский, шлемник байкальский, гардения жасминовидная, корневые клубни куркумы, борнеол.

【功能】清热解毒，镇惊开窍，化痰安神。

【Действие препарата】Снижение температуры и детоксикация, успокоительный эффект, выведение мокроты.

【主治】热病邪入心包，高热惊厥；痰热互结，舌謇肢厥，神昏谵语。

【Показания к применению】Жар и воздействие на околосердечную сумку, жар и фебрильные судороги; скопление мокроты и жара в организме, онемение языка и конечностей, бессознательный бред.

【剂型规格】大蜜丸：每丸3g，含原药材约1.8g。水蜜丸：每瓶2g。片剂：每片0.3g。胶囊剂：每粒0.4g。

【Форма препарата】Большие медовые пилюли: по 3 г, в каждой по 1,8 г активного вещества. Водные медовые пилюли: по 2 г. Таблетки: по 0,3 г. Желатиновые капсулы: по 0,4 г.

【用法用量】蜜丸：1次1丸；3岁以内，1次1/4丸；4～6岁，1次1/2丸。水蜜丸：1次2g；3岁以内，1次0.5g；4～6岁，1次1g。1日1次，温开水送服或遵医嘱，亦可鼻饲或灌肠。片剂：口服，1次5～6片。3岁以内，1次1～2片；4～6岁，1次3片。1日1次，或遵医嘱。胶囊：成人1次4粒（1.6g）；3岁以内，1次1/4量；4～6岁，1次1/2量。口服，1日1次，或遵医嘱。

【Применение и дозы】Медовые пилюли: по 1 шт.; детям до 3-х лет, по 1/4 шт.; 4 ~ 6 лет по 1/2 шт. Водные медовые пилюли: по 2 г; детям до 3-х лет, по 0,5 г; 4 ~ 6 лет, по 1 г. 1 раз в день, запивая водой или по рецепту врача, также можно принимать через назальное введение или с помощью клизмы. Таблетки: принимать внутрь, по 5 ~ 6 шт. Детям до 3-х лет по

1 ~ 2 шт; 4 ~ 6 лет, по 3 шт. 1 раз день, или по рецепту врача. Капсулы: взрослым по 4 шт (1,6 г); детям до 3-х лет по 1/4 дозы; 4 ~ 6 лет - по 1/2 дозы. Принимать внутрь, 1 раз в день, или по рецепту врача.

【组方简介】方中牛黄清心解毒，息风定惊，豁痰开窍；水牛角浓缩粉凉血清热解毒；黄连、黄芩、栀子清泻心火；麝香芳香通窍，苏醒神志；冰片醒神止痛；郁金清心解郁；雄黄辟秽解毒；朱砂、珍珠镇惊安神。现代研究表明：牛黄中含胆酸、去氧胆酸，具有解热、抗炎、保肝作用；水牛角含胆甾醇及多种氨基酸，具有解热、抗炎、抗感染、降转氨酶、促肝细胞再生作用；黄芩含黄芩苷，具有广谱抗菌、利胆、抗炎、解热、解毒作用等。

【Краткое описание рецепта】Безоар очищает сердце и выводит из организма токсины, стабилизирует пульс, выводит мокроту; концентрированный порошок из рога буйвола охлаждает кровь и выводит токсины; коптис, шлемник байкальский, гардения очищают сердце от патогенного огня; мускус и дудник очищают энергетические каналы, оказывают тонизирующий эффект; борнеол тонизирует и снимает боль; куркума также очищает сердце и снимает ощущение сдавленности в груди; реальгар способствует выведению токсинов; киноварь и жемчуг оказывают успокоительный эффект. Современные исследования доказали: безоар содержит холевую и дезоксихолевую кислоты, которые снижают температуру, снимают воспаления и стабилизируют работу печени; рог буйвола содержит холестерин и разнообразные аминокислоты, которые также помогают снизить температуру тела, снять воспаления, предотвратить вирусные заболевания, снизить уровень трансаминаза и ускорить регенерацию клеток печени; шлемник байкальский содержит вещество байкалин, который оказывает антибактериальный, желчегонный, противовоспалительный, жаропонижающий и детоксикационный эффект.

【临床应用】本品为清热解毒、镇惊开窍之品，凡神昏谵语属实热痰闭者均可应用。临床常用于治疗流行性脑脊髓膜炎、乙型脑炎、中毒性脑病、脑血管意外、中毒性肺炎、中毒性痢疾、中毒性肝炎、肝昏迷、尿毒症、癫痫及小儿高热惊厥等。本品孕妇忌服。忌辛辣、油腻厚味食物。舌苔白腻，寒痰阻窍证勿用。中风脱证神昏者不可使用。本品含朱砂、雄黄等有毒性药物，中病即止，不宜久服。

【Клиническое применение】Данный препарат применяется для снижения температуры и выведения токсинов, стабилизации работы сердца и энергетических каналов, также подходит для пациентов в состоянии бессознательного бреда на фоне жара. Клинически данный препарат обычно применяется для лечения эпидемического цереброспинального менингита, энцефалита группы В, токсической энцефалопатии, острого нарушения мозгового кровообращения, токсической пневмонии, дизентерии, гепатита, печеночной комы, уремии, эпилепсии и фебрильных судорог у детей. Не рекомендуется принимать беременным женщинам. Рекомендуется воздержаться от употребления острой и жирной пищи. Не принимать препарат при сильном белом налете на языке и застое мокроты на фоне простуды. Запрещено принимать пациентам при инсульте и в состоянии обморока. Данный препарат содержит киноварь, реальгар и другие токсичные компоненты, поэтому его не рекомендуется принимать в течение длительного времени.

九、安神药　9　Успокоительные препараты

朱砂安神丸　Успокоительные пилюли из киновари

【方剂组成】朱砂、黄连、当归、生地黄、甘草。

【Состав】Киноварь, коптис китайский, дудник китайский, корень ремании, корень солодки.

【功能】镇静安神，清心养血，除烦。

【Действие препарата】Успокоительный эффект, восполнение жизненных сил.

【主治】心火亢盛，阴血不足所致的心神不安、失眠多梦等。

【Показания к применению】Жар в сердце, ощущение беспокойства на фоне недостаточности Инь крови, бессонница или частые сны и др.

【剂型规格】蜜丸：每丸9g。水蜜丸：每袋6g。小蜜丸：每瓶90g。

【Форма препарата】Медовые пилюли: по 9 г. Водные медовые пилюли: по 6 г. Маленькие медовые пилюли: по 90 г.

【用法用量】口服。蜜丸：1次1丸。水蜜丸：1次6g。小蜜丸：1次9g。1日1～2次，温开水送服。

【Применение и дозы】Принимать внутрь. Медовые пилюли: по 1 шт. Водные медовые пилюли: по 6 г. Маленькие медовые пилюли: по 9 г. 1-2 раза в день, запивая теплой водой.

【组方简介】本方以朱砂、黄连为主药，有清心火、安心神之功；辅以养血滋阴的当归、生地黄、甘草，使其药效更为显著。

【Краткое описание рецепта】Основные компоненты препарата - киноварь и коптис - оказывают стабилизирующее действие на работу сердца, а также имеют успокоительный эффект; дополнительные компоненты (дудник, корень ремании, корень солодки) питают кровь и внутреннее Инь.

【临床应用】本品适用于因心阴不足，心火上炎所致心神不安、心悸失眠、记忆力减退等症。心气不足，心神不安者勿用。忌服碘、溴化物，以防发生不良反应。

【Клиническое применение】Данный препарат применяется при недостаточности внутреннего Инь сердца, при состоянии беспокойства на фоне жара в сердце, бессоннице, ухудшении памяти и др. симптомах. Не принимать пациентам с недостаточностью ци сердца и с постоянным ощущением беспокойства. Чтобы избежать возникновения побочных эффектов, не рекомендуется принимать йод и бромид.

十、活血药   10 Препараты, стимулирующие кровообращение

（一）速效救心丸   10.1 Быстродействующие пилюли для сердца

【方剂组成】川芎、冰片。

【Состав】Гирчовник влагалищный, борнеол.

【功能】行气活血，祛瘀止痛。

【Действие препарата】Улучшение потоков ци и кровообращения, устранение застоя крови и обезболивающий эффект.

【主治】冠心病心绞痛属气滞血瘀证。

【Показания к применению】Коронарное заболевание сердца и стенокардия на фоне застоя ци и крови.

【剂型规格】滴丸剂：每粒40mg，每瓶40粒。

【Форма препарата】Каплевидные пилюли: по 40 мг, во флаконе 40 шт.

【用法用量】含服，1次4～6粒，1日3次。急性发作时，1次10～15粒。

【Применение и дозы】Рассасывать, по 4 ~ 6 шт., 3 раза в день. При остром приступе принимать по 10 ~ 15 шт.

【组方简介】方中川芎活血行气，冰片开窍醒神，两药兼有止痛作用。现代研究表明：川芎含川芎嗪等，可扩张冠脉，增加心血管流量，保护心肌；冰片主要含龙脑，具有显著抗缺氧能力。因此，本品能增加冠状动脉血流量，降低外周血管阻力，减轻心脏负荷，改善心肌缺血。

【Краткое описание рецепта】Гирчовник стимулирует кровообращение и регулирует потоки ци, борнеол оказывает тонизирующий эффект; оба компонента оказывают болеутоляющее действие. Современные исследования показали, что гирчовник содержит вещество лигустразин, который способствует расширению коронарной артерии, повышая уровень кровоснабжения органов, а также защищает миокард; борнеол содержит борнейскую камфору, которая борется с дефицитом кислорода. Таким образом, данный препарат помогает увеличить коронарный поток, снизить сопротивление сосудов, облегчить нагрузку на сердце, а также преодолеть ишемию миокарда.

【临床应用】本品适用于气滞血瘀型冠心病心绞痛。临床观察表明，含服本品一般在1分钟后起作用，心绞痛及憋气症状逐渐得到缓解，绝大多数患者在2～10分钟内起作用，其药效维持时间为4～12小时。

【Клиническое применение】Данный препарат подходит для лечения стенокардии и коронарной болезни сердца на фоне стагнации энергии ци и крови. Клинически доказано, что данный препарат начинает работу уже через 1 минуту после приема, симптомы удушья и стенокардии постепенно ослабляются; у большинства пациентов симптомы устранялись в течение 2-10 минут, а само лекарство действует в течение 4-12 часов.

（二）稳心颗粒　　　　10.2 Гранулы для стабилизации работы сердца

【方剂组成】党参、黄精、三七、琥珀、甘松等。

【Состав】Кодонопсис мелковолосистый, купена сибирская, ложный женьшень, янтарь, валериана лекарственная и др.

【功能】益气养阴，定悸复脉，活血化瘀。

【Действие препарата】Питание ци и укрепление внутреннего Инь, стабилизация пульса и дыхания, нормализация кровообращения и устранение застоя крови.

【主治】心律失常。

【Показания к применению】Аритмия.

【剂型规格】颗粒剂：每袋9g。

【Форма препарата】Гранулы: пакетик 9 г.

【用法用量】开水冲服，1次1袋，1日3次。疗程4周，或遵医嘱。

【Применение и дозы】Растворять в воде, по 1 пакетику 3 раза в день. Курс лечения - 4 недели, или по рецепту врача.

【组方简介】党参补气养血并能兴奋心肌，黄精养阴，二者均可益气健脾，是方中主要成分；三七活血散瘀，琥珀镇惊安神，甘松理气开郁。诸药合用，共奏益气养阴、定悸复脉之功。现代研究表明：党参含豆甾醇、党参酸等，具有抗心肌缺血、增强免疫功能的作用；黄精含黄精多糖、氨基酸等，具有抗心肌缺血、抗氧化作用；三七含三七皂苷、三七素等，具有增加冠脉流量、抗心律失常的作用。因此，本品可改善微循环，增强心肌收缩力，调解心律失常。

【 Краткое описание рецепта 】 Кодонопсис укрепляет ци и стимулирует сердечную мышцу, купена сибирская восполняет внутреннее Инь, оба компонента восполняют ци и укрепляют селезенку; ложный женьшень устраняет застой крови, янтарь оказывает успокоительный эффект, валериана регулирует энергию ци. Все компоненты дополняют друг друга, питают ци и внутреннее Инь, стабилизируют сердцебиение и пульс. Современные исследования показали, что кодонопсис содержит стигмастерин, кодонопсисовую кислоту и другие вещества, которые борются с ишемической болезнью миокарда, а также укрепляют иммунитет; купена сибирская содержит полисахариды и аминокислоты, которые также помогают при лечении ишемии миокарда, оказывают антиоксидантный эффект; ложный женьшень содержит нотогинзенозид, оксалил-диаминопропионовую кислоту и другие вещества, которые укрепляют коронарную артерию и борются с аритмией. Таким образом, данный препарат улучшает кровообращение, укрепляет сердечную мышцу и регулирует нарушения сердечного ритма.

【 临床应用 】本品适用于气阴两虚兼心脉瘀阻所致的心悸不宁、气短乏力、头晕心悸、胸闷胸痛，以及心律失常、室性早搏、房性早搏等见上述证候者。孕妇慎用。

【 Клиническое применение 】 Данный препарат применяется при учащенном сердцебиении, одышке, головокружении, боли в груди и ощущении удушья, аритмии, вентрикулярной экстрасистолии и других симптомах, вызванных недостаточностью ци и внутреннего Инь сердца. Беременным женщинам применять с осторожностью.

十一、和解药   11 Стабилизирующие препараты

逍遥丸   Блаженствующие пилюли

【 方剂组成 】柴胡、当归、白芍（炒）、白术（炒）、茯苓、甘草（蜜炙）、薄荷、生姜。

【 Состав 】 Высушенные корни володушки, дудник китайский, пион белоцветковый (сушеный), атрактилодеса крупноголового корневище (сушеное), пория кокосовидная, корень солодки (запеченный с медом), мята, имбирь.

【 功能 】疏肝健脾，养血调经，解郁散热。

【 Действие препарата 】 Укрепление печени и селезенки, питание крови и нормализация менструального цикла, устранение дискомфорта в груди и рассеивание внутреннего жара.

【主治】肝郁血虚引起的肝气不舒，两胁胀痛，头晕目眩，神疲食减，月经不调。

【Показания к применению】Недостаточность и застой крови в печени и, как следствие, нарушение баланса ци печени, распирающая боль в боках, головокружение и шум в ушах, нервное истощение и снижение аппетита, нарушение менструального цикла.

【剂型规格】大蜜丸：每丸6g、9g。浓缩丸：每8丸相当于原生药3g。水丸：每瓶18g。颗粒（冲剂）：每袋6g、15g。

【Форма препарата】Большие медовые пилюли: по 6 г, 9 г. Сгущенные пилюли: в 8 пилюлях - 3 г лекарственного вещества. Водные пилюли: по 18 г. Гранулы (растворимые): пакетик 6 г, 15 г.

【用法用量】大蜜丸：1次1丸，1日2次。浓缩丸：1次8丸，1日3次；水丸：1次6～9g，1日2～3次。温开水送服。颗粒（冲剂）：1次6～15g，1日2～3次，开水冲服。

【Применение и дозы】Большие медовые пилюли: по 1 шт. 2 раза в день. Сгущенные пилюли: по 8 шт., 3 раза в день; водные пилюли: по 6 ~ 9 г, 2-3 раза в день. Запивать теплой водой. Гранулы (растворимые): по 6 ~ 15 г, 2-3 раза в день, запивая водой.

【组方简介】本方中当归补血活血，调经止痛；芍药养血平肝；茯苓、白术、甘草、生姜健脾和中；柴胡疏肝解郁，薄荷疏散风热。诸药协同，共达疏肝解郁、健脾调经之功。本品对实验性肝炎（大鼠）能减轻肝细胞的脂肪性变及退行性变；恢复期中，能使肝细胞再生。

【Краткое описание рецепта】Китайский дудник питает кровь и активизирует кровообращение, очищает энергетические каналы и снимает боль; пион молочноцветковый также питает кровь и стабилизирует работу печени; пория кокосовидная, атрактилодес, корень солодки и имбирь укрепляют селезенку; корни володушки способствуют устранению застоя в печени, а мята снимает жар. Все компоненты препарата дополняют друг друга и способствуют очищению печени и укреплению селезенки. Препарат был протестирован на белых крысах с гепатитом, по результатам исследования препарат смягчал изменение клеток печени и способствовал замедлению патологических процессов; в период выздоровления препарат помогает восстановить клетки печени.

【临床应用】本品适用于因肝郁、血虚、脾弱所致的胁痛、郁证、乳癖、月经不调、内眼病等。可治疗肝胆系统疾病、冠心病、心肌梗死、溃疡病等。孕妇忌服。忌生冷、辛辣、油腻食物。

【Клиническое применение】Данный препарат применяется при боли и сдавленности в груди, образовании узелковых уплотнений молочных желез, нарушениях менструального цикла и офтальмологических заболеваниях на фоне застоя ци в печени, недостаточности крови и слабости селезенки. Препарат применяется при лечении различных заболеваний печени и желчного пузыря, коронарной болезни сердца, инфаркте миокарда, язвенной болезни и др. Беременным женщинам рекомендуется воздержаться от приема препарата. Не рекомендуется употреблять в пищу холодные, острые и жирные блюда.

十二、外科常用药　12 Препараты, часто применяемые в хирургии

（一）康复新液　12.1 Восстанавливающий настой

【方剂组成】美洲大蠊干燥虫体的提取物。

【Состав】Экстракт сушеных американских тараканов.

【功能】通利血脉，养阴生肌。

【Действие препарата】Стимулирование кровообращения, восполнение Инь и заживление тканей.

【主治】创伤、溃疡、瘘管、烧烫伤、褥疮等。

【Показания к применению】Раны, язвы, фистулы, ожоги, пролежни и т.д.

【剂型规格】搽剂：每瓶50mL。喷雾剂：每瓶100mL。

【Форма препарата】Мазь: по 50 мл. Спрей: по 100 мл.

【用法用量】外用。搽剂：用纱布浸透药液敷于患处。喷雾剂：将药液喷于患处。

【Применение и дозы】Для наружного применения. Мазь: используется для тканевых примочек на поврежденные участки. Спрей: распыляется на пораженные участки.

【组方简介】药理研究表明，本品具有促进血管新生，消除炎症水肿，改善创面循环，净化创面，促进创面坏死组织脱落和肉芽组织增生，加速病损组织的修复及抗炎作用；还能增强局部的免疫功能。

【Краткое описание рецепта】Фармакологические исследования показали, что данный препарат стимулирует ангиогенез, устраняет воспаления и отеки, улучшает кровообращение и очищает пораженные ткани, способствует регенерации омертвевших тканей и восстановлению грануляционных тканей, ускоряет заживление пораженных участков и оказывает противовоспалительный эффект, а также укрепляет иммунитет всего организма.

【临床应用】本品适用于治疗战伤、烧烫伤及其他外伤创面，感染创面，慢性瘘管，各类顽固性溃疡，口腔溃疡，褥疮等。

【Клиническое применение】Данный препарат используется для лечения внешних повреждений, ожогов, зараженных ран, хронических свищей, трудноизлечимых язв, язв в полости рта, пролежней и других повреждений.

（二）马应龙麝香痔疮膏（栓）　12.2 Мускусная мазь от геморроя Ма-Инлун (суппозиторий)

【方剂组成】麝香、牛黄、珍珠、硼砂、冰片、炉甘石。

【Состав】Мускус, безоар, жемчуг, тинкал, борнеол, цинковый шпат.

【功能】清热解毒，活血化瘀，祛腐生肌。

【Действие препарата】Снижение температуры и детоксикация, активизация кровообращения и устранение застойных явлений, восстановление пораженных тканей.

【主治】各类痔疮。

【Показания к применению】Все виды геморроя.

【剂型规格】软膏剂：每支10g。栓剂：每粒相当于原药材0.33g。

【Форма препарата】Мазь: по 10 г. Суппозиторий: в каждом суппозитории по 0,33 г активного вещества.

【用法用量】外用。软膏剂：取适量涂搽患处。栓剂：早晚或大便后塞入肛门2～2.5cm处，1次1枚，1日2次。

【Применение и дозы】Для наружного применения. Мазь: нанести необходимое количество на пораженный участок. Суппозиторий: утром и вечером или после испражнения поместите суппозиторий в анус на глубину 2 ~ 2.5 см, по 1 шт. 2 раза в день.

【组方简介】本品为明代马氏秘方，具有解毒消肿、破瘀止血、收敛止痛的功效。药理研究表明，本药对实验动物有明显的抗炎、镇痛和止血作用。

【Краткое описание рецепта】Данный препарат изготовлен по рецепту эпохи Мин, он выводит из организма вредные вещества и устраняет опухоли, останавливает кровь, а также снимает боль. Фармакологические исследования препарата показали, что он обладает ярким противовоспалительным, обезболивающим и кровоостанавливающим воздействием на организм.

【临床应用】本品主要治疗内痔、外痔、混合痔，对肛裂、肛周湿疹亦有较好的治疗作用。孕妇慎用，或遵医嘱。

【Клиническое применение】Данный препарат применяется при лечении внутреннего, наружного или смешанного геморроя, анальноых трещин, экземы прианальной области и др. Беременным женщинам применять с осторожностью или по рецепту врача.

十三、癌病常用药   13 Препараты, часто используемые при лечении раковых заболеваний

（一）复方红豆杉胶囊   13.1 Тонизирующие тисовые капсулы

【方剂组成】红豆杉皮、红参、甘草。

【Состав】Кора тисового дерева, красный женьшень, корень солодки.

【功能】祛邪扶正，通络散结。

【Действие препарата】Устранение симптомов и укрепление иммунитета, устранение застоя энергетических каналов.

【主治】用于气虚痰瘀所致的中晚期肺癌化疗的辅助治疗。

【Показания к применению】Применяется при лечебных мероприятиях на средней и поздней стадии рака легких, вызванного застоем мокроты и недостаточностью ци.

【剂型规格】胶囊剂：每粒0.3g。

【Форма препарата】Желатиновые капсулы: по 0,3 г.

【用法用量】口服，1次2粒，1日3次，21天为1个疗程。

【Применение и дозы】Принимать внутрь, по 2 шт. 3 раза в день, курс лечения - 21 день.

【组方简介】红豆杉皮所含紫杉醇通过抑制微管解聚，从而达到抑制肿瘤的作用。人参皂苷和甘草酸等可明显提高机体免疫能力。此外，甘草酸可降低药物不良反应。

【Краткое описание рецепта】Кора тисового дерева содержит вещество паклитаксел, которое деполимеризует капиллярные сосуды и устраняет опухоли. Гинзенозид и глицирризиновая кислота способствуют укреплению иммунитета. Кроме того, глицирризиновая кислота предотвращает побочные эффекты от приема лекарств.

【临床应用】本品具有抗肿瘤和调节机体免疫力的作用，用于中晚期肿瘤患者的治疗。

【Клиническое применение】Данный препарат оказывает противоотечное и иммуномодулирующее действие и применяется при лечении новообразований на средней и поздней стадиях.

（二）复方斑蝥胶囊   13.2 Тонизирующие капсулы из шпанской мушки

【方剂组成】斑蝥、人参、黄芪、刺五加、三棱、半枝莲、莪术、山茱萸、女贞子、熊胆粉、甘草。

【Состав】Шпанские мушки, женьшень, высушенные корни астрагала, высушенные корни элеутерококка, высушенные корневища ежеголовника, крупноцветный портулак, куркума цитварная, кизил лекарственный, плоды блестящей бирючины, порошок медвежьей желчи, корень солодки.

【功能】破血消瘀，攻毒蚀疮。

【Действие препарата】Устранение застоя крови, детоксикация организма.

【主治】湿痰阻络所致的癥瘕积聚、痰核瘰疬、痈疮肿毒，用于原发性肝癌、肺癌、直肠癌、恶性淋巴瘤、妇科肿瘤等。

【Показания к применению】Образование кист в брюшной полости вследствие застоя мокроты, туберкулез, нарывы и язвы, первичная карцинома печени, рак легких, рак прямой кишки, злокачественная лимфома, новообразования половых органов и др.

【剂型规格】胶囊剂，每粒0.25g。

【Форма препарата】Желатиновые капсулы: по 0,25 г.

【用法用量】口服。1次3粒，1日2次。

【Применение и дозы】Принимать внутрь. По 3 капсулы 2 раза в день.

【组方简介】方中斑蝥味辛性热，攻毒蚀疮，逐瘀散结，为君药。三棱、莪术破血消积，行气止痛，共为臣药，以加强君药活血化瘀功效。人参、黄芪、刺五加健脾补肾，补益气血；山茱萸、女贞子滋补肝肾，养阴生精。五药合用，使祛邪而不伤正，并可防止瘀毒扩散。半枝莲、熊胆粉清热解毒，佐助君药攻毒蚀疮，共为佐药。甘草调和诸药，为使药。诸药合用，共奏破血消癥、攻毒蚀疮之功。药理研究表明，复方斑蝥胶囊对小鼠S180和小鼠H22有明显的抑制作用，能增强机体的非特异性和特异性免疫功能，提高机体的应激能力；与抗癌药环磷酰胺联合应用有协同增效作用，可明显提高抑瘤率；能对抗钴照射和环磷酰胺引起的白细胞下降。

【Краткое описание рецепта】Шпанская мушка - главный компонент препарата - имеет острый вкус, ее активные вещества способствуют выведению токсинов, устранению застоя в энергетических каналах. Ежеголовник и куркума устраняют застой крови, регулируют ци и снимают боль, а также усиливают действие главного ингредиента, активизируют кровообращение. Женьшень, астрагал и элеутерококк укрепляют селезенку и питают почки, восполняют ци крови; кизил и плоды бирючины стимулируют работу печени и почек, а также восполняют внутреннее Инь. Все компоненты дополняют друг друга и направлены на устранение застойных явлений и предотвращают скопление в организме токсинов. Шлемник бородатый и порошок медвежьей желчи помогают снизить температуру и вывести вредные вещества из организма, а также   помогают действию основных компонентов. Корень солодки уравновешивает действие всех компонентов препарата. Препарат устраняет застойные явления и выводит токсины. Фармакологические исследования препарата показали, что капсулы оказывают на мышей S180 и H22 явный ингибирующий эффект, усиливают неспецифический и специфический иммунитет, повышают возбудимость организма; при совместном применении капсул с противораковым средством циклофосфаном препарат дал синергетический эффект и намного быстрее устранил опухоль; препарат также борется со снижением лейкоцитов в крови при кобальтовом облучении или воздействии циклофосфана.

【临床应用】用于原发性肝癌、肺癌、直肠癌、前列腺癌、膀胱癌、恶性淋巴瘤、妇科恶性肿瘤（卵巢癌、子宫内膜癌、乳腺癌、绒毛膜癌等）、甲状腺癌、骨癌、鼻咽癌等恶性肿瘤及白细胞低下症等的治疗，也可用于肝炎、肝硬化、乙型肝炎病毒携带者。孕妇忌服。

【Клиническое применение】Применяется при первичной карциноме печени, раке легких, раке прямой кишки, раке простаты, мочевого пузыря, злокачественной лимфоме, гинекологических новообразованиях (рак яичников, рак эндометрия, рак молочной железы, хориокарцинома и др.), раке щитовидной железы, носоглотки, желудка и других злокачественных заболеваниях с понижением уровня лейкоцитов в крови. Беременным женщинам рекомендуется воздержаться от применения препарата.

十四、妇科常用药　　14 Препараты для лечения гинекологических заболеваний

（一）桂枝茯苓丸（胶囊）　14.1 Пилюли из кричного дерева и пории (желатиновые капсулы)

【方剂组成】桂枝、茯苓、牡丹皮、桃仁、白芍。

【Состав】Побег коричника, пория кокосовидная, кора пиона древовидного, ядро персиковой косточки, пион белоцветковый.

【功能】活血化瘀，止痛散结，缓消癥块。

【Действие препарата】Активизация кровообращения и устранение застоя крови, снятие боли, смягчение симптомов заболевания.

【主治】妇女经期综合征、子宫肌瘤、卵巢囊肿、宫颈炎等妇科疾病。

【Показания к применению】Нарушения менструального цикла, миома матки, киста яичника, цервицит и другие гинекологические заболевания.

【剂型规格】大蜜丸：每丸6g、9g。胶囊剂：每粒0.31g。

【Форма препарата】Большие медовые пилюли: по 6 г, 9 г. Желатиновые капсулы: по 0,31 г.

【用法用量】丸剂：口服，1次1丸，1日1～2次。胶囊：1次3粒，1日3次，饭后服。

【Применение и дозы】Пилюли: принимать внутрь, 1 шт. 1-2 раза в день. Желатиновые капсулы: по 3 шт. 3 раза в день, после еды.

【组方简介】药理研究表明，本品具有降低血液黏度，改善血液流变性，抗血小板聚集，调节内分泌功能，以及抗炎、镇痛、镇静等作用。

【Краткое описание рецепта】Фармакологические исследования показали, что данный препарат способствует снижению вязкости крови, улучшает текучесть крови, борется с агрегацией тромбоцитов, регулирует работу щитовидной железы, а также оказывает противовоспалительный, обезболивающий и успокоительный эффект.

【临床应用】本品主要用于治疗血脉不通或血瘀有肿块之妇科病。症见月经不调，产后恶露不尽，腹胀腹痛，白带增多，小腹有瘀血肿块等。妇女经期综合征、宫外孕、子宫肌瘤、卵巢囊肿、盆腔炎及乳腺肿块等妇科疾患，见有上述症状者皆可用之。孕妇无瘀血者忌用。经期慎用。用于妊娠后漏下不止、胎动不安者，需经医师诊断后服用，以免误用伤胎。

【Клиническое применение】Данный препарат применяется для лечения нарушений кровообращения, застоя крови и гинекологических опухолей. Симптомы: нарушение менструального цикла, нарушение менструации после родов, вздутие и боль в животе, обильные белые выделения, застой крови в нижней части живота и кровяная опухоль. Препарат может применяться при лечении менструального синдрома, внематочной беременности, миомы матки, кисты яичника, воспаления тазовых органов, также опухоли грудных желез и других гинекологических заболеваний. Не рекомендуется принимать беременным женщинам без застоя крови. Запрещено принимать во время менструации. При кровотечении во время беременности, беспокойстве плода необходимо следовать указаниям врача, чтобы не навредить плоду.

（二）妇科千金片（胶囊）　14.2 Гинекологические таблетки из корня флемингии (желатиновые капсулы)

【方剂组成】党参、当归、千金拔、金樱子根、鸡血藤、穿心莲、单面针、功劳木。

【Состав】Кодонопсис мелковолосистый, дудник китайский, корень флемингии филиппинской, корень шиповника, миллетия сетчатая, андрографис метельчатый, махония.

【功能】益气养血，清热解毒。

【Действие препарата】Питание ци и крови, снижение температуры и детоксикация.

【主治】带下，腹痛，月经不调。

【Показания к применению】Лейкорея, боль в нижней части живота, нарушение менструального цикла.

【剂型规格】片剂：基片重0.32g。胶囊剂：每粒0.4g。

【Форма препарата】Таблетки: по 0,32 г. Желатиновые капсулы: по 0,4 г.

【用法用量】口服。片剂：1次4~6片，1日2~3次。胶囊剂：1次2粒，1日3次。14天为1个疗程。

【Применение и дозы】Принимать внутрь. Таблетки: по 4 ~ 6 шт., 2-3 раза в день. Желатиновые капсулы: по 2 шт. 3 раза в день. Курс лечения - 14 дней.

【组方简介】方中党参益气健脾；当归、鸡血藤养血活血；单面针祛风活络，化瘀止痛；千金拔祛湿解毒，强腰膝；金樱子根、穿心莲清热解毒；功劳木清热凉血、滋阴。

【Краткое описание рецепта】Кодонопсис восполняет ци и укрепляет селезенку; дудник китайский и миллетия обогащают кровь и активизирую кровообращение, облегчают ревматические боли и укрепляют энергетические каналы, устраняют застой крови; корень флемингии выводит лишнюю влагу и токсины из организма, укрепляет коленные суставы и поясницу; корни шиповника и андрографис снижают температуру и выводят токсины; махония охлаждает кровь и активизирует Инь.

【临床应用】用于治疗妇女带下，如子宫颈炎及其他妇女生殖器炎症。此外，还用于治疗急、慢性盆腔炎，子宫内膜炎，以及月经不调或痛经等。服本品忌辛辣油腻。孕妇禁用。

【Клиническое применение】Применяется при лечении лейкореи, цервицита и других гинекологических заболеваний. Также препарат применяется при острых и хронических воспалительных заболеваниях, эндометриозе, нарушении менструального цикла и менструальных болях. Рекомендуется воздержаться от употребления острой и жирной пищи. Запрещено принимать беременным женщинам.

（三）固经丸　　14.3 Стабилизирующие пилюли

【方剂组成】黄柏（盐炒）、黄芩（酒炒）、椿皮（炒）、香附（醋制）、白芍（炒）、龟甲（制）。

【Состав】Кора бархата амурского (поджаренная с солью), шлемник байкальский (тушеный с вином), кора айланти (сушеная), высушенные клубни сыти круглой (приготовленные с уксусом), пион белоцветковый (сушеный), лекарство из щита черепахи.

【功效】清热养阴，固经止血。

【Действие препарата】Снятие жара и активизация Инь, остановка кровотечения.

【主治】阴虚血热所致的月经先期、量多、色紫黑，赤白带下；也可用于经水频来，淋沥不断，崩漏，胎漏及产后恶露不尽。

【Показания к применению】Преждевременная менструация, вызванная недостаточностью Инь и жаром крови, обильные выделения темно-бордового цвета, лейкорея; постоянные выделения при менструации, метроррагия, кровотечения во время и после беременности.

【剂型规格】水丸：每100粒6g。

【Форма препарата】Водные пилюли: 100 гранул - 6 г.

【用法用量】口服，1次6g，1日2次。

【Применение и дозы】Принимать внутрь, по 6 г. 2 раза в день.

【组方简介】本方用龟甲滋阴潜阳益肾，白芍敛阴养血调经，黄芩清热泻火止血，黄柏泻湿热、疗带下，椿皮固经止带，香附调气和血。诸药合用，使阴虚得养，血热得清，则经血、白带可止。

【Краткое описание рецепта】Средство из щита черепахи укрепляет Инь и снижает гиперфункцию Ян, а также питает почки, пион белоцветковый питает Инь крови и стабилизирует работу энергетических каналов, шлемник байкальский снимает жар и останавливает кровотечение, кора амурского бархата способствует выведению из организма лишней влаги и жара, лечит лейкорею, кора айланти нормализует состояние органов в нижней части живота, а высушенные клубни сыти круглой помогают регулировать ци и состояние крови. Компоненты данного препарата восполняют недостаточность Инь, очищают кровь от патогенного жара, нормализуют кровообращение, борются с лейкореей.

【临床应用】本品为妇科常用药。多用于治疗月经先期、月经过多、赤白带下、崩漏等。有报道，青春期月经不调、更年期崩漏、生育期月经过多、血崩等都可用此方加味获效。还常用于子宫功能性出血、慢性附件炎引起的经漏，或内分泌失调、子宫内膜受损及炎症、盆腔充血等疾病的出血症状属于阴虚血热者。虚寒者不宜使用。

【Клиническое применение】Данный препарат часто применяется в гинекологии. В основном препарат применяется при лечении преждевременной или слишком продолжительной менструации, лейкореи, метроррагии и др. Также известно, что данный препарат с дополнительными компонентами поможет при лечении нарушений менструального цикла в период полового созревания, менопаузы, меноррагии, гиперменореи в вегетационный период и др. Препарат часто применяется при маточном кровотечении, кровотечении из-за хронического воспаления придатков, эндокринной дискразии, воспалении слизистой оболочки матки, гиперемии тазовой полости и при других заболеваниях, вызванных недостаточностью Инь крови. Не рекомендуется принимать пациентам с синдромом «пустого холода» (дефицитом Ян).

（四）保妇康栓　　14.4 Суппозитории для женского здоровья

【方剂组成】莪术油、冰片。

【Состав】Куркумовое масло, борнеол.

【功能】行气破瘀，消炎，生肌，止痛。

【Действие препарата】Нормализация потоков ци и устранение застойных явлений, жаропонижающий, восстановительный и обезболивающий эффект.

【主治】霉菌性阴道炎、宫颈糜烂等。

【Показания к применению】Грибковый кольпит, эрозия шейки матки.

【剂型规格】栓剂：每枚1.5g、1.74g、3.5g（含莪术油80mg）。

【Форма препарата】Суппозитории: по 1,5 г, 1,74 г, 3,5 г (содержат 80 мг куркумового масла).

【用法用量】外用。栓剂：洗净外阴部，将栓剂塞入阴道深部，1次1枚，1日1次；或遵医嘱。

【Применение и дозы】Для наружного применения. Суппозитории: сначала обмыть зону вульвы, затем ввести суппозиторий во влагалище, применять по 1 шт. 1 раз в день; или по рецепту врача.

【组方简介】药理研究表明，本品对金黄色葡萄球菌、大肠杆菌、白色念珠菌、支原体、滴虫等多种病原体有杀灭和抑制作用，并能促进机体免疫反应。

【Краткое описание рецепта】Фармакологические исследования показали, что данный препарат активно борется с золотистым стафилококком, кишечной палочкой, белой кандидой, микоплазмами, трихомонадами и другими инфекционными возбудителями, а также стимулирует укрепление иммунитета.

【临床应用】本品适用于阴道炎、宫颈糜烂等妇科疾病。其中对霉菌性阴道炎和单纯型宫颈糜烂的疗效更为显著。孕妇及经期禁用。

【Клиническое применение】Данный препарат применяется для лечения вагинита, эрозии шейки матки и других гинекологических заболеваний. Наиболее эффективно препарат действует при лечении грибкового кольпита и типичной эрозии матки. Запрещено применять беременным женщинам, а также во время менструации.

（五）洁尔阴洗剂（泡腾片） 14.5 Очищающий лосьон (шипучие таблетки)

【方剂组成】蛇床子、艾叶、独活、石菖蒲、苍术、薄荷、黄柏、黄芩、苦参、地肤子、茵陈、土荆皮、栀子、金银花等。

【Состав】Высушенные зрелые плоды жгун-корня Моннье, листья полыни, дудник многочленистый, аир злаковый, атрактилис китайский, мята, кора амурского бархата, шлемник байкальский, софора желтоватая, семена кохии, полынь волосяная, кора золотой лиственницы, гардения жасминовидная, цветки жимолости японской и др.

【功能】清热燥湿，杀虫止痒。

【Действие препарата】Устранение жара и лишней влаги, дезинсекция и снятие зуда.

【主治】妇女湿热带下和皮肤科炎症。

【Показания к применению】Лейкорея у женщин и кожные высыпания.

【剂型规格】洗剂：每瓶50mL、60mL、120mL、220mL、250mL（每1mL含1g生药）。泡腾片：每片0.3g。

【Форма препарата】Лосьон: по 50 мл, 60 мл, 120 мл, 220 мл, 250 мл (1 мл лосьона содержит 1 г активного вещества). Шипучие таблетки: по 0,3 г.

【用法用量】外用。

【Применение и дозы】Для наружного применения.

洗液：①外阴炎，用10%浓度洗液（即取本品10mL加温水至100mL混匀），擦洗外阴；②阴道炎，用冲洗器将10%浓度洗液送至阴道穹隆处，1日1次，7天为1个疗程；③接触性皮炎、急性湿疹，用3%浓度洗液湿敷患处；④体股癣，用50%浓度洗液涂搽患处；⑤性病，用本品洗涤后再辅以患部涂搽与湿敷患处；⑥痤疮，清水洗脸后，用25%洁尔阴涂于患部，轻轻按摩，30分钟后清水洗去，1日1次，并口服维生素B_2、B_6各10mg，1日3次，2周为1个疗程。

Лосьон: ① При вульвите использовать 10%-й лосьон (10 мл средства размешать в 100 мл теплой воды) для интимной гигиены; ② При вагините использовать 10%-й лосьон для введения во влагалище, 1 раз в день, курс лечения - 7 дней; ③ При дерматите, экземе применять

3%-ый раствор препарата для обработки воспаленной поверхности; ④ При лишае в паховой зоне протереть пораженные участки 50%-м раствором препарата; ⑤ При венерических заболеваниях промыть половые органы раствором, а затем сделать мокрые примочки с лекарственным раствором; ⑥ При акне 1 раз в день после умывания чистой водой наносить на пораженные участки 25%-й лекарственный лосьон массирующими движениями, через 30 минут смыть лосьон водой параллельно принимать по 10 мг витамина B_2, B_6 3 раза в день, курс лечения - 2 недели.

泡腾片：以10%洁尔阴洗液清洗阴道，将泡腾片1片放入阴道后穹隆，每晚1次，7天为1个疗程；或使用特别冲洗器，用温开水将洗液配成3%浓度2mL冲洗阴道，使阴道内有一定水分，泡腾片遇水后能迅速崩解，充分发挥药效，将脏膜冲洗掉，然后戴上消毒指套，将泡腾片放入阴道深部子宫颈处，每晚1次，7天为1个疗程，宜连用两个疗程。如有灼热感，用温开水冲洗，洁净阴道即可。

Шипучие таблетки: после обработки влагалища 10%-м лекарственным раствором поместите 1 таблетку во влагалище, применять 1 раз в день в течение 7 дней; или промойте влагалище с помощью спринцовки водным раствором с 2 мл 3%-го лекарственного препарата, чтобы влагалище было влажным - тогда шипучая таблетка растворится быстрее и скорее начнет действовать; при введении растворимой таблетки используйте продезинфицированный напальчник, применяйте лекарство каждый вечер в течение 7 дней, при необходимости можно повторить курс. При ощущении жжения промойте влагалище снаружи и внутри теплой водой.

【组方简介】本品具有抗菌消炎功能，对各种致病细菌及霉菌、滴虫、病毒等有杀灭作用，并能维持正常菌群的平衡。

【Краткое описание рецепта】Данный препарат оказывает антибактериальный и противовоспалительный эффект, борется со всеми патогенными бактериями, грибками, трихомонадами, вирусами и т.д., а также поддерживает баланс микрофлоры организма.

【临床应用】本品主要用于外阴炎，霉菌性、滴虫性、非特异性阴道炎属湿热带下者；亦可用于急性湿疹（湿热型）、接触性皮炎（热毒夹湿型）、体股癣（风湿热型）及皮肤瘙痒、寻常性痤疮、脂溢性皮炎、尖锐湿疣等皮肤病。外阴、肛门等处切勿直接使用原液涂搽。

【Клиническое применение】Данный препарат применяется при лечении грибковых, трихомонадных и неспецифических вагинитов; также при острой экземе (на фоне влаги и жара), контактном дерматите (на фоне скопления в организме токсинов и влаги), лишае в области паха (на фоне влаги и жара), а также при кожном зуде, акне, себорейном дерматите, остроконечных кондиломах и других кожных заболеваниях. Запрещено наносить препарат в неразбавленном виде непосредственно в область вульвы, ануса и др.

（六）艾附暖宫丸　14.6 Пилюли Айфу-Нуаньгун (для прогрева матки)

【方剂组成】艾叶炭、香附、吴茱萸、肉桂、当归、川芎、白芍、地黄、黄芪、续断。

【Состав】Уголь полыни, высушенные клубни сыти круглой, эводия лекарственная, корица, дудник китайский, гирчовник влагалищный, пион белоцветковый, ремания клейкая, высушенные корни астрагала, ворсянка японская.

【功能】理气补血，散寒止痛，暖宫调经。

【Действие препарата】Стабилизация ци и питание крови, рассеивание внутреннего холода и снятие боли, прогрев матки и нормализация менструального цикла.

【主治】血虚受寒引起的月经后期、月经过少、痛经。

【Показания к применению】Задержка менструации на фоне недостаточности крови от простуды, скудные выделения, менструальные боли.

【剂型规格】蜜丸剂：每丸9g，每盒10丸。

【Форма препарата】Медовые пилюли: по 9 г, 10 шт. в упаковке.

【用法用量】口服，1次1丸，1日2～3次，温开水送服。

【Применение и дозы】Принимать внутрь, по 1шт. 2-3 раза в день, запивая теплой водой.

【组方简介】方中艾叶炭、吴茱萸、肉桂等为辛温之品，可温经散寒，暖宫通经，止痛；辅以黄芪补气固表，益脾补中；当归、川芎、白芍、地黄和血调经；香附理气活血；续断补肝肾，行血脉。诸药配伍，共奏暖子宫、理气血、调月经之效。实验表明，艾叶、香附、吴茱萸、肉桂等都含有挥发油，具有止痛和抗菌作用；香附尚有雌激素样作用，抑制子宫，其作用性质与当归颇相似。

【Краткое описание рецепта】Уголь полыни, эводия лекарственная, гвоздика являются острыми и согревающими компонентами препарата, они способствуют прогреву энергетических каналов, прогревают матку и стимулируют менструацию, устраняют боль; корни астрагала регулируют поток ци, питают селезенку; китайский дудник, гирчовник, пион белоцветковый и ремания клейкая нормализуют менструацию; высушенные клубни сыти помогают регулировать ци и стимулировать кровообращение; японская ворсянка укрепляет печень и почки, а также стимулирует кровообращение. Все компоненты препарата дополняют друг друга, прогревают матку, регулируют циркуляцию ци и крови в организме, а также нормализуют менструацию. Экспериментально доказано, что листья полыни, высушенные клубни сыти круглой, эводия лекарственная и корица содержат эфирные масла, которые оказывают обезболивающее и противомикробное действие; высушенные клубни сыти содержат эстроген, который контролирует работу матки и действует так же, как китайский дудник.

【临床应用】本方为妇科常用的成方，主治血虚气滞、下焦虚寒所致的月经不调、痛经，症见行经后错、经量少、有血块、小腹疼痛、经行小腹冷痛喜热、腰膝酸痛。孕妇禁用。实热证慎用。

【Клиническое применение】Данный препарат часто применяется при лечении гинекологических заболеваний. Среди показаний: лейкорея на фоне недостаточности крови, нарушение менструального цикла на фоне недостаточности Ян, менструальные боли, прекращение болей после завершения менструации, скудные выделения с кровяными сгустками, боль в нижней части живота, облегчение боли при воздействии тепла, ноющая боль в пояснице и коленях. Запрещено принимать беременным женщинам. При высокой температуре применять с осторожностью.

十五、眼科常用药 | 15 Препараты для лечения офтальмологических заболеваний

（一）熊胆眼药水 | 15.1 Глазные капли из медвежьей желчи

【方剂组成】熊胆粉等。

【Состав】Порошок из медвежьей желчи и др.

【功能】清热解毒，祛翳明目，消肿止痒。

【Действие препарата】Снижение температуры и детоксикация, улучшение зрения, устранение отеков и зуда.

【主治】结膜炎。

【Показания к применению】Конъюнктивит.

【剂型规格】滴眼剂：每支10mL。

【Форма препарата】Глазные капли: по 10 мл.

【用法用量】滴入眼睑内。1次1～3滴，1日3～5次。急性病者，前3天为每2小时1次。

【Применение и дозы】Закапывать в глаза. По 1 ~ 3 капли, 3-5 раз в день. При острых заболеваниях первые 3 дня капать каждые 2 часа.

【组方简介】熊胆粉具有清热、镇痉、明目作用。药理实验表明，本品具有抗炎、促进眼结膜微循环、抗病毒及抑菌作用。

【Краткое описание рецепта】Порошок медвежьей желчи устраняет спазмы, выводит из организма лишний жар и улучшает зрение. Фармакологические испытания показали, что препарат борется с воспалительными процессами, стимулирует микроциркуляцию соединительной оболочки глаза, а также борется с вирусами и микробами.

【临床应用】本品适用于病毒性结膜炎、春季卡他性结膜炎、过敏性结膜炎、滤泡性结膜炎等；还可用于缓解眼球疲劳。

【Клиническое применение】Препарат применяется при лечении вирусного конъюнктивита, весеннего конъюнктивита, анафилактического конъюнктивита; также используется для снятия напряжения глазного яблока.

（二）石斛夜光丸　　15.2 Пилюли из дендробиума

【方剂组成】石斛、人参、山药、茯苓、甘草、肉苁蓉、枸杞子、菟丝子、生地黄、熟地黄、五味子、天冬、麦冬、苦杏仁、防风、川芎、枳壳（炒）、黄连、牛膝、菊花、蒺藜（盐炒）、青葙子、决明子、水牛角浓缩粉、羚羊角。

【Состав】Дендробиум благородный, женьшень, корневище диоскореи, пория кокосовидная, корень солодки, цистанхе пустынная, ягоды годжи, семена повилики, корень ремании, ремания клейкая, лимонник китайский, аспарагус кохинхинский, лириопе злаковидное, горький миндаль, лазурник растопыренный, гирчовник влагалищный, понцирус позднего сбора (сушеный), коптис китайский, соломоцвет двузубый, цветки хризантемы, якорцы стелющиеся (поджаренные с солью), высушенные зрелые семена целозии, семена кассии, концентрированный порошок из рога буйвола, рога сайгака.

【功能】滋阴补肾，明目除翳，清肝理气。

【Действие препарата】Восполнение Инь и питание почек, улучшение зрения, очищение печени и нормализация потоков ци.

【主治】肝肾两亏，虚火上炎，内障目暗，目涩昏花。

【Показания к применению】Недостаточность печени и почек, гиперактивность внутреннего жара, катаракта, помутнение зрения и дискомфорт в глазах.

【剂型规格】大蜜丸：每丸9g。小蜜丸：每100丸重20g。水蜜丸：每10丸重2g。

【Форма препарата】Большие медовые пилюли: по 9 г. Маленькие медовые пилюли: вес 100 шт. - 20 г. Водные медовые пилюли: вес 10 шт. - 2 г.

【用法用量】口服。水蜜丸，1次6g，小蜜丸，1次9g，大蜜丸，1次1丸。1日2次，儿童酌减。

【Применение и дозы】Принимать внутрь. Водные медовые пилюли, по 6 г, маленькие медовые пилюли, по 9 г, большие медовые пилюли, по 1 шт. 2 раза в день, детям необходимо уменьшить дозировку.

【组方简介】本方针对肝肾阴亏，用石斛、天冬、麦冬、生地黄、熟地黄、枸杞子、肉苁蓉、菟丝子、五味子、牛膝滋阴补肾，益气生精，补血凉血；人参补元气，益脾胃；山药补肾生津；茯苓利水宁心；甘草补脾益气，使精血上荣于目；蒺藜、菊花、防风、青葙子、决明子、川芎、枳壳平肝解郁，理气明目；杏仁利肺气；黄连、羚羊角、水牛角浓缩粉解毒、凉血、定惊。各药协同，标本兼顾，共奏滋阴补肾、清肝明目之效。现代药理研究表明，本品能抑制白内障的形成，增加血流速度，改善微循环，并具有一定的抗疲劳作用。

【Краткое описание рецепта】Данный препарат применяется при недостаточности Инь печени и почек. Дендробиум, аспарагус, лириопе, корень ремании, ремания клейкая, ягоды годжи, цистанхе, семена повилики, лимонник и соломоцвет питают Инь и тонизируют почки, восполняют ци и стабилизируют состояние крови; женьшень также восполняет жизненные силы организма, питает селезенку и желудок; корневище диоскореи тонизирует почки и стимулирует выработку внутренних жидкостей; пория кокосовидная способствует выведению лишней жидкости и оказывает успокоительный эффект; корень солодки восполняет энергию селезенки, питает ци и кровь; якорцы, хризантема, лазурник, семена целозии, семена кассии, гирчовник и понцирус позднего сбора успокаивают печень и устраняют дискомфорт в животе, регулируют ци, улучшают зрение; миндаль питает ци легких; коптис, рога сайгака, порошок из рога буйвол оказывают детоксикационный эффект, а также охлаждают кровь и предотвращают судороги. Все компоненты препарата дополняют друг друга, восполняют внутренний Инь и питают почки, а также очищают печень. Современные фармакологические исследования показали, что данный препарат может предотвратить возникновение катаракты, увеличить скорость кровотока и устранить преграды микроциркуляции, кроме того, препарат отлично справляется с хронической усталостью.

【临床应用】本品为眼科常用药，可治疗白内障、青光眼、视网膜炎、脉络膜炎、视神经炎等眼科疾病。

【Клиническое применение】Данный препарат довольно часто применяется в офтальмологии. С его помощью лечатся такие заболевания, как катаракта, глаукома, воспаление сетчатки, хориоидит, воспаление зрительного нерва и др.

十六、耳鼻喉、口腔科常用药 · 16 Препараты, используемые в оторино-ларингологии и стоматологии

(一) 西瓜霜润喉片 · 16.1 Арбузные таблетки от боли в горле

【方剂组成】西瓜霜、冰片、薄荷油、薄荷脑。

【Состав】Порошок из сухой корки арбуза, борнеол, мятное масло, ментол.

【功能】清音利咽，消肿止痛。

【Действие препарата】Восстановление голоса и устранение боли в горле, устранение отеков и снятие боли.

【主治】咽喉炎、扁桃体炎、口腔炎、牙龈肿痛等上呼吸道及口腔疾病。

【Показания к применению】Фаринголарингит, тонзиллит, стоматит, опухание десен, воспаление верхних дыхательных путей и стоматологические заболевания.

【剂型规格】片剂：小片0.6g，大片1.2g。

【Форма препарата】Таблетки: маленькие - по 0,6 г, большие - по 1,2 г.

【用法用量】含服，每小时含大片1~2片，小片2~4片。

【Применение и дозы】Для рассасывания, большие таблетки - по 1-2 шт., маленькие - по 2-4 шт., каждый час.

【组方简介】西瓜霜具有清热利咽作用；冰片清热止痛，利咽消肿；薄荷清凉止痛、利咽，且能疏散风热。现代研究表明：西瓜霜含瓜氨酸、硫酸钠等，可消炎、止痛和利尿；冰片含右旋龙脑，有抗菌、消炎作用；薄荷脑、薄荷油主含薄荷醇，有麻醉、清凉、消炎作用。故本方对口腔、咽喉肿痛有效。

【Краткое описание рецепта】Порошок из сухой корки арбуза снимает жар и устраняет боль в горле; борнеол также способствует снижению температуры и снятию боли и отека горла; мята охлаждает и облегчает боль в горле, а также помогает вывести из организма лишний жар. Современные исследования показали, что порошок из сухой корки арбуза содержит цитруллин, глауберову соль и др., которые снимают воспаления и боль, а также выводят лишнюю жидкость из организма; борнеол содержит декстрокамфол, который оказывает антибактериальный и противовоспалительный эффект; мятное масло содержит ментол, обладающий анестезиологическим, охлаждающим и противовоспалительным действием. Препарат эффективен при лечении воспалений полости рта и горла.

【临床应用】一般用于热性咽喉肿痛，为润喉剂。虚寒患者忌用。

【Клиническое применение】Обычно применяется в качестве смягчающего средства при остром воспалении и боли в горле. Не рекомендуется пациентам с синдромом «пустого холода» (недостаточность Ян).

（二）冰硼散　　　16.2 Порошок из борнеола и тинкала

【方剂组成】冰片、硼砂、朱砂、玄明粉。

【Состав】Борнеол, тинкал, киноварь, глауберова соль.

【功能】清热解毒，凉血泻火，消肿止痛。

【Действие препарата】Снижение температуры и детоксикация, охлаждение крови и выведение лишнего жара, устранение отеков и снятие боли.

【主治】用于热毒蕴结所致的口舌生疮、喉痹、牙疳等。

【Показания к применению】Применяется при возникновении язв в полости рта, фарингите и альвеолярной пиорее, вызванной скоплением в организме токсинов и жара.

【剂型规格】散剂：每瓶3g。

【Форма препарата】Порошок: по 3 г.

【用法用量】吹敷患处，1次少许，1日数次。

【Применение и дозы】Посыпать поврежденный участок небольшим количеством порошка, применять несколько раз в день.

【组方简介】本品以硼砂解毒防腐；冰片清热止痛；玄明粉软坚、清热、消肿；朱砂固有清热解毒作用，在本方中还可加强解毒之力。现代研究表明，冰片中主要含右旋龙脑、硼砂中含四硼酸钠、玄明粉中含无水硫酸钠，均具有抗炎作用。此外，本品体外对金黄色葡萄球菌、大肠埃希菌、白色念珠菌有一定的抑菌或杀菌作用。因此，本方对口腔及各种炎症均有治疗作用。

【Краткое описание рецепта】Тинкал выводит токсины и дезинфицирует кровь; борнеол снимает жар и устраняет боль; глауберова соль смягчает застойные явления, снимает жар и устраняет отеки; киноварь оказывает жаропонижающий и детоксикационный эффект, данный препарат активно выводит токсины из организма. Современные исследования показали, что борнеол содержит декстрокамфол, тинкал содержит тетраборнокислый натрий, глауберова соль содержит безводный сульфат натрия - все эти вещества оказывают противовоспалительный эффект. Кроме того, данный препарат активно борется с золотистым стафилококком, кишечной палочкой, белой кандидой и другими бактериями. Таким образом, данный препарат подходит для лечения различных видов воспаления ротовой полости.

【临床应用】本品用于治疗鹅口疮、化学性口腔溃疡、白血病合并口腔感染、扁桃体炎、舌下腺炎、咽部良性肿瘤、中耳炎、鼻塞不通、牙髓炎、腮腺炎、百日咳、肺炎、非特异性溃疡性结肠炎、外伤感染、化脓性皮肤炎、阴道霉菌感染等属热毒所致者。虚寒性溃疡勿用。新生儿慎用或忌用。忌食辛辣油腻之物。

【Клиническое применение】Данный препарат применяется при лечении афтозного стоматита, химического язвенного стоматита, оральных инфекций на фоне лейкоза, тонзиллита, воспаления подъязычной слюнной железы, доброкачественной опухоли глотки, среднего отита, заложенности носа, а также пульпита, паторита, коклюша, пневмонии, неспецифического язвенного колита, инфекций при внешних травмах, гнойных ран, грибковых инфекций половых органов на фоне скопления в организме токсинов и жара. Не применять при синдроме «пустого холода». Новорожденным применять с осторожностью или воздержаться от применения препарата. Не рекомендуется употреблять острую и жирную пищу.

十七、骨伤科常用药　17　Препараты для лечения повреждений при переломах

（一）云南白药（胶囊、膏、酊、气雾剂）　17.1　Юньнаньский порошок (желатиновые капсулы, мазь, настойка, аэрозоль)

【方剂组成】三七、重楼、麝香、草乌等。

【Состав】Ложный женьшень, высушенные корневища вороньего глаза многолистного, мускус, дикий аконит и др.

【功能】止血愈伤，活血化瘀，排脓祛毒，消肿止痛，祛风除湿。

【Действие препарата】Остановка кровотечения, активизация кровообращения и устранение застойных явлений, выведение гноя и токсинов из организма, устранение отеков и снятие боли, выведение лишней влаги.

【主治】刀伤等外伤出血及跌打损伤诸症；吐血、衄血、咯血；红肿毒疮；妇科疾病出血证；咽喉肿痛、慢性胃痛、胃及十二指肠溃疡出血等。

【Показания к применению】Кровотечения от колото-резаных ран или ушибов; рвота с кровью, кровотечение из носа, кровохарканье; кровотечение при гинекологических заболеваниях; воспаление горла, хроническая гастралгия, кровотечение при заболеваниях двенадцатиперстной кишки и др.

【剂型规格】散剂：每瓶4g，保险子1粒。胶囊剂：1板16粒（每粒装药粉0.25g，另装保险子1粒）。膏药剂：每贴6.5cm×10cm、6.5cm×4cm。酊剂：每瓶30mL、50mL、

100mL。片剂：每片0.35g。气雾剂：每瓶50g、85g。保险液：每瓶60g、100g。

【Форма препарата】Порошок: по 4 г, дополнительно 1 гранула. Желатиновые капсулы: в 1 упаковке 16 капсул (в каждой капсуле по 0,25 г препарата, дополнительно дается еще 1 капсула). Мазь: тюбик 6.5см×10см、6.5см×4см. Настойка: по 30 мл, 50 мл, 100 мл. Таблетки: по 0,35 г. Аэрозоль: по 50 г, 85 г. Предохраняющий настой: по 60 г, 100 г.

【用法用量】散剂：刀、枪、跌打损伤，无论轻重，出血者用温开水送服，瘀血肿痛与未流血者用酒送服；妇科诸病用酒送服，但月经过多、血崩，用温开水送服。毒疮初起，服0.25g，另取药粉，用酒调匀，敷患处。如已化脓，只需内服。其他内出血各症均可内服。口服，一般1次0.25～0.5g，1日4次（2～5岁按1/4剂量服用；5～12岁按1/2剂量服用）。外用，一般伤口1次约0.1g，消肿止痛1次0.3～0.4g；必要时，也可将散剂投入水中搅匀后灌肠。胶囊剂：内服法同散剂。膏药剂：外用，贴患处。酊剂：口服，常用量，1次3～5mL，1日3次；极量，1次10mL。外用，取适量擦揉患处，1次3分钟左右，1日3～5次，可止血消炎。风湿筋骨疼痛，蚊虫叮咬，Ⅰ～Ⅱ度冻伤可擦揉患处数分钟，1日3～5次。气雾剂：外用，喷于伤处，1日3～5次；较重的闭合性跌打伤者，先喷保险液，若剧痛仍不缓解，可间隔1～2分钟重复给药，1日使用不得超过3次。喷保险液3分钟后，再喷气雾剂。

【Применение и дозы】Порошок: при разной тяжести кровотечениях, вызванных повреждениями колющими, режущими и другими предметами, принимать, растворив порошок в воде; при застое крови и опухоли и отсутствии кровотечения растворить в алкоголе; при гинекологических заболеваниях растворить в алкоголе, но при затяжных менструациях, обильных выделениях растворить в теплой воде. На начальной стадии образования язв принимать по 0,25 г препарата, предварительно растворив порошок в алкоголе, наносить раствор на пораженный участок. При образовании нагноения принимать препарат внутрь. При других заболеваниях с внутренним кровотечением - принимать внутрь. Прием внутрь: по 0.25-0.5 г, 4 раза в день (детям в возрасте 2-5 лет принимать по 1/4 дозировки; в возрасте 5-12 лет - по 1/2 дозировки). Для наружного применения: при общем повреждении - по 0,1 г препарата, при отеке и боли - по 0.3-0.4 г; при необходимости можно растворить порошок в воде и сделать раствором промывание кишечника при помощи клизмы. Желатиновые капсулы: принимать внутрь с порошком. Мазь: для наружного применения, нанести на поврежденный участок. Настойка: принимать внутрь, обычно по 3-5 мл 3 раза в день; максимальная доза - 10 мл за 1 прием. При наружном применении нанести необходимое количество препарата на поврежденный участок, держать по 3-5 минут, для остановки кровотечения и снятия воспаления. При ревматических болях в суставах и сухожилиях, укусах насекомых, обморожениях Ⅰ–Ⅱ степени нанести препарат на поврежденный участок и растирать несколько минут, по 3-5 раз в день. Аэрозоль: для наружного применения, распылять на пораженные участки по 3-5 раз в день; при тяжелых закрытых травмах сначала нанести предохраняющий настой, если боль не проходит, то через 1-2 минуты можно повторно нанести лекарство, максимум 3 раза в день. Через 3 минуты после нанесения предохранительного настоя распылить на повреждение аэрозоль.

保险子用法：遇重症跌打损伤、枪伤，用酒送服1粒，但轻伤及其他病症勿服。

Способ применения предохранительной гранулы: при тяжелых ушибах, переломах, ранах, растворить гранулу в алкоголе, но не применять при легких травмах.

【组方简介】现代研究表明：方中主药三七，含三七皂苷、黄酮苷、三七素等成分，能扩张冠脉，增加冠脉流量，减少心肌耗氧量；能抗血小板集聚，有抗凝作用；但亦具有促凝作用，缩短凝血时间。草乌含有黄草乌碱甲、多根乌头碱、滇乌碱等生物碱，具有镇痛作用；麝香含麝香酮等，有抗菌、强心、止痛作用，可兴奋大脑皮质；重楼含有薯蓣皂苷元，具有抗菌作用。药理实验显示，本方能缩短家兔、大鼠和人的凝血时间。能增加免疫功能，显著增加小鼠肝脾中吞噬细胞的吞噬功能，有抗炎和抗癌作用，对子宫有类似麦角的作用。

【Краткое описание рецепта】Современные исследования показали, что ложный женьшень содержит нотогинзенозид, флаванона гликозиды и оксалил-диаминопропионовую кислоту, которые расширяют коронарную артерию, увеличивая поток крови, а также уменьшают кислородное потребление сердечной мышцы; предотвращают образование тромбов и оказывают антикоагулянтный эффект; также ограничивают скорость свертываемости крови. Дикий аконит содержит волморрианин А, караколин, аконитин и другие алкалоиды, оказывающие обезболивающий эффект; мускус содержит вещество мускон, которое убивает микробы, укрепляет сердце и снимает боль, стимулирует активность коры головного мозга; корни вороньего глаза содержат диосгенин, который оказывает антибактериальный эффект. Испытания препарата показали, что он способен сократить время свертывания крови как у мышей, так и у людей. Также препарат укрепляет иммунитет, значительно повышает уровень поглощения фагоцитов печени и селезенки у мышей, противостоит образованию воспалений и новообразований, а также излечивает различные маточные кровотечения.

【临床应用】本品广泛用于治疗各种外伤、疮毒及出血性疾病。散剂主要用于刀枪、创伤出血及跌打损伤、红肿毒疮、妇女一切出血病症，也可用于咽喉肿痛、慢性胃痛，以及胃、十二指肠溃疡出血。胶囊适用于跌打损伤、瘀血肿痛、吐血咯血、便血痔血、崩漏下血、疮疡肿毒、软组织挫伤、闭合性骨折、支气管扩张及肺结核咯血、溃疡病出血，以及皮肤感染性疾病。酊剂用于跌打损伤、风湿麻木、筋骨及关节酸痛、肌肉酸痛、冻伤等症。气雾剂用于跌打损伤、瘀血肿痛、肌肉酸痛及关节疼痛等症。剂量1次切勿超过0.5g，以免中毒。外用只宜于皮肤完整未破损的闭合性创伤。疮毒已化脓时，切勿外敷患处。孕妇忌服。月经频发且经量多者忌服。对本药有中毒、过敏史及严重心率失常者忌服。

【Клиническое применение】 Данный препарат используется при различных внешних повреждениях, сифилисе и кровотечениях. Порошок применяется при кровотечениях от колото-резанных ран и ушибов, опухолях, всех гинекологических заболеваниях с кровотечениями, также при воспалении горла, хронической гастралгии, кровотечениях желудка и двенадцатиперстной кишки. Капсулы подходят для использования при ушибах, кровоподтеках и опухолях, рвоте и стуле с кровью, метроррагии, язвах, контузии мягких тканей, закрытом переломе, бронхоэктазии, туберкулезе, язвенных кровотечениях и инфекционных заболеваниях кожи. Настойка применяется при ушибах, ревматизме, ноющей боли в пояснице и в коленях, мышечной боли и обморожениях. Аэрозоль - при ушибах, кровоподтеках и опухолях, боли в мышцах и суставах. Во избежание отравления, дозировка на 1 прием не должна превышать 0,5 г препарата. При наружном применении избегайте попадания препарата на открытые раны. Запрещено накладывать компрессы с препаратом на повреждения с нагноениями. Беременным женщинам рекомендуется воздержаться от применения препарата. При частых и обильных менструациях рекомендуется воздержаться от применения препарата. Данный препарат содержит ядовитые компоненты, поэтому при аллергии или нарушении сердечного ритма рекомендуется воздержаться от приема..

（二）沈阳红药（胶囊、气雾剂、贴膏）　17.2　Шэньянское средство (желатиновые капсулы, аэрозоль, мазь)

【方剂组成】三七、川芎、白芷、土鳖虫、红花、延胡索、当归等（气雾剂加冰片、薄荷脑）。

【Состав】 Ложный женьшень, гирчовник влагалищный, дудник даурский, жужелица, сафлор, хохлатка обманчивая, дудник китайский и др. (аэрозоль с добавлением борнеола и ментола).

【功能】活血止痛，祛瘀生新。

【Действие препарата】 Активизация кровообращения и снятие боли, устранение застоя крови.

【主治】跌打损伤。

【Показания к применению】 Травмы (ушибы, ссадины, вывихи).

【剂型规格】片剂：每片0.25g。胶囊剂：每粒0.25g。气雾剂：每瓶30g、50g、60g、100g。贴膏：每贴5cm×7cm、7cm×10cm。

【Форма препарата】Таблетки: по 0, 25 г. Желатиновые капсулы: по 0,25 г. Аэрозоль: по 30 г, 50 г, 60 г, 100 г. Пластырь 5см×7см, 7см×10см.

【用法用量】片剂：口服，1次4～6片，1日2次，儿童减半。胶囊：口服，1次2粒，1日2次，儿童减半。气雾剂：外用，喷于患处，1日4～6次。贴膏：外用，洗净患处，两日更换1次。

【Применение и дозы】Таблетки: принимать внутрь, по 4 ~ 6 шт. 2 раза в день, для детей необходимо уменьшить дозировку в 2 раза. Желатиновые капсулы: принимать внутрь, по 2 шт. 3 раза в день, для детей необходимо уменьшить дозировку в 2 раза. Аэрозоль: для наружного применения, распылять на поврежденный участок, по 4-6 раз в день. Пластырь: для наружного применения, предварительно промыть поврежденный участок, наносить 1 раз в 2 дня.

【组方简介】方中三七活血止血，消肿止痛；川芎活血行气；白芷消肿排脓；土鳖虫破瘀血，续筋骨；红花活血散瘀；延胡索、当归活血止痛。全方共奏活血止痛、祛瘀生新之效。现代研究表明：本方三七含三七素及皂苷类，川芎含川芎嗪等，当归含阿魏酸、藁本内酯等，三味药共同作用，可抑制血小板聚集、促纤溶、抗炎、解痉、抗菌等；红花含红花苷，可降压、抗凝。故本品可明显减轻损伤部位软组织的水肿、瘀血、坏死等病理变化。

【Краткое описание рецепта】Ложный женьшень регулирует кровообращение, снимает отеки и боль; гирчовник стимулирует циркуляцию ци и кровообращение; даурский дудник снимает отек и выводит гной; жужелица помогает устранить застой крови, укрепить мышцы и сухожилия; сафлор также стимулирует кровообращение; хохлатка и дудник снимают боль. Препарат направлен на снятие боли и прекращение кровотечения, а также на устранение застоя крови. Современные исследования показали, что ложный женьшень содержит окса-лил-диаминопропионовую кислоту и сапонины, гирчовник содержит вещество лигустразин, дудник содержит феруловую кислоту, эфиры лигустикума - все эти компоненты дополняют друг друга и противостоят агрегации тромбоцитов, стимулируют фибринолиз, снимают воспаления и спазмы, борются с микробами; сафлор содержит картамин, который препятствует быстрой свертываемости крови и снижает кровяное давление. Данный препарат облегчает отек мягких тканей при травмах, устраняет застой крови, омертвевшие ткани и т.д.

【临床应用】本品适用于跌打损伤所致局部瘀血肿胀、筋骨疼痛，亦可用于血瘀络阻的风湿麻木。气雾剂、贴膏对创面溃破者慎用。孕妇忌服。经期停服。

【Клиническое применение】 Данный препарат применяется при гематомах и опухоли от ушибов, при боли в сухожилиях и суставах, также он может использоваться при ревматическом онемении конечностей. На открытых повреждениях аэрозоль и мазь рекомендуется применять с осторожностью. Беременным женщинам рекомендуется воздержаться. Не принимать во время менструации.

（三）七厘散（胶囊）　 17.3 Обезболивающий комплекс (капсулы)

【方剂组成】血竭、乳香（制）、没药（制）、红花、儿茶、冰片、麝香、朱砂。

【Состав】 Смола драконового дерева, смола босвеллии Картера (приготовленная), смола коммифоры мирра (приготовленная), сафлор, акация катеху, борнеол, мускус, киноварь.

【功能】化瘀消肿，止痛止血。

【Действие препарата】 Устранение застойных явлений и отеков, снятие боли и остановка кровотечения.

【主治】跌仆损伤，血瘀疼痛，外伤出血。

【Показания к применению】 Травмы (ушибы, ссадины, вывихи), застой крови и болезненные ощущения, кровоточащие раны.

【剂型规格】散剂：每瓶1.5g、3g。胶囊剂：每粒0.5g。

【Форма препарата】 Порошок: по 1,5 г, 3 г. Желатиновые капсулы: по 0,5 г.

【用法用量】散剂：口服，1次1～1.5g，1日1～3次；外用，调敷患处，每日1次。胶囊剂：口服，1次2～3粒，1日1～3次；外用，内容物调敷患处，或用干粉撒于伤口。

【Применение и дозы】 Порошок: принимать внутрь, по 1 ~ 1.5 г, 1-3 раза в день; при наружном применении наносить на поврежденный участок 1 раз в день. Желатиновые капсулы: принимать внутрь, по 2 ~ 3 шт. 1-3 раза в день; при наружном применении нанести содержимое капсулы на пораженный участок или посыпать рану порошком.

【组方简介】方中血竭活血定痛，化瘀止血，生肌敛疮；红花活血祛瘀；乳香、没药化瘀消肿，止痛；儿茶止血生肌，收湿敛疮；麝香、冰片芳香走窜，散瘀止痛；朱砂宁心解毒。诸药合用，共奏行气化瘀、活血止痛之功。现代研究表明：血竭含血竭红素、血竭素、去甲基血竭红素、去甲基血竭素，具有抗真菌、止血作用；乳香、没药主要含树脂、树胶及挥发油，具有镇痛、消炎、防腐、抗菌作用。因此，本方用于止痛、止血。

【Краткое описание рецепта】 Смола драконового дерева стимулирует кровообращение и снимает боль, устраняет застой крови и останавливает кровотечение, а также способствует быстрому заживлению повреждений; сафлор активизирует кровообращение и устраняет застойные явления; смолы босвеллии и коммифоры мирра снимают отеки и устраняют боль; акация катеху останавливает кровотечение и способствует заживлению тканей; мускус, борнеол и дудник также помогают устранить кровяной застой и снять боль; киноварь оказывает успокоительный и детоксикационный эффект. Компоненты препарата дополняют друг друга, их действие направлено на устранение застойных явлений и регулирование потоков ци, активизацию кровообращения и снятие боли. Современные исследования показали, что смола драконового дерева содержит дракорубин, дракорходин, метиловый дракорубин и метиловый дракорходин, которые оказывают противогрибковое и кровоостанавливающее действие; смола босвеллии, смола коммифоры мирра содержат каучук и эфирные масла, оказывающие болеутоляющий, противовоспалительный, антисептический и антибактериальный эффект. Таким образом, данный препарат снимает боль и останавливает кровотечение.

【临床应用】本品广泛用于气血瘀滞所致的跌打损伤、刀伤枪伤、伤筋动骨、无名肿毒、水火烫伤等。软组织损伤、扭伤、脱臼、骨折、疖、痈、丹毒、毛囊炎、烧伤、烫伤等，也可辨证应用。本品尚能治疗痔疮、腹泻、带状疱疹、乳汁不下、腱鞘囊肿、冠心病心绞痛、中毒性心肌炎、肝炎胁痛。孕妇禁用。

【 Клиническое применение 】Препарат используется при ушибах, порезах, огнестрельных ранениях, повреждении мышц, переломах, при опухолях неизвестного происхождения, ожогах и других внешних повреждениях. Также применяется при повреждениях мягких тканей, растяжении, вывихах, переломах, образовании фурункулов и нарывов, рожистом воспалении, фолликулите, ожогах и др. Кроме того, препарат помогает при лечении геморроя, диареи, опоясывающего герпеса, отсутствии лактации, сухожильных ганглиях, коронарной болезни сердца, токсического миокардита и гепатита. Запрещено принимать беременным женщинам.

第三章　中医特色疗法
Глава 3 Специфические методы лечения в традиционной китайской медицине

第一节　经络腧穴
Раздел 1 Лечение по акупунктурным точкам меридианов

一、经络学说	1 Учение о «Цзин-Ло» (о меридианах и коллатералях)
（一）经络和经络学说的概念	1.1 Концепция учения «Цзин-Ло»

在中医学理论体系里，人体是一个由五脏六腑、五体（筋、脉、肉、皮、骨）及七窍（目、舌、口、鼻、耳、前后二阴）共同组成的一个整体，而五脏六腑及五体及七窍都是通过"经络"互相联系的。经，有路径的含义，经脉贯通上下，沟通内外，是经络系统中的主干；络，有网络的含义，络脉是经脉别出的分支，较经脉细小，纵横交错，遍布全身。经络是经脉和络脉的总称，是人体内运行气血的通道。

По теории традиционной китайской медицины, человеческое тело представляет собой целостную систему, состоящую из внутренних органов, пяти составляющих элементов тела (сухожилия, сосуды, кожа, мясо, кости) и семи отверстий (глаза, язык, рот, нос, уши, отверстия половых органов), которые, в свою очередь, связаны друг с другом меридианами и коллатералями «Цзин-Ло». «Цзин» - означает «канал, меридиан», меридианы проходят по всему телу человека, связывают внешнее и внутреннее, «цзин» - это основа системы меридианов и коллатералей; «Ло» - имеет значение «сети», сеть кровеносных сосудов (коллатералей) является неотъемлемой частью каналов, по сравнению с каналами сосуды меньше и пронизывают все тело. «Цзин-Ло» — это общий термин для меридианов и кровеносных сосудов, по которым циркулирует энергия ци и кровь.

经络学说是阐述经络在人体中的循行分布、生理功能、病理变化及其与脏腑相互关系的一门学说。它是中医理论体系的重要组成部分，贯穿于中医学的生理、病理、诊断和治疗等方面，几千年来一直指导着中医各科的临床实践，与针灸推拿学科的关系尤为密切，在针灸推拿临床上，如经络辨证、选取穴位、针刺补泻等，无不以经络学说为基础。

В учении «Цзин-Ло» объясняется распределение, физиологические функции, патологические изменения каналов и сосудов в организме человека, а также их взаимосвязь с внутренними органами. Это одна из основ системы китайской медицины, которая поясняет физиологические и патологические изменения в организме, является важным аспектом в диагностировании и лечении заболеваний. На протяжении тысячелетий учение о меридианах и коллатералях применяется в клинической практике всех областей китайской медицины, особенно тесно оно связано с акупунктурой. В акупунктурном массаже, при диагностике каналов и коллатералей, выборе акупунктурной точки, регулировании интенсивности и т.д. - учение «Цзин-Ло» лежит в основе клинической практики.

（二）经络系统的组成　　1.2 Элементы системы «Цзин-Ло»

经络系统由经脉和络脉组成，是由经脉与络脉相互联系、彼此衔接而构成的体系。其中经脉包括十二经脉、奇经八脉，以及附属于十二经脉的十二经别、十二经筋、十二皮部；络脉包括十五络脉和难以计数的浮络、孙络等（图3-1）。

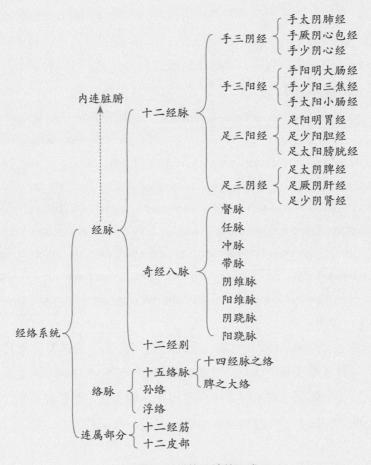

图3-1　经络系统的组成

Система «Цзин-Ло» состоит из меридианов (каналов) и коллатералей, которые тесно связаны между собой, образуя целостную систему. Меридианы включают в себя двенадцать каналов «Цзин», непарные каналы в восьми сосудах (входят в двенадцать каналов), двенадцать мышечных каналов, двенадцать участков кожи; коллатерали состоят из пятнадцати основных артерий и вен, а также из бесчисленного количества сосудов и капилляров (Рис. 3-1).

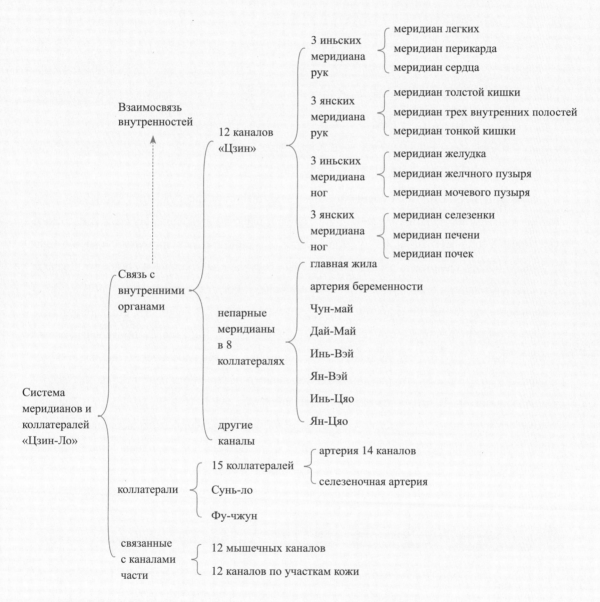

Рисунок 3-1   Элементы системы «Цзин-Ло»

二、十二经脉　　　2 Двенадцать меридианов «Цзин»

（一）十二经脉的名称　　2.1 Происхождение названия двенадцати меридианов «Цзин»

　　十二经脉的名称由手足、阴阳、脏腑三部分组成，是古人根据阴阳消长所衍化的三阴三阳，结合经脉循行于上下肢的特点，以及经脉与脏腑相属的关系而确定的。十二经脉分别隶属于十二脏腑，各经都用其所隶属脏腑的名称，结合其循行于手足、内外、前中后的不同部位，根据阴阳学说而给予不同名称。其中隶属于六脏，循行于四肢内侧的经脉称为阴经；隶属于六腑，循行于四肢外侧的经脉称为阳经。并根据阴阳衍化的道理分为三阴经、三阳经，这样就定出了手太阴肺经、手阳明大肠经、足阳明胃经、足太阴脾经、手少阴心经、手太阳小肠经、足太阳膀胱经、足少阴肾经、手厥阴心包经、手少阳三焦经、足少阳胆经、足厥阴肝经的名称。

Название происходит из совокупности трех компонентов: рук и ног (конечностей), Инь-Ян и систем внутренних органов; наши предки изучили изменения энергий Инь и Ян и выделили 3 меридиана Инь и 3 - Ян, определили особенности расположения сосудов в теле человека и обнаружили связь работы кровеносных сосудов с внутренними органами. Двенадцать каналов распределяются по внутренним органам, у каждого канала свое расположение и наименование по соответствующему органу; каналы соединяют конечности, объединяют внутренние органы и внешние части тела. Согласно учению Инь-Ян, каналам присвоены разные названия. Каналы внутренних органов, которые проходят внутри конечностей, называются меридианами Инь; а каналы, которые проходят по внешней поверхности конечностей, называются меридианами Ян. Также, по принципу бесконечной делимости Инь-Ян выделяют 3 меридиана Инь и 3 меридиана Ян. Таким образом, выделяются: меридиан легких, меридиан толстой кишки, меридиан желудка, меридиан селезенки, меридиан сердца, меридиан тонкой кишки, меридиан мочевого пузыря, меридиан почек, меридиан перикарда, меридиан трех частей тела, меридиан желчного пузыря и меридиан печени.

（二）十二经脉体表循行分布规律　2.2 Принципы распределения каналов

　　十二经脉在体表左右对称分布于头面、躯干和四肢，纵贯全身。以正立姿势，两臂下垂、拇指向前的体位为标准，十二经脉中六条阴经分布于四肢内侧和胸腹，其中上肢内侧是手三阴经，下肢内侧是足三阴经；六条阳经分布于四肢外侧和头面、躯干，其中上肢的外侧是手三阳经，下肢的外侧是足三阳经。手、足阳经在四肢的排列是阳明在前、少阳在中、太阳在后；手三阴经在上肢的排列是太阴在前、厥阴在中、少阴在后；足三阴经在小腿下半部及足背，其排列是厥阴在前、太阴在中、少阴在后，至内踝上8寸处足厥阴经同足太阴经交叉后，足厥阴循行在太阴与足少阴之间，便成为太阴在前、厥阴在中、少阴在后。

Двенадцать каналов равномерно распределены между головой, корпусом и конечностями и проходят вертикально по всей поверхности тела. В исходном вертикальном положении тела - руки опущены, большие пальцы направлены вперед - 6 каналов Инь проходят по внутренней стороне конечностей вдоль груди и живота, 3 из них проходят по внутренней стороне рук, 3 - по внутренней стороне ног; 6 каналов Ян расположены на внешней стороне конечностей вдоль головы и корпуса, 3 из них расположены на внешней стороне рук, 3 - на внешней стороне ног. Меридианы Ян конечностей расположены в передней части, основные сосуды туловища (желудка, желчного и мочевого пузыря) - посередине, височные впадины - в задней части; Три Иньских меридиана рук расположены следующим образом: Тай-Инь - в передней части, Цзюэ-Инь - посередине, Шао-Инь - в задней части. три Иньских меридиана ног расположены в нижней части голени и на тыльной стороне стоп: Цзюэ-Инь в передней части, Тай-Инь посередине и Шао-Инь - позади; в точке на 8 цуней выше внутренней лодыжки Цзюэ-Инь пересекается с Тай-Инь, а затем проходит между Тай-Инь и Шао-Инь так, что Тай-Инь выходит вперед, Цзюэ-Инь становится в середине, а Шао-Инь остается позади.

（三）十二经脉表里属络关系   2.3 Внешняя и внутренняя взаимосвязь двенадцати каналов «Цзин»

十二经脉"内属于腑脏，外络于肢节"，在体内与脏腑有明确的属络关系。其中阴经属脏络腑主里，阳经属腑络脏主表。手太阴肺经属肺络大肠，手阳明大肠经属大肠络肺；足阳明胃经属胃络脾，足太阴脾经属脾络胃；手少阴心经属心络小肠，手太阳小肠经属小肠络心；足太阳膀胱经属膀胱络肾，足少阴肾经属肾络膀胱；手厥阴心包经属心包络三焦，手少阳三焦经属三焦络心包；足少阳胆经属胆络肝，足厥阴肝经属肝络胆。

Двенадцать каналов проходят «внутри - через органы, снаружи - через конечности» и тесно связаны друг с другом. Меридианы Инь отвечают за работу внутренних органов и передачу энергии извне вовнутрь, а меридианы Ян являются проводником энергии внутренних органов вовне. Меридиан легких связывает легкие с толстой кишкой, меридиан толстой кишки связывает толстую кишку с легкими; меридиан желудка связывает желудок с селезенкой, а меридиан селезенки связывает селезенку с желудком; по меридиану сердца происходит связь сердца и селезенки, а по меридиану селезенки, соответственно, селезенка связывается с сердцем; меридиан мочевого пузыря связывает мочевой пузырь и почки, а меридиан почек связывает почки и мочевой пузырь; по меридиану перикарда происходит связь околосердечной сумки с тройным обогревателем (верхним, средним и нижним), а по меридиану тройного обогревателя - связь внутренних органов с околосердечной сумкой; меридиан желчного пузыря связывает желчный пузырь и печень, а меридиан печени, в свою очередь, связывает печень с желчным пузырем.

十二经脉除与脏腑有着密切的联系外，相互之间也存在着表里配属关系。手太阴肺经与手阳明大肠经相表里，足阳明胃经与足太阴脾经相表里，手少阴心经与手太阳小肠经相表里，足太阳膀胱经与足少阴肾经相表里，手厥阴心包经与手少阳三焦经相表里，足少阳胆经与足厥阴肝经相表里。互为表里的经脉在生理上密切联系，病变时相互影响，治疗时相互为用。

Кроме того, что меридианы тесно связаны с работой внутренних органов, между самими меридианами налажено гармоничное взаимодействие. Меридиан легких согласуется с меридианом толстой кишки, меридиан желудка согласуется с меридианом селезенки, меридиан сердца - с меридианом тонкой кишки, меридиан мочевого пузыря - с меридианом почек, меридиан перикарда - с меридианом тройного обогревателя, и меридиан желчного пузыря с меридианом печени. Тесная связь меридианов между собой проявляется в физиологических процессах, они влияют друг на друга при патологических изменениях в организме, поэтому их взаимосвязь учитывается при лечении.

（四）十二经脉循行走向及交接规律
2.4 Принципы взаимодействия и направления циркуляции ци и крови двенадцати каналов «Цзин»

十二经脉的循行走向是：手三阴经从胸走手，手三阳经从手走头，足三阳经从头走足，足三阴经从足走腹（胸）。正如《灵枢·逆顺肥瘦》所载："手之三阴，从脏走手；手之三阳，从手走头；足之三阳，从头走足；足之三阴，从足走腹。"

Направления циркуляции энергии и крови по двенадцати каналам: в трех Иньских меридианах рук движение происходит от груди к рукам, в Янских меридианах рук - от рук к голове, в трех Янских меридианах ног циркуляция происходит от головы к стопам, а в Иньских меридианах - от стоп к животу (груди). Прямо как сказано в 《Каноне Таинственной сути》: «По трем Иньским меридианам рук энергия движется из внутренних органов в руки; по Янским меридианам рук, энергия движется от рук к голове; по Янским меридианам ног ци идет от головы к ногам; по Иньским меридианам ног - от стоп к животу».

十二经脉的交接规律是：①相表里的阴经与阳经在四肢末端交接；②同名的阳经与阳经在头面部交接；③相互衔接的阴经与阴经在胸中交接。

Принципы взаимодействия двенадцати каналов «Цзин»: ① Меридианы Инь и Ян пересекаются в конечностях; ② Одноименные Янские меридианы пересекаются на макушке головы; ③ Согласованные Иньские меридианы пересекаются в груди.

（五）十二经脉气血循环流注规律　2.5 Принципы циркуляции энергии ци и крови по двенадцати каналам «Цзин»

十二经脉的气血流注顺序有一定的规律。经脉运行气血，而气血是通过中焦受纳、腐熟水谷，化生水谷精微而产生的，所以十二经脉气血源于中焦。气血的运行，有赖于肺气的输送，所以十二经脉气血流注从手太阴肺经开始，由肺经逐经相传，形成周而复始、如环无端的传注系统，将气血周流全身，使人体不断地得到营养而维持各组织器官的功能活动。具体的流注次序是：气血流注始于手太阴肺经，然后交手阳明大肠经，再交足阳明胃经、足太阴脾经，继交手少阴心经、手太阳小肠经、足太阳膀胱经、足少阴肾经、手厥阴心包经、手少阳三焦经、足少阳胆经、足厥阴肝经，自肝经上注肺，再返回至肺经，重新再循环，周而复始（图3-2）。正如《灵枢·卫气》载："阴阳相随，外内相贯，如环之无端。"

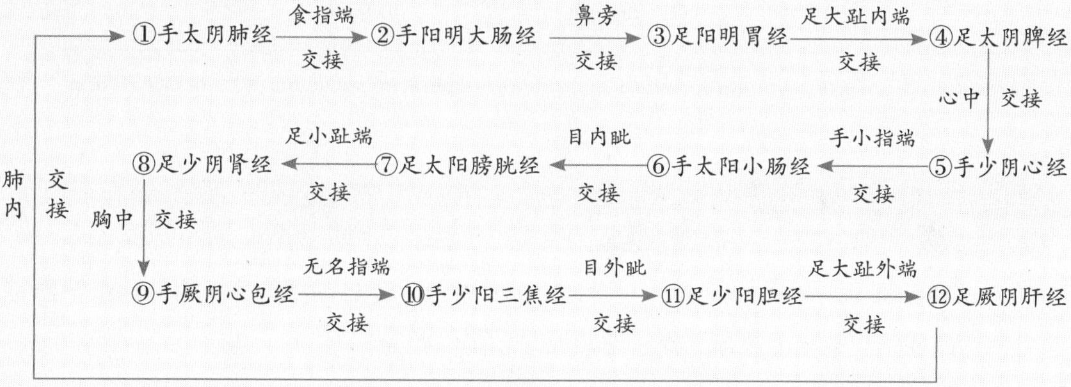

①手太阴肺经 —食指端 交接→ ②手阳明大肠经 —鼻旁 交接→ ③足阳明胃经 —足大趾内端 交接→ ④足太阴脾经

⑧足少阴肾经 ←足小趾端 交接— ⑦足太阳膀胱经 ←目内眦 交接— ⑥手太阳小肠经 ←手小指端 交接— ⑤手少阴心经

⑨手厥阴心包经 —无名指端 交接→ ⑩手少阳三焦经 —目外眦 交接→ ⑪足少阳胆经 —足大趾外端 交接→ ⑫足厥阴肝经

肺内 交接　胸中 交接　心中 交接

图3-2 十二经脉循行走向与交接规律

Энергия ци и крови циркулируют по определенным принципам. Меридианы и коллатерали транспортируют ци и кровь, а энергия ци и кровь проходят через средний центр (область желудка), где переваривается пища, после чего энергия преобразуется из полученной пищи, таким образом, энергия ци берет начало из среднего центра организма. Движение ци и крови зависит от работы легких, поэтому порядок движения начинается с меридиана легких, энергия циркулирует по легким, а затем распространяется по всему организму, насыщая все органы кровью, процесс происходит непрерывно. Последовательность циркуляции: ци и кровь берут начало в меридиане легких, затем энергия попадает в меридиан толстой кишки, затем в меридиан желудка и селезенки, далее энергия переходит в меридиан сердца, тонкой кишки, мочевого пузыря, почек и перикарда, затем в меридиан тройного обогревателя желчного пузыря, печени, а затем возвращается в меридиан легких (Рис. 3-2). Точно, как сказано в 《Каноне Таинственной сути》: «Инь и Ян неразлучны, внешнее неразрывно связано с внутренним, словно бесконечное кольцо. »

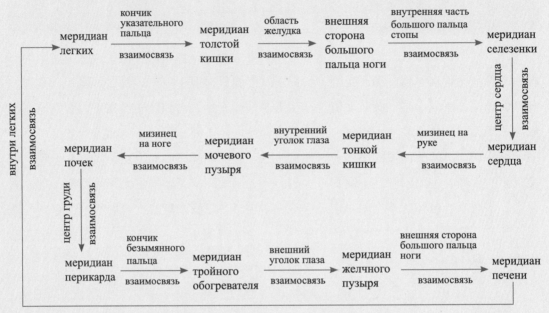

Рисунок 3-2 Принципы циркуляции энергии ци и крови по двенадцати каналам «Цзин»

（六）十二经脉与脏腑器官 的联络   2.6 Связь двенадцати каналов «Цзин» с внутренними органами

十二经脉除了与体内的五（六）脏六腑相属络外，还与其循行分布的其他组织器官有着密切的联络。临床上辨证分经、循经取穴，多以此为依据。

Помимо того, что двенадцать каналов тесно связаны с работой Пяти (шести) основных внутренних органов, они также связаны с функционированием всех остальных органов. Распределение каналов подробно исследовано, на основе работы определенных каналов производится выбор акупунктурных точек.

三、十五络脉   3 Пятнадцать коллатералей (кровеносных сосудов)

（一）十五络脉的概念   3.1 Концепция пятнадцати коллатералей

十二经脉和任脉、督脉各自别出一络，加上脾之大络，总计15条，称为十五络脉，分别以其所别出处的腧穴命名。另外，胃也有一条大络，名叫"虚里"，出于左乳下，上贯横膈，联络肺脏，是宗气积聚的处所，故又有"十六络"之说。

Двенадцать каналов, артерии и вены, вместе с большой селезеночной артерией представляют собой 15 коллатералей, по которым названы соответствующие акупунктурные точки. Кроме того, у желудка имеется своя коллатераль «Сю-ли», которая берет начало в левой части груди, и проходит через корпус к легким, это область накопления энергии ци, так называемая «шестнадцатая коллатераль».

（二）十五络脉的分布　　3.2 Распределение пятнадцати коллатералей

十二经脉的别络在四肢肘膝关节以下本经络穴分出后，均走向其相表里的经脉；任脉的别络，从胸骨剑突下鸠尾分出后，散布于腹部；督脉的别络，从尾骨下长强分出后，散布于头部，并走向背部两侧的足太阳经；脾的大络，出于腋下大包穴，散布于胸胁部。全身络脉中，十五络脉较大，络脉中浮行于浅表部位的称为"浮络"。络脉最细小的分支称为"孙络"，遍布全身，难以计数。

Крупные коллатерали двенадцати каналов «Цзин» проходят по конечностям и суставам в соответствующие акупунктурные точки, равномерно распределяя энергию по меридиану; коллатераль сосуда Жэнь-май проходит от нижней точки Цзю-Вэй и опускается к животу; большая коллатераль сосуда Ду-май проходит вдоль спины от копчика до точки Чан-Цян, затем распределяется в области головы; большая коллатераль селезенки берет начало под мышками в точке Да-Бао и распределяется в области груди и бедер. В системе коллатералей крупные сосуды выделяются и находятся на поверхности, поэтому их называют «поверхностными коллатералями». Самые мелкие сосуды называются «капиллярами», они пронизывают все тело, их бесчисленное множество.

（三）十五络脉的作用　　3.3 Функции пятнадцати коллатералей

四肢部的十二经别络，加强了十二经脉表里经之间的联系。络脉对十二经脉的表里配属关系起着紧密联系的作用，沟通分布于肢体的表经和里经。十五络脉为大络，具有统属全身浮络、孙络的作用，从而使十二经脉气血由线状流行逐渐扩展为网状弥散。十二经的络穴部位，即是各经络脉脉气的汇聚点和枢纽；任脉之络，有统属腹部诸阴经络脉的作用；督脉之络，有统属头背部诸阳经络脉的作用；脾之大络，对人体全部血络均有统属能力。络脉具有输送营卫气血，渗灌濡养周身组织的作用。循行于经脉中的营卫气血，正是通过络脉而布散全身，以温养、濡润所有组织，维持人体正常生理功能。

Работа крупных коллатералей меридианов конечностей подчеркивают тесную взаимосвязь меридианов между собой. Наличие сети кровеносных сосудов имеет особое значение для сбалансированной работы двенадцати каналов «Цзин», с ее помощью происходит распределение энергии по внутренним и внешним меридианам. Пятнадцать коллатералей представляют собой сеть из крупных поверхностных артерий, сосудов и капилляров, по которой с помощью функционирования двенадцати каналов происходит плавное распределение энергии ци и крови по каждой клетке организма. Расположение коллатеральных точек двенадцати каналов зависит именно от пересечений коллатералей; коллатераль сосуда Жэнь-май отвечает за кровеносные сосуды Иньских меридианов в области живота; коллатераль сосуда Ду-май объединяет кровеносные сосуды головы и спины; селезеночная коллатераль отвечает за работу сосудов всего тела. С помощью кровеносных сосудов происходит транспортировка крови, энергии ци и питательных веществ, а также фильтрация крови и насыщение клеток всего организма. Циркуляция ци и крови с питательными веществами осуществляется по всему организму, помогает восполнять энергию и увлажнять ткани органов, обеспечивая поддержку физиологических функций тела.

络脉理论对针灸临床有重要的指导意义。如根据络脉病候和络脉沟通表里两经的特点，选用络穴治疗相应的络脉病变和表里两经的病变。络脉理论还用于诊察疾病，如通过诊察络脉颜色的变化，可测知脏腑经脉有关方面的病变；指导针刺放血，可治疗相应疾病，如刺络拔罐以放出少许血液，可祛除络脉中的瘀积，达到通畅气血、治疗疾病的目的。

Учение о коллатералях имеет огромное значение для клинического применения иглоукалывания. Так, при возникновении патологических изменений или видоизменении сосудов для лечения выбираются акупунктурные точки, соответствующие данной патологии или особенностям данной коллатерали. Также учение о кровеносных сосудах используется при диагностике заболеваний: если при обследовании выявлены изменения цвета кровеносных сосудов, то можно определить, с каким внутренним органом и каким меридианом связана патология; с помощью кровопускания можно лечить различные заболевания, например, можно устранить застой крови, стимулировать поток ци и крови и способствовать быстрому снятию симптомов.

四、奇经八脉　4 Непарные меридианы в восьми сосудах

（一）奇经八脉的概念　4.1 Концепция непарных меридианов в восьми сосудах

奇经八脉即别道奇行的经脉，有督脉、任脉、冲脉、带脉、阴维脉、阳维脉、阴跷脉、阳跷脉共8条，故称为奇经八脉。

Непарные меридианы представляют собой нестандартные каналы, которые включают в себя:каналы Ду-май, Жэнь-май, меридианы Чун-Май, Дай-Май, Инь-Вэй, Ян-Вэй, Инь-Цяо и Ян-Цяо - всего восемь сосудов.

（二）奇经八脉的循行 4.2 Циркуляция непарных меридианов в восьми сосудах

督脉之"督"有总督之意。督脉行于腰背正中，上至头面。任脉之"任"有妊养的意思。任脉循行于腹胸正中，上抵颏部。冲脉之"冲"为要冲。冲脉与足少阴肾经相并上行，环绕口唇。带脉之"带"为腰带。带脉起于胁下，绕行腰间一周。维脉之"维"，有维系、主持之意。阴维脉起于小腿内侧，沿腿股内侧上行，至咽喉与任脉会合。阳维脉起于足跗外侧，沿腿膝外侧上行，至项后与督脉相会。跷脉之"跷"有足跟、矫捷之意。阴跷脉起于足跟内侧，随足少阴等经上行，至目内眦与阳跷脉会合。阳跷脉起于足跟外侧，伴足太阳等经上行，至目内眦与阴跷脉会合，再沿足太阳经上额，于项后会合足少阳经。

Главная жила Ду-май выполняет основную «контролирующую» роль. Она проходит по центру спины, от пояса до макушки головы. В китайском названии артерии беременности Жэнь-май - «任脉» («жэньмай») - иероглиф «任» («жэнь») означает «беременность». Артерия беременности Жэнь-май проходит от живота через центр груди к подбородку. В китайском названии меридиана Чун-Май - «冲脉» - иероглиф «冲» («чун») означает «важную точку пересечения». Меридиан Чун-Май вместе с меридианом почек движется вверх, проходя вокруг губ. В китайском названии меридиана Дай-Май - «带脉« - иероглиф «带» («дай») указывает на тазовую область. Меридиан Дай-Май берет начало под ребрами и опоясывает корпус. В китайском названии меридиана Вэй-май - «维» - иероглиф значит «поддерживать», «контролировать». Меридиан Инь-Вэй начинается на внутренней стороне голени, проходит по внутренней части бедра к горлу и артерии беременности Жэнь-май. Меридиан Ян-Вэй берет начало на внутренней стороне стопы, проходит по внешней стороне колена и встречается с главной жилой Ду-май. В китайском названии меридиана Цяо-май - «跷» - иероглиф имеет значение «пятки» и «ловкости». Инь-Цяо начинается на внутренней стороне пятки, далее следует за меридианом Шао-Инь и др., доходит до внутреннего угла глазной щели и встречается с Ян-Цяо. Меридиан Ян-Цяо берет начало с внешней стороны пятки, следует за меридианом Тай-Ян, доходит до внутреннего угла глазной щели и встречается с Инь-Цяо, затем проходит ко лбу, и на макушке встречается с ножным меридианом Шао-Ян ног.

（三）奇经八脉的作用　4.3 Функции непарных меридианов в восьми сосудах

（1）统帅、主导作用　奇经八脉将部位相近、功能相似的经脉联系起来，达到统帅有关经脉气血、协调阴阳的作用。如督脉督领诸阳经，统摄全身阳气和真元，为"阳脉之海"。任脉妊养诸阴经，总调全身阴气和精血，为"阴脉之海"。冲脉起于胞中，与督脉、任脉、足阳明、足少阴等经关系密切，故有"十二经脉之海"和"血海"之称，具有涵蓄十二经气血的作用。带脉约束了纵行躯干部的诸条经脉。阳维脉主一身之表，阴维脉主一身之里，具有维系一身阴经和阳经的作用。阴阳跷脉主肢体两侧的阴阳，调节下肢运动与寤寐。

(1) Основная функция непарных меридианов очень близка с назначением каналов, она состоит в регулировании и контроле над циркуляцией ци и крови, поддержании баланса Инь-Ян. Так, главная жила Ду-май объединяет работу всех Янских меридианов, регулирует распределение жизненной энергии всего организма, её также называют «море каналов Ян». Артерия беременности Жэнь-май регулирует работу всех каналов Инь, также имеет название «море каналов Инь». Меридиан Чун-Май берет начало в матке, он тесно связан с главной жилой Ду-май, артерией беременности, Янским меридианом ног, его также называют «морем двенадцати каналов» и «морем крови», выполняет функцию накопителя жизненных сил двенадцати каналов «Цзин». Дай-Май связывает все меридианы, проходящие через корпус тела. Меридиан Ян-Вэй проходит по внешней части тела, Инь-Вэй - по внутренней части, их функция заключается в поддержке работы меридианов Инь и Ян. Меридианы Инь-Цяо и Ян-Цяо отвечают за Инь и Ян конечностей как снаружи, так и внутри, они регулируют циркуляцию ци и крови в нижних конечностях.

（2）沟通、联络作用　奇经八脉在循行分布的过程中，与其他各经相互交会沟通，加强了十二经脉之间的相互联系。如手足三阳经共会督脉于大椎，任脉关元、中极穴为足三阴经之交会，冲脉加强了足阳明与足少阴经之间的联系，带脉横绕腰腹，联系着纵行于躯干的各条经脉等。

(2) Связывающая функция непарных меридианов в восьми сосудах, а также согласование с другими каналами, укрепили тесную взаимосвязь двенадцати каналов «Цзин». Так, три Янских меридиана ног встречаются с главной жилой Ду-май в точке Да-чжуй, с артерией беременности - в точке Гуань-юань, а также с тремя Иньскими меридианами ног, Чун-Май укрепляет взаимосвязь Янских меридианов ног с Малой Инь, Дай-Май опоясывает корпус и объединяет проходящие в этой области каналы и т.д.

（3）蓄积、渗灌的调节作用　奇经八脉纵横交错循行于十二经脉之间，当十二经脉和脏腑之气旺盛时，奇经加以储蓄；当十二经脉生理功能需要时，奇经又能渗灌和供应。正如《难经·二十八难》所说："比与圣人图设沟渠，沟渠满溢，流于深湖，故圣人不能拘通也。而人脉隆盛，入于八脉，而不环周，故十二经亦不能拘之。"

(3) Функции накопителя и фильтра жизненной энергии непарных меридианов также пересекаются с работой двенадцати каналов. При энергетическом подъеме каналов и органов непарные меридианы способны накапливать лишнюю энергию; а при дефиците жизненных сил непарные меридианы способны восполнять нехватку с помощью энергетических запасов. Как говорится в 《Нань-Цзин (Ответы на трудные вопросы)》: «Если человек выроет канаву и она переполнится, то вскоре канава превратится в озеро, и человек не сможет ее сдержать. Таким же образом, если сосуды наполнены кровью, которая течет по восьми коллатералям, но они не связаны друг с другом, то двенадцать каналов «Цзин» не смогут регулировать сосуды.»

五、特定穴   5 Специальные акупунктурные точки

（一）原穴、络穴   5.1 Точки Юань и коллатеральные точки

（1）原穴   原穴是脏腑原气输注、经过和留止于十二经脉四肢部的腧穴，又称"十二原"，多分布于腕踝关节附近。

(1) Точки Юань.   Точки Юань - это источники энергии ци внутренних органов, которые расположены в области прохождения двенадцати каналов «Цзин» в конечностях, также называются «Двенадцать Юань», распределены в основном на запястьях и в голеностопных суставах.

"原"即本原、原气之意，是人体生命活动的原动力。十二经脉中阳经之原穴单独存在，位于五输穴中的输穴之后；阴经则以输为原，所谓"阴经之输并于原"（《类经图翼》）。《难经·六十二难》曰："三焦行诸阳，故置一输名原。"即三焦散布原气运行于外部，阳经的脉气较阴经盛长，故于输穴之外另立一原穴。

Иероглиф «原» («юань») означает «основа», «источник», это движущая сила и источник жизненной активности. Точки Юань существуют изолированно от других точек двенадцати каналов; на меридианах Инь такие точки играют роль источников, так называемых «первоисточников Иньских каналов»(«Иллюстрированные комментарии к Классифицированному Канону о внутреннем»). В «Ответах на трудные вопросы» говорится: «Три внутренних обогревателя рождают Ян, исходящий из точек. », это указывает на то, что три внутренних обогревателя распределяют жизненные силы по телу, а также с внешней стороны. Энергия Янских меридианов более насыщенная, чем в меридианах Инь, поэтому может использоваться сразу несколько точек.

（2）络穴　络穴是十五络脉从经脉分出之处的腧穴。"络"有联络、散布之意。十二经脉在肘膝关节以下各有一个络穴，加上位于上腹部的任脉络穴鸠尾、位于尾骶的督脉络穴长强和位于胸胁部的脾之大络大包，共15穴，故又称"十五络穴"。十二经的络穴有沟通表里两经经气的作用，任脉络穴鸠尾、督脉络穴长强和脾之大络大包能分别沟通腹部、背部和侧胸部的经气。

(2) Коллатеральные точки. Коллатеральные точки — это акупунктурные точки, отделенные от пятнадцати коллатералей и каналов. Иероглиф «络» («ло») означает «связывать», «распространять». По двенадцати каналам на всех суставах есть коллатеральные точки, также в верхней части живота расположена точка артерии беременности Цзю-вэй, на копчике находится точка главной жилы Чан-цян, а на ребрах расположена точка селезеночной артерии Да-бао, всего насчитывается 15 таких точек, они также называются «15 коллатеральных точек». Коллатеральные точки выполняют связующую функцию между двенадцатью каналами «Цзин», точки артерии беременности Цзю-вэй, главной жилы Чан-цян и селезеночной артерии Да-бао осуществляют распределение энергии между меридианами и коллатералями в области живота, спины и груди.

（二）俞穴、募穴　　　5.2 Точки Шу, точки Му

（1）俞穴的概念　俞穴是脏腑之气输注于背腰部的腧穴，又称为"背俞穴"。俞穴均位于背腰部足太阳膀胱经的第1侧线上，大体依脏腑的高低而上下排列。六脏六腑各有1个背俞穴，共12个，分别冠以脏腑之名。

(1) Точки Шу представляют собой акупунктурные точки спины и зоны пояса, через которые происходит прилив энергии ци ко внутренним органам, их также называют «точками Шу спины». Точки Шу равномерно располагаются на спине и зоне пояса вдоль меридиана мочевого пузыря по положению внутренних органов. У каждого органа есть своя точка Шу, всего их 12, они названы по соответствующим внутренним органам.

（2）募穴的概念　募穴是脏腑之气汇聚于胸腹部的腧穴，又称为"腹募穴"。"募"有聚集、汇合之意。六脏六腑各有1个募穴，共12个。募穴均位于胸腹部的有关经脉上，其位置与其相关脏腑所处部位相近。

(2) Точки Му представляют собой акупунктурные точки груди и живота, в которых скапливается ци внутренних органов, их также называют «точки Му живота». Иероглиф «募» («му») имеет значение «скопления», «сосредоточения». У каждого органа есть своя точка Му, всего их 12. Точки Му равномерно располагаются в области груди и живота рядом с проходящими меридианами, в соответствии с положением внутренних органов.

（3）俞穴、募穴的临床应用

(3) Клиническое применение акупунктурных точек Шу и точек Му

①辅助诊断：每一脏腑均有各自的俞穴和募穴。脏腑发生病变时，常在俞穴、募穴上出现阳性反应，如压痛、敏感等。因此诊察按压俞穴、募穴，结合其他症状可判断脏腑疾患。俞、募二穴可相互诊察疾病，即审募而察俞，察俞而诊募。

① Сопутствующий диагноз: каждому внутреннему органу соответствует своя точка Шу и своя точка Му. При заболеваниях внутренних органов на точках Шу и Му возникает определенная реакция, например, боль при нажатии, аллергия и др. Поэтому при осмотре производится нажатие на точки Шу и Му, чтобы по симптомам определить возможное заболевание. Точки Шу и Му помогают диагностировать заболевания по двум направлениям, то есть при осмотре точек Му можно определить патологию направления Шу, и наоборот.

②主治脏腑疾病：脏病（阴病）多与俞穴（阳部）相关，腑病（阳病）多与募穴（阴部）联系。故临床上一般脏病多选其俞穴，腑病多选其募穴。如肺病咳喘常选肺俞，大肠病泄泻或便秘多选天枢等。俞、募穴可单独使用，也可相互配合应用，即俞募配穴法，属前后配穴法的范畴。如心病怔忡用心俞配巨阙，胃病疼痛选胃俞配中脘等。

② Показания к лечению: венерические (вирусные) заболевания органов (с ознобом), связанные с точками Шу (область Ян), заболевания внутренних органов (с жаром), связанные с точками Му (область Инь). Поэтому при лечении заболеваний внутренних органов с ознобом выбирают точки Шу, а при лечении заболеваний с жаром используют точки Му. При туберкулезе, кашле и одышке используют точку Фэй-Шу (Шу легких), при диарее или запоре используют точку Тянь-Шу и т.д. Точки Шу и Му могут использоваться как по отдельности, так и совместно, но при тщательном подборе и совместимости точек. При учащенном сердцебиении используют точки Синь-Шу (Шу сердца) и Цзюй-Цюэ, при боли в желудке выбирают Вэй-Шу (Шу желудка) и точку Чжун-Юань и т.д.

③俞穴治疗相关组织器官疾病：俞穴不仅可治疗相应的脏腑病证，还能治疗与脏腑相关的五官九窍、皮肉筋骨等的病证。如肝开窍于目，主筋，故目疾、筋脉挛急等病可选肝俞；肾开窍于耳，主骨，故耳疾、骨病可选肾俞。

③ Использование точек Шу при лечении заболеваний внутренних органов может не только избавить от соответствующих симптомов, но и излечить многие болезни органов, кожи, мышечных тканей, суставов и костей. Например, работа печени сильно влияет на состояние глаз и мышц, поэтому при офтальмологических заболеваниях и мышечных спазмах используется точка Гань-Шу (Шу печени); почки влияют на состояние ушей и костей, поэтому при ушных или костных заболеваниях используется точка Шэнь-Шу (Шу почек).

（三）八会穴　　　5.3 Восемь перекрестных точек

（1）八会穴的概念　八会穴是脏、腑、气、血、筋、脉、骨、髓等精气所聚会的8个腧穴。"会"即聚会之意。八会穴分散在躯干部和四肢部，脏会章门，腑会中脘，气会膻中，血会膈俞，筋会阳陵泉，脉会太渊，骨会大杼，髓会悬钟。

(1) Восемь перекрестных точек представляют собой точки внутренних органов, ци, крови, сухожилий, вен, костей, костного мозга и других точек сосредоточения жизненной энергии. Иероглиф «会» («хуэй») в данном случае имеет значение «встреча, сосредоточение». Восемь перекрестных точек распределены по телу и конечностям: точки внутренних органов - Чжан-Мэнь и Чжун-Вань, точка ци - Тань-Чжун, точка крови - Гэ-Шу, точка мышц - Янлин-Цюань, точка вен - Тай-Юань, точка костей - Да-Чжу и точка костного мозга - Сюань-Чжун.

（2）八会穴的作用　八会穴主治相关组织、脏腑的病证。如膻中主治气病，能调气理气；膈俞主治血病，可止血活血；阳陵泉主治挛急痿痪等筋病，能舒筋强筋；太渊主治脉病，以调畅血脉等。

(2) Функции восьми перекрестных точек. Перекрестные точки помогают вылечить заболевания внутренних органов и тканей. Например, с помощью точки Тань-Чжун можно вылечить заболевания, связанные с нехваткой ци, а также урегулировать энергетический баланс организма; с помощью Гэ-Шу лечатся заболевания сердца, также можно остановить кровотечение; с помощью Янлин-Цюань снимаются спазмы, параличи и другие мышечные заболевания, укрепляются мышцы и сухожилия; точка Да-Чжу справляется с заболеваниями вен, с ее помощью также регулируется кровообращение.

（四）八脉交会穴　　　5.4 Восемь точек пересечения меридианов

（1）八脉交会穴的概念　八脉交会穴是十二经脉与奇经八脉相通的8个腧穴，又称"交经八穴""流注八穴""八脉八穴"，八脉交会穴均分布于腕踝关节上下。

(1) Восемь точек пересечения меридианов представляют собой точки пересечения двенадцати каналов «Цзин» с непарными меридианами в восьми сосудах, их также называют «8 меридианных пересечений», «8 точек вхождения энергии», «8 сосудов - 8 точек», точки пересечения равномерно распределены по суставам всего тела от запястий до лодыжек.

（2）八脉交会穴的作用　八脉交会穴单独应用，具有治疗各自所通的奇经八脉病证的作用。如后溪通督脉，可治腰脊强痛等督脉病；公孙通冲脉，可治胸腹气逆等冲脉病。同时，临床上常根据两两相合的关系配合应用，治疗两脉相合部位的疾病，如公孙配内关，主治心、胸、胃疾病；列缺配照海，主治肺、咽喉、胸膈疾病。这属于上下配穴法的范畴。

(2) Функции восьми точек пересечения меридианов. Точки пересечения меридианов используются по отдельности, при различных заболеваниях, связанных с непарными меридианами в восьми сосудах. Так, с помощью точки Хоу-Си (меридиана тонкого кишечника), которая также соединена с главной жилой Ду-май, можно излечить заболевания поясничных позвонков; точка меридиана селезенки проходит через Чун-Май и помогает при лечении синдрома «обратного движения ци» и др. В то же время, согласно принципу согласованности, при лечении можно использовать 2 точки, например точки меридианов селезенки и перикарда помогают при лечении заболеваний сердца, легких и желудка; сочетание точек Ле-Цюэ и Чжао-Хай используется при лечении заболеваний легких, горла и области диафрагмы. Это применимо к совместимым акупунктурным точкам.

六、阿是穴   6 Точка А-ши

阿是穴又称"天应穴""不定穴"等，既无具体的名称，也无固定的位置，只是以压痛点或其他反应点作为刺灸的部位。

Точка А-ши также называется «точкой Воздаяния неба», «неопределенной точкой» и т.д., это особая точка, которая не имеет определенного места и количества, а представляет собой болевую точку или точку реакции другого характера.

"阿是"之称，始见于唐代孙思邈《备急千金要方》中所说的"有阿是之法，言人有病痛，即令捏（掐）其上，若里（果）当其处，不问孔穴，即得便快成（或）痛处，即云阿是，灸刺皆验，故曰阿是穴也"。可见，阿是穴无一定的位置，既可位于病变附近，也可在与其距离较远处。

Название «А-ши» впервые встречается в сборнике врача при династии Тан - Сунь Сымяо 《Тысяча золотых рецептов》, который писал, что «есть метод А-ши, по которому можно определить, что человек болен; нужно надавить на поверхность ногтем (без поиска акупунктурной точки) - если возникает острая боль, то это точка А-ши, которую можно прижигать или применять иглоукалывание». Можно заметить, что точка А-ши не имеет определенного положения, обычно она возникает рядом с очагом патологии, но может находиться и на расстоянии от него.

第二节　艾灸疗法
Раздел 2　Мокса-терапия

艾灸疗法，又称灸焫、攻法、火法，是指采用艾绒或其他药物制成的灸炷或灸条，点燃后熏熨，或采用其他光、电等刺激体表的一定部位，以起防治疾病作用的方法（图3-3）。最常用的施灸材料是艾叶，此外还有桑枝、灯草等，施灸的方法也有不同种类。

Мокса-терапия, также называемая прижиганием - это лечебный метод, в ходе которого используются палочки из волокон полыни или из других лекарственных трав. После поджигания палочки начинают дымить и их используют для прикладывания к точкам, чтобы стимулировать определенный участок тела. Мокса-терапия применяется как для профилактики, так и для

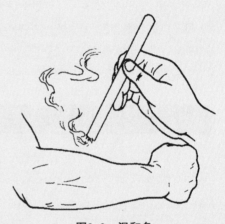

图3-3　温和灸
Рисунок 3-3 Прижигание

лечения заболеваний (Рис. 3-3). Наиболее распространенное средство для палочек - листья полыни, также используются молодые ветви шелковицы и др., кроме того, существуют различные техники прижигания.

一、艾灸疗法的作用原理和分类　　1 Действие и виды мокса-терапии

（一）艾灸疗法的作用原理　　1.1 Действие мокса-терапии

（1）局部温热刺激效应　借助灸火的温热及药物作用，通过经络传导使局部皮肤充血，毛细血管扩张，使局部的皮肤组织代谢能力加强，增强血液循环与淋巴循环，缓解和消除平滑肌痉挛，促进炎症、粘连、渗出物、血肿等病理产物的消散吸收；同时，还可引起大脑皮层抑制作用的扩散，降低神经系统的兴奋性，发挥镇静止痛作用；此外，温热作用还能促进药物的吸收。

(1) Действие мокса-терапии. Терапия действует через тепловую стимуляцию определенных точек тела, тепло проходит по меридианам и вызывает гиперемию кожи, расширение мелких сосудов, что способствует ускорению метаболического обмена в тканях, укреплению крово- и лимфообращения, смягчению и устранению мышечных спазмов, воспаления, спаек, экссудата, опухолей и других патологий; в то же время может оказывать ингибирующее действие на кору головного мозга, снижать возбудимость нервной системы, оказывать успокоительный и болеутоляющий эффект; кроме того, воздействие тепла помогает эффективному усвоению препарата.

（2）经络调节作用　经络是一个多层次、多功能的调控系统。在穴位上施灸时，由于艾火的温热刺激，通过腧穴、经络传导，起到温通气血、扶正祛邪的作用。因此，艾灸疗法不仅能治疗疾病，而且能增强体质，预防疾病。

(2) Регулирующая функция меридианов и коллатералей. Каналы и коллатерали представляют собой сложную многоуровневую и многофункциональную регулирующую систему. Во время процедуры прижигания через тепловую стимуляцию акупунктурной точки происходит воздействие на соответствующий меридиан для восполнения и укрепления энергии ци, а также устранения патогенной энергии. Таким образом, с помощью мокса-терапии можно не только вылечить заболевание, но и укрепить физическую форму, предотвратить возникновение патологий.

（二）艾灸疗法的分类　　　1.2 Виды мокса-терапии

艾灸疗法历史悠久，单纯的艾灸出现最早，随后衍化出多种灸法，一般可分为艾灸和非艾灸两大类。艾灸类如艾炷灸、艾条灸和温针灸等；非艾灸类如灯火灸、药物灸、电热灸等临床较为常用。灸法分类见图3-4。

Мокса-терапия имеет многовековую историю, раньше всего появилось простое прижигание листьями полыни, а с течением времени появилось огромное множество видов прижигания. Обычно выделяют 2 вида: мокса-терапия (с полынью) и прижигание без полыни (с другими средствами). Мокса-терапия включает в себя прижигание полынными конусами, прижигание полынными палочками и теплыми иглами и др.; к прижиганию без полыни относятся огненное прижигание, лекарственное прижигание, электрическая стимуляция и другие распространенные виды терапии. Виды прижигания представлены на рисунке 3-4.

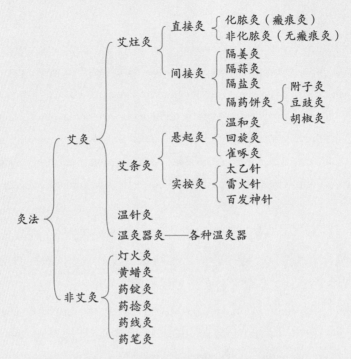

图3-4 灸法分类

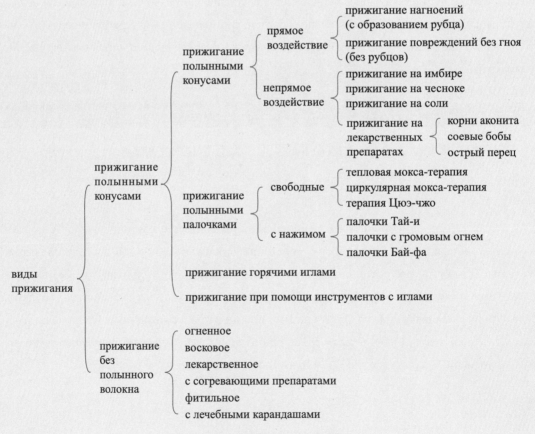

Рисунок 3-4 Виды прижигания

二、太乙神针与雷火神针 | 2 Палочки Тай-и и палочки с громовым огнем

（一）太乙神针 | 2.1 Палочки Тай-и

太乙神针不是针，是灸法中实按灸的一种，根据艾绒中加入药物的不同，又有太乙神针、雷火神针、百发神针等。太乙针灸的制作：艾绒100g，硫黄6g，麝香、乳香、没药、松香、桂枝、杜仲、枳壳、皂角、细辛、川芎、独活、穿山甲、雄黄、白芷、全蝎各1g，上药研成细末，和匀。先取艾绒24g，均匀铺在30cm×30cm桑皮纸上，次取药末6g，均匀掺在艾绒里，然后卷紧如爆竹状，外用鸡蛋清涂抹，再糊上桑皮纸1层，两头留空3cm，捻紧即成。施灸时，先在施灸腧穴部位或患处垫上布或纸数层，然后将药物艾条的一端点燃，趁热按在施术部位上，使热力透达深部，若艾火熄灭，再点再按；或者以布6～7层包裹艾火熨于穴位，若火熄灭，再点再熨。适用于风寒湿痹、痿证和虚寒证。

Палочки Тай-и - это один из инструментов мокса-терапии, в котором используются волокна полыни и другие лекарственные препараты. Также существуют палочки с громовым огнем, палочки Бай-фа и др. Изготовление палочек Тай-и: 100 г волокна полыни, 6 г серы, мускус, смола босвеллии, смола коммифоры мирра, канифоль, смола коричника, кора эвкоммии, понцирус позднего сбора, мыльное дерево, дикий имбирь Зибольда, гирчовник влагалищный, многочленистый дудник, китайский панголин, реальгар, дудник даурский, скорпион - всего по 1 г, все компоненты в виде порошка с однородной консистенцией. Возьмите 24 г волокна полыни, равномерно разложите на поверхности бумаги из коры тутовника 30 см*30 см, далее возьмите 6 г порошка из лекарственных трав, равномерно посыпьте волокна полыни, затем заверните в трубочку, смажьте с внешней стороны яичным белком и закрепите бумагу тутовника, сверните концы палочки, отступив по 3 см от края. Во время проведения терапии сначала подложите на акупунктурную точку или повреждение ткань (или бумагу), затем подожгите палочку, и когда начнут дымиться листья полыни, надавите на поверхность воздействия, чтобы тепло проникло как можно глубже, если палочка погасла, то повторите процедуру. Другой способ - положить 6-7 слоев ткани на акупунктурную точку и поглаживать поверхность палочкой, если она погасла, зажечь снова и повторить процедуру. Используется при лечении ревматических болей от холода, хронической усталости и синдрома «пустого холода» (недостаточность Ян).

（二）雷火神针　　　　2.2 Палочки с громовым огнем

雷火神针又称雷火针，是太乙神针的前身。雷火针灸的制作：艾绒100g，沉香、木香、乳香、茵陈、羌活、干姜、穿山甲各9g，麝香少许，共为细末。本法除艾绒掺入的药物处方不同，其制作方法、操作方法均与太乙神针相同。雷火神针的适应证除了风寒湿痹、痿证和虚寒证外，还用于治疗急性扭挫伤及寒湿痹气痛。

Также называются громово-огненными иглами, являются предшественниками палочек Тай-и. Изготовление палочек с громовым огнем: 100 г волокна полыни, алойное дерево, корень соссюреи, смола босвеллии, полынь волосяная, нотоптеригиум надрезанный, сушеный имбирь, китайский панголин - всего по 9 г, немного мускуса, все в форме порошка. Кроме состава, способ изготовления и применения идентичен с палочками Тай-и. Что касается показаний к применению - помимо ревматических болей от холода, хронической усталости и синдрома «пустого холода», палочки также могут применяться при сильных травмах и контузиях, а также при ревматизме, вызванном сыростью.

第三节 特殊针刺疗法
Раздел 3 Специфические методы иглоукалывания

一、三棱针法　　1 Акупунктура трехгранной иглой

三棱针法是用三棱针刺破血络或腧穴，放出适量血液，或挤出少量液体，或挑断皮下纤维组织，以治疗疾病的方法。三棱针古称"锋针"，为九针之一，是一种"泻热出血"的常用工具。三棱针多由不锈钢材料制成，针长约6cm，针柄稍粗呈圆柱体，针身呈三棱状，尖端三面有刃，针尖锋利。见图3–5和图3–6。

В этом методе используются трехгранные иглы для акупунктуры точек, кровопускания или выпуска небольшого количества жидкости, для стимуляции подкожных тканей при лечении заболеваний. Трехгранные иглы также называют «острыми иглами», это один из 9 видов игл, они используются для кровопускания и выведения лишнего тепла. Трехгранные иглы изготавливаются из нержавеющей стали, длина иглы - 6 см, ручка иглы цилиндрической формы, тельце иглы - с тремя гранями, кончик иглы также с тремя гранями, очень острый. См. рисунки 3-5 и 3-6.

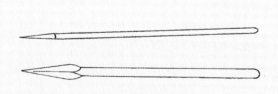

图3–5　三棱针

Рисунок 3-5　Трехгранная игла

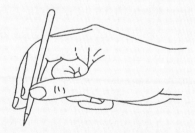

图3–6　三棱针持针法

Рисунок 3-6　Акупунктура трехгранной иглой

三棱针法的持针方法：一般医者以右手持针，用拇、食二指捏住针柄，中指指腹紧靠针身下端、针尖露出3～5mm。

Метод применения трехгранной иглы: обычно врач держит иглу в правой руке, большой и указательный пальцы - на ручке иглы, подушечка среднего пальца плотно прилегает к нижней части тельца иглы, кончик иглы выглядывает на 3-5 мм.

三棱针法的刺法一般分为点刺法、散刺法、刺络法、挑刺法四种。

Методы акупунктуры трехгранной иглой обычно делятся на 4 вида: точечное, рассеянное иглоукалывание, микроукалывание коллатералей и легкое покалывание.

二、皮肤针法   2 Акупунктура инструментом с несколькими иглами

皮肤针法是运用皮肤针叩刺体表一定部位，使叩刺部位皮肤充血红晕或渗出微量血液，以防治疾病的一种方法。皮肤针法由《灵枢·官针》之"半刺""浮刺""毛刺"等刺法发展而来，其作用机理源于《素问·皮部论》之"凡十二经脉者，皮之部也，是故百病之始生也，必先于皮毛"等论述。皮肤针一般由针头和针柄两部分组成。针头端形似莲蓬状，缀有数枚不锈钢短针，针柄分为硬柄和软柄两种，一般用树脂材料制成，长15～19m。根据针头所嵌短针的数目不同，又分别称为梅花针（5支短针）、七星针（7支短针，图3-7）、罗汉针（18支短针）等。

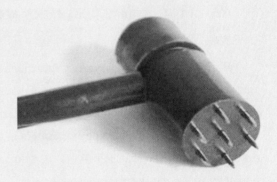

图3-7 皮肤针针具（七星针）

Рисунок 3-7 Инструмент с несколькими иглами (с семью иглами)

В этом методе используется прибор с несколькими иглами для легких постукиваний по определенной части поверхности кожи, для гиперемии кожи или выделения небольшого количества крови, метод служит для профилактики многих заболеваний. Этот метод появился из традиционных техник «поверхностного покалывания», «кожного иглоукалывания» и др., упомянутых в 《Каноне Таинственной сути》, действие которых было описано еще в 《Трактате Желтого императора о внутреннем - О коже и мышцах》, где сказано, что «каждому из двенадцати меридианов соответствует свой участок кожи, и при возникновении различных заболеваний нужно выбирать соответствующий участок». Обычно такой инструмент состоит из рукоятки и игл, расположенных по обеим сторонам. Кончики игл по форме напоминают чашечку лотоса, это короткие иголки из нержавеющей стали, ручки могут быть твердыми или мягкими, обычно их изготавливают из смолистой древесины, длиной 15-19 см. Количество игл может отличаться, есть молоточки с иглами «цветки сливы» (5 игл), инструменты с семью иглами (7 коротких игл, рис. 3-7), Ло-хань (18 игл) и т.д.

持针方法可分为硬柄持针法和软柄持针法两种：硬柄持针法是以右手拇指、中指夹持针柄，食指伸直按压在针柄中段上面，无名指和小指团住针柄，将其固定于小鱼际处握牢；软柄持针法则是采用拇指在上、食指在下的方法夹住针柄，其余手指呈握拳状将其固定于掌心。

Способ применения инструмента зависит от того, какая рукоятка - мягкая или твердая: инструмент с твердой ручкой держится в правой руке, большой и средний пальцы держат рукоятку, средний палец вытянут и нажимает в середине рукоятки, безымянный палец и мизинец также находятся на рукоятке инструмента, инструмент нужно держать прочно; если рукоятка мягкая, то большой палец держится сверху, указательный - снизу, кисть сжимает рукоятку как кулак.

三、针刀疗法　　3 Иглоножная терапия

应用针刀以治疗疾病的方法和技术，称为针刀疗法。针刀疗法具有针刺和局部微创手术的双重治疗作用。

Метод профилактики и лечения заболеваний при помощи иглоножа называется иглоножной терапией. Она используется для иглоукалывания определенной области, а также при комплексных эндоскопических операциях.

1.针刀的分类

3.1 Виды иглоножей

常用针刀刀具因针刀柄形状、针刀身直径不同，分为I型和Ⅱ型针刀。Ⅰ型针刀，刀柄为扁平葫芦形，刀身直径1mm；Ⅱ型针刀，刀柄为梯形葫芦，刀身直径3mm。两者刀身均为圆柱形，刀头为楔形，末端扁平带刃，刀口为齐平口，刀口线和刀柄在同一平面内。Ⅰ型针刀主要适用于治疗各种软组织损伤、骨关节损伤等病证；Ⅱ型针刀主要适用于深层大范围软组织松解、骨折固定及骨折畸形愈合的折骨术。

Рукоятки и сами иглоножи бывают разных размеров, их условно разделяют на иглоножи I и II типа. Иглонож I типа - с плоской рукояткой, диаметр острия - 1 мм; иглонож II типа - с рукояткой в форме трапеции, диаметр острия 3 мм. Ножи обоих типов цилиндрической формы, острия в форме клинка, кончик острия плоский, как у ножа, лезвие ровное и находится на одной линии с рукояткой. Иглоножи I типа подходят для лечения повреждений мягких тканей, костей и суставов; иглоножи II типа применяются при крупных и глубоких повреждениях мягких тканей, для фиксации перелома кости и хирургическом переломе при неправильном срастании кости.

2.针刀的持针方法

3.2 Методы удержания иглоножа

以术者的刺手食指和拇指捏住刀柄，以中指托住针体，置于针体的中上部位，无名指和小指置于施术部位的皮肤上，作为刀身在刺入时的一个支撑点。另一种持针方法是在刺入较深部位时使用长型号针刀，其基本持针方法和前者相同，但要用押手拇指、食指捏紧刀身下部，从而起控制作用，防止针刀刺入时，由于针身过长而引起刺入方向偏离。

При использовании иглоножа указательный и большой пальцы держат рукоятку, средний палец лежит на середине стержня иглы, безымянный палец и мизинец лежат на поверхности кожи и служат в качестве опоры во время проведения терапии. Существуют другие способы держать иглонож при более глубоком воздействии на кожу и при использовании длинных иглоножей, в таких случаях положение руки соответствует описанному выше, но при манипуляциях нужно зажать большой и указательный пальцы на нижней части острия, чтобы регулировать введение иглоножа, поскольку при использовании длинного иглоножа легко отклониться от нужного направления прокола.

3.针刀进针方法

3.3 Методы введения иглоножа

针刀刺入时，必须遵循的4个步骤具体如下：①定点：在确定病变部位和掌握该处的解剖结构后，在进针部位用甲紫溶液或用记号笔做一记号，局部碘伏消毒后，覆盖上无菌小洞巾。②定向：使刀口线和大血管、神经及肌肉纤维走向平行，将刀口压在进针点上。③加压分离：刺手拇指、食指捏住针柄，中指托住针体，稍加压力不使刺破皮肤，使进针点处形成一个长形凹陷，刀口线与重要血管、神经及肌肉纤维走向平行。④刺入：当继续加压，感到一种坚硬感时，说明刀口下皮肤已被推挤到接近骨质，稍一加压，即可穿过皮肤。穿过皮肤后，进针点处凹陷基本消失，此时可根据需要施行手法进行治疗。

При введении иглоножа нужно пройти 4 этапа: ① Определить точку: после определения патологической области и точки, сделайте отметку на коже с помощью метилвиолета или маркера, затем продезинфицируйте поверхность кожи и накройте участок тканью. ② Определить направление: линия иглоножа должна быть направлена параллельно венам, мышцам и связкам, далее прижмите острие иглоножа к точке ввода. ③ Выбор надавливания: большой и указательный пальцы держат ручку иглы, средний палец подпирает стержень иглы, слегка надавливая, но не прокалывая кожу, чтобы образовалось небольшое углубление вокруг нажима, важно, чтобы лезвие ножа было параллельно венам, нервным связкам и мышцам. ④ Прокол: продолжая надавливать, можно почувствовать твердость — это говорит о том, что кожа сильно натянулась и близлежащее костное вещество выталкивает кожу; усиливая нажатие, осуществляется прокол кожи. После прокола кожи углубление пропадает и проводится соответствующее лечение.

4.针刀疗法的适用范围

3.4 Область применения иглоножной терапии

针刀疗法的适用范围比较广泛，主要用于各种慢性软组织损伤疾病、部分骨质增生性疾病与骨关节病、常见脊柱疾病、神经卡压综合征、某些脊柱相关性内脏疾病、部分关节内骨折和骨折畸形愈合、瘢痕挛缩等。

Иглоножная терапия применяется довольно широко, в основном при лечении хронических заболеваний мягких тканей, межпозвоночной грыжи и заболеваний костей и суставов, также используется при заболеваниях позвоночника, нервном защемлении, при заболеваниях внутренних органов, связанных с позвоночником, внутрисуставных переломах, неправильном срастании костей и рубцовом стенозе.

5.针刀疗法的注意事项

3.5 Меры предосторожности

（1）针刀操作时，要严格执行无菌操作，防止晕针和断针，准确选择适应证，严格掌握禁忌证。

(1) При иглоножной терапии нужно строго выполнять все асептические манипуляции, не допуская изгиба или поломки игл, точно исследовать симптомы и обращать внимание на противопоказания.

（2）对于凝血机制异常者，施术部位有皮肤感染、深部有脓肿及全身急性感染性疾病者，一切严重内脏病的发作期，施术部位有重要神经、血管或重要脏器而施术时无法避开者，血压较高且情绪紧张者，以及恶性肿瘤患者均禁用本法。

(2) Пациентам с нарушениями свертываемости крови, кожными инфекциями, гнойными нарывами и инфекционными заболеваниями, с тяжелыми заболеваниями внутренних органов, а также при скрытых венах и нервных связках, при повышенном давлении и эмоциональном напряжении запрещено проходить данный вид терапии.

（3）体质极度虚弱者，在身体有所恢复后再施行针刀手术。

(3) При сильной слабости рекомендуется проходить процедуру только после полного восстановления.

（4）注意术后出血的处理。

(4) Обратите внимание на заживление повреждений после кровопускания.

四、头针疗法　　　4 Иглотерапия головы

头针又称头皮针，是指在头皮部特定的穴线进行毫针针刺以防治疾病的一种方法。

Иглотерапия головы также называется иглоукалыванием кожи головы, представляет собой метод профилактики и лечения различных заболеваний через акупунктуру определенных точек на поверхности кожи головы.

头针的适用范围：①脑源性疾病，如中风偏瘫、肢体麻木、失语、皮层性多尿、眩晕、耳鸣、舞蹈病、癫痫、脑瘫、小儿弱智、震颤麻痹、假性延髓性麻痹等；②非脑源性疾病，如头痛、脱发、脊髓性截瘫、高血压病、精神病、失眠、眼病、鼻病、肩周炎、腰腿痛、各种疼痛性疾病等；③外科手术的针刺麻醉等。

Область применения иглотерапии головы: ① Заболевания мозга, такие как кровоизлияние в мозг и паралич, онемение тела, потеря речи, диурез, головокружение, шум в ушах, хорея, эпилепсия, церебральный паралич, умственная отсталость у детей, болезнь Паркинсона, ложный бульбарный паралич и др. ② Симптомы, не связанные с мозгом, такие как головная боль, выпадение волос, паралич спинного мозга, психическое расстройство, гипертония, бессонница, заболевания глаз, ретинопатия, периартрит плеча, боль в пояснице и ногах и другие боли; ③ Акупунктурная анестезия при хирургических операциях.

五、眼针疗法　　　5 Акупунктура глаз

眼针疗法又称眼针法，是指采用毫针或其他针具刺激眼区特定部位，以诊断和治疗全身疾病的一种方法。该法主要建立在中医脏腑经络学说、五轮八廓学说、后汉华佗"看眼识病"，以及西医学生物全息论的基础上。

Акупунктура глаз также называется глазной иглотерапией, представляет собой метод диагностики и лечения заболеваний через стимуляцию точек области глазницы с помощью специальных игл или других инструментов. Данный метод применяется на основе учений о

«Цзин-Ло», каналах и коллатералях и методики врача Хуа То (Поздняя Хань) «Посмотри в глаза - узнай о болезни».

眼针法通过观察眼球结膜脉络形色变化以诊断疾病，针刺特定的眼周八区十三穴为治疗方法，具有操作简便、无痛苦、疗效高、见效快等特点。迄今为止，眼针法的临床适应证已达40余种，其中对中风偏瘫和各种急慢性疼痛疗效较为显著。

Терапия состоит из осмотра конъюнктивы глазного яблока и выявления особенностей цветовых изменений сосудов, а также из акупунктуры определенных точек (всего их 13); терапия очень простая, безболезненная и эффективная. В настоящее время существует около 40 техник акупунктуры глаз, многие из них эффективно применяются для лечения острых и хронических заболеваний.

眼针法的刺激部位共分为8区，共13个穴位。具体划分方法是眼平视，经瞳孔中心画"十"字交叉线并分别延伸过内、外眦及上、下眼眶，将眼廓分为4个象限；再将每一个象限两等份，呈8个象限，其8等分线即为代表8个方位的方位线；配以八卦定位，每个方位线各代表一个卦位；以左眼为标准，按上北下南左西右东划分，首起乾卦于西北方，依次为正北方为坎，东北为艮，正东为震，东南为巽，正南为离，西南为坤，正西为兑；还可将乾、坎、艮、震、巽、离、坤、兑改用1～8个阿拉伯数字代表。右眼的眼区划分，是以鼻为中心，将左眼的穴区水平对折而确定的。即左眼经穴区顺时针排列，右眼经穴区逆时针排列，体现"阳气左行，阴气右行"的原则。最后将上述8个象限等分为16个象限，以方位线为中心，其相邻的两个象限即为一个眼穴区，共计8个眼穴区。每区对应一脏一腑，中心线前象限为脏区，后象限为腑区。按照八卦、脏腑的五行配属，以及五行相生关系排列；乾属金，对应肺与大肠；坎为水，对应肾、膀胱；震属木，对应肝、胆；离属火，对应心、小肠；坤属土，对应脾、胃。艮为山，对应上焦；巽为风，对应中焦；兑为泽，对应下焦。总计8区13穴（图3-8）。

Всего выделяется 8 участков воздействия, 13 акупунктурных точек. Участки разграничиваются следующим образом: смотрите перед собой, затем обозначьте зрачками иероглиф «十» (10), то есть проведите условную линию слева направо и сверху вниз - это 4 сектора, каждый сектор разделите на 2 части - и получится 8 участков, 8 условных линий определяют условные границы участков; если взять левый глаз за образец и поделить его по сторонам света, то северо-запад - это начальная триграмма Цянь, север - это триграмма Кань, северо-восток - Гэнь, восток - Чжэнь, юго-восток - Сунь, юг - Ли, юго-запад - триграмма Кунь, запад - Дуй; также для обозначения триграмм Цянь, Кань, Гэнь, Чжэнь, Сунь, Ли, Кунь и Дуй можно использовать арабские цифры. Граница между зонами правого и левого глаза проходит по центру носа, акупунктурные зоны для правого глаза определяются как зеркальное отражение схемы участков левого глаза. Зоны и точки левого глаза расположены по часовой стрелке, а у правого глаза - против часовой, в этом проявляется принцип движения энергии Ян с правой стороны, а Инь - с левой. Наконец, 8 участков делятся на 16 квадратов, на каждых двух квадратах находится глазная акупунктурная зона. Каждая зона соответствует определенному внутреннему органу. Согласно расположению Восьми триграмм, сочетанию внутренних органов и Пяти стихий, складываются следующие соответствия: Цянь - Металл, соответствует легким и толстой кишке; Кань - Вода, согласуется с почками и мочевым пузырем; Чжэнь - Дерево, соответствует печени и желчному пузырю; Ли - Огонь, связывается с сердцем и тонкой кишкой; Кунь - Земля, соответствует селезенке и желудку. Гэнь - Гора, согласуется с верхним центром (от входного отверстия желудка и до основания языка); Сунь - Ветер, соответствует среднему центру (область желудка); Дуй - Озеро, соответствует нижнему центру (область от выходного отверстия желудка, кишечник и органы выделения). Всего 8 участков и 13 акупунктурных точек (Рис. 3-8).

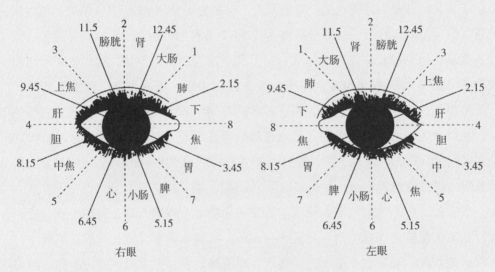

图3-8 眼穴分区

Рисунок 3-8 Распределение акупунктурных участков глаз

六、耳针疗法   6 Ушная иглотерапия

　　耳针是指在相应的耳穴上采用针刺或其他方法进行刺激以防治疾病的方法。耳针治疗范围广泛，操作方便，且对疾病诊断有一定的参考意义。

Это метод профилактики заболеваний, в ходе которого производится стимуляция ушных акупунктурных точек с помощью игл или других инструментов. Ушная иглотерапия широко применяется в лечебной практике, ее также используют для точной постановки диагноза.

耳穴是指分布在耳廓郭上与脏腑经络、组织器官、四肢躯干相互沟通的特定区域，如图3-9。当人体发生疾病时，常会在相应耳穴出现"阳性反应"，如压痛、变形、变色、结节、丘疹、凹陷、脱屑、电阻降低等，这些反应点是耳针防治疾病的刺激点。中国利用耳穴诊治疾病的历史已经相当悠久。为了便于国际交流和研究，中国制定了《耳穴名称与部位的国家标准方案》。

Акупунктурные точки уха расположены на поверхности ушной раковины, каждой из них соответствуют внутренние органы, меридианы и конечности, см. рис. 3-9. При возникновении заболевания на соответствующей точке уха возникает «положительная реакция», например, боль при пальпации, деформация, изменение цвета, образование узелков, прыщей, ямок, шелушения, снижение сопротивления и другие реакции. В Китае с древнейших времен ушная иглотерапия применяется при диагностировании и лечении различных заболеваний. Для целей международного обмена опытом и проведения исследований в Китае опубликовали 《Государственный перечень наименований и расположения ушных акупунктурных точек》.

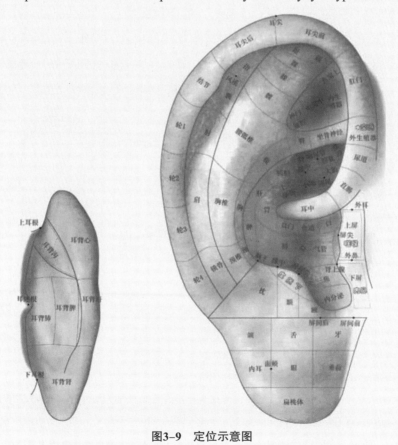

图3-9   定位示意图

Рисунок 3-9   Схема расположения акупунктурных точек ушей

第四节　拔罐与刮痧
Раздел 4　Баночный массаж и массаж гуаша

拔罐疗法，古称角法。在马王堆汉墓出土的帛书《五十二病方》中已有记载。晋代医家葛洪的《肘后备急方》中有用制成罐状的兽角拔脓血治疗疮疡脓肿的记载。唐代王焘《外台秘要》则进一步阐述了"角法"的操作方法："刺破患处，用竹管吸拔出血。"清代赵学敏《本草纲目拾遗》中对拔罐疗法的出处、操作方法、适应病证等方面做了详细的介绍。此后，拔罐疗法逐步发展，罐具从兽角、竹筒发展为陶罐、玻璃罐，乃至抽气罐、挤压罐（图3–10）；操作方法也从单纯留罐发展为推罐、闪罐等多种形式；适应范围从简单的吸拔脓血发展为治疗风寒痹痛、虚劳喘急等外感内伤的数百种疾患。拔罐疗法具有温经散寒、祛风除湿、舒筋活络、行气活血、清热泻火等功效。

Баночный массаж имеет устаревшее название - «банкотерапия». Запись о баночной терапии была обнаружена в записках 《О 52 рецептах от болезней》 в результате раскопок захоронения в Мавандуе. В 《Книге рецептов》 Гэ Хуна, врача эпохи Цзинь, есть запись об изготовлении банок из рогов животных и лечении гнойных нарывов с их помощью. В

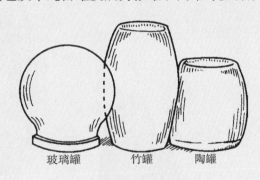

玻璃罐　　竹罐　　陶罐

图3–10　罐具

Рисунок 3-10　Часто используемые массажные банки (стеклянная, бамбуковая и глиняная банки)

эпоху династии Тан в записях 《Секреты чиновника》 Ван Тао более подробно описал метод применения «роговых банок»: «Проколоть пораженное место и с помощью бамбуковой трубки пустить кровь». При династии Цин врач Чжао Сюэмин в 《Дополнениях к Компендиуму лекарственных веществ》подробно описал происхождение, применение и показания баночного массажа. С течением времени техника баночного массажа постепенно развивалась и видоизменялась, на смену банкам из рогов и бамбука пришли глиняные и стеклянные банки, а также вытяжные и выталкивающие банки (Рис. 3-10); метод применения также изменился от простого к более сложному; область применения баночного массажа сильно расширилась: от простого вытягивания крови и гноя до лечения острых болей, упадка сил и множества заболеваний. Баночный массаж оказывает разогревающий, расслабляющий эффект, регулирует циркуляцию энергии ци, выводит из организма лишнюю влагу и жар, а также снимает мышечную боль.

1.拔罐疗法的作用原理

1.1 Действие баночного массажа

（1）负压作用 中医学认为，拔罐是一种良性刺激，使机体自我调整，产生行气活血、舒筋活络、消肿止痛、祛风除湿等功效，从而促进机体恢复平衡。国内外研究发现，人体在火罐负压吸拔时，皮肤表面溢出大量气泡，促进了局部组织的气体交换；同时发现负压使局部毛细血管通透性变化和毛细血管破裂，少量血液进入组织间隙产生瘀血，血红蛋白释出，出现自家溶血现象。

(1) Действие вакуумного давления. В традиционной китайской медицине считается, что баночный массаж — это отличный метод стимуляции организма, в ходе которого запускается саморегуляция жизненных процессов, улучшается кровообращение, расслабляются мышцы и устраняются боли и отеки, благодаря этому методу восстанавливается внутренний баланс организма. В ходе международных исследований было обнаружено, что при баночном вакуумном массаже кожа втягивается в банки, способствуя ускорению метаболизма тканей; в то же время, вакуум сильно воздействует на капилляры и может вызвать их разрыв, образуются кровоподтеки, снижается уровень гемоглобина, вызывая гемолиз.

（2）温热作用 拔罐对于局部皮肤产生温热刺激，从而起到温经散寒的功效。西医学认为温热刺激能使血管扩张，促进以局部为主的血液循环，加强新陈代谢，使机体的废物、毒素加速排出，同时可增强局部组织的耐受性和机体的抵抗力。

(2) Действие тепла. При баночном массаже стимулируется кровообращение кожи и выделяется тепло, которое расходится по меридианам тела. В западной медицине считается, что тепловая стимуляция способствует расширению кровеносных сосудов, ускоряет кровообращение и обмен веществ, способствует выведению токсинов и укреплению иммунитета.

（3）调节作用 拔罐的调节作用建立在负压或叠加温热作用的基础上，由于温热作用等一系列良性刺激通过皮肤及血管感受器的反射途径传到中枢神经系统，从而发生反射性兴奋，调节了大脑皮层的兴奋与抑制过程，使之趋于平衡；同时加强了大脑皮层对身体各部分的调节功能。其次拔罐还能促进淋巴循环，使淋巴细胞的吞噬能力活跃。

(3) Регулирующая функция. Регулирующая функция баночного массажа складывается из комплексного воздействия вакуумного давления и действия тепла. Тепло и другие стимулирующие факторы прямо воздействуют на кожу и через сосудистые рецепторы передаются в нервную систему, при возникновении реакции организма регулируются процессы возбуждения и торможения коры головного мозга, тем самым укрепляются рефлекторные процессы головного мозга при воздействии на все части тела. Баночный массаж помогает стимулировать лимфообращение и укрепляет функцию лимфоцитов.

2.罐的种类

1.2 Виды массажных банок

（1）竹罐　用直径3～5cm坚固无损的青竹，制成6～8cm或8～10cm长的竹管，一端留节做底，另一端去节做罐口，用刀刮去青皮和内膜，用砂纸磨光，制成两端稍小，中间稍大的腰鼓状圆筒。竹罐的优点是取材容易，经济易制，轻巧而不易摔损，适于蒸煮；缺点是容易燥裂、漏气，吸附力不大。

(1) Бамбуковая банка. Банка из цельного бамбука диаметром 3-5 см, 6-8 см или 8-10 см в длину, с одной стороны - дно, с другой - отверстие, используемое для скрабирования и очищения кожи, дно и отверстие небольшие, диаметр середины банки несколько больше. Преимущества бамбуковой банки в доступности, экономичности и прочности материала; минусы - возникновение трещин от сухости, пропуск воздуха, небольшая сила втягивания.

（2）陶罐　用陶土烧制而成，罐口光整，口底稍小，腔大如鼓，状如缸状。优点是吸附力大，易于高温消毒；缺点是质地较重，易于损毁且罐体不透明，不能及时观察被拔部位充血、瘀血情况。

(2) Глиняная банка. изготавливается из обожженной глины, у нее гладкая горловина, маленькое дно и большая полость, по форме похожа на кувшин. Преимущества: большая сила втягивания, устойчивость к температурам; недостатки: большой вес, хрупкость, непрозрачность (не позволяет наблюдать за участком воздействия).

（3）玻璃罐　玻璃罐是在陶罐的基础上，改用耐热质硬的透明玻璃烧制成的罐具。其形如球状，罐口平滑，腔大底圆，分大、中、小三种型号。优点是质地透明，可以随时观察被拔部位皮肤充血、瘀血程度，且吸附力大，适用于全身各个部位，易于清洗消毒，是目前临床上最常用的罐具之一；缺点是容易摔碎、损坏。

(3) Стеклянная банка. Изготовлена по типу глиняных банок из термостойкого

стекла. Стеклянные банки округлой формы, с плоским горлышком и круглым дном, делятся на большие, средние и маленькие. Преимущества: прозрачность (позволяет наблюдать за состоянием кожи и сосудов), большая сила втягивания, подходит для использования на разных частях тела, легко чистить и дезинфицировать, в настоящее время - это самый распространенный инструмент при баночном массаже; недостатки: хрупкость.

（4）抽气罐 抽气罐是用各种材料制成的，罐体加置活塞抽气装置的一种新型罐具。抽气罐罐体多由透明塑料和环保橡胶所制，规格尺寸多样，可适当选择（图3-11）。新型抽气罐的优点是操作安全，使用简便，不易破碎，易于保存，可用于身体多部位拔罐，且吸附力可以根据需要适当调节。

(4) Вытяжная банка. Изготавливается из разных материалов, представляет собой инструмент, состоящий из сосуда цилиндрической формы и поршневого вакуумного устройства. Вытяжные банки изготавливают в основном из прозрачного пластика или экологичной резины, разных размеров, на любой выбор (Рис. 3-11). Преимущество новых вытяжных банок состоит в их безопасности, удобстве использования и хранения, прочности; могут применяться на всех частях тела, сила втягивания может регулироваться в соответствии с требованиями терапии.

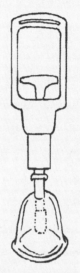

图3-11   抽气罐

Рисунок 3-11   Вытяжная банка

二、刮痧疗法	2 Массаж гуаша

刮痧法是中国传统的自然疗法之一，它是以中医皮部理论为基础，用牛角、玉石等在皮肤相应部位刮拭，以达到疏通经络、活血化瘀之目的。刮痧可以扩张毛细血管，增加汗腺分泌，促进血液循环，对于高血压、中暑、风寒痹证都有立竿见影之效。经常刮痧，可起到调整经气、解除疲劳、增强免疫功能的作用。

Массаж гуаша — это один из природных методов лечения китайской медицины, он основан на знаниях традиционной медицины о кожных зонах. При массаже используются рога животных, яшма и другие средства для растирания и очищения кожи. Массаж способствует очищению меридианов, активизации кровообращения и устранению застойных явлений. Массаж гуаша расширяет капилляры, усиливает секрецию потовых желез, стимулирует кровоо-бращение; оказывает моментальный эффект при повышенном давлении, тепловом ударе, боли в суставах от воздействия холода и др. Регулярный массаж способствует регуляции энергии ци в каналах, устраняет хроническую усталость, а также укрепляет иммунитет.

1.刮痧疗法的作用原理

2.1 Действие массажа гуаша

（1）调整阴阳　刮痧通过刺激体表的经络穴位，改善和调整脏腑功能，从而促进机体的阴阳平衡。

(1) Регулирование энергии Инь-Ян.　Во время массажа гуаша происходит стимуляция определенных акупунктурных точек, с помощью чего регулируется работа внутренних орга-нов и достигается энергетический баланс Инь и Ян.

（2）疏通经络　刮痧通过工具和力的作用，能够温煦经络、疏散瘀滞，从而达到疏通经络、畅达气血的目的。

(2) Очищение меридианов.　С помощью специальных инструментов и воздействия силы при массаже достигается прогрев меридианов, очищение каналов и устранение застойных яв-лений, а также нормализация кровообращения в организме.

（3）活血止痛　刮痧改善了刮拭组织周围的血液循环，增加组织血流量，提高局部组织痛阈，从而起到活血止痛、祛瘀生新的作用。

(3) Активизация кровообращения и снятие боли.　Массаж гуаша стимулирует кровоо-бращение, улучшает кровоток в тканях, увеличивает объем кровотока и повышает болевой порог.

2.刮痧法的临床应用

2.2 Применение массажа гуаша

刮痧疗法具有疏通经络、活血化瘀、开窍泄热、通达阳气、泻下秽浊、排除毒素等作用，临床应用范围较广，可用于内、外、妇、儿、五官科等各科疾病，还可用于强身健体、减肥、美容等。尤其对实热或湿热引起的急性痧证，或因气机闭阻、经络瘀滞所致的疼痛、酸胀类病症，有立竿见影的功效。

Массаж гуаша способствует очищению меридианов и коллатералей, активизирует кро-вообращение и устраняет застойные явления, выводит из организма лишнюю влагу, тепло и токсины. Область применения массажа гуаша очень широка: его применяют при лечении внутренних и внешних патологий, гинекологических, педиатрических заболеваний; его также используют в целях укрепления физической формы, снижения веса и в качестве косметиче-ской процедуры. Особенно эффективно массаж гуаша помогает при болезненных симптомах при избытке в организме влаги и жара, при возникновении застоя в меридианах, повышенной чувствительности и т.д.

（1）痧证　多发于夏秋两季，微热形寒，头昏、恶心、呕吐，胸腹或胀或痛，甚则上吐下泻，多起病突然。取背部脊柱两侧自上而下刮治，如见神昏可加用印堂穴、太阳穴。

(1) Болезненные симптомы особенно резко проявляются в осенний и весенний сезоны, когда может резко возникнуть простуда, головокружение, тошнота и рвота, вздутие и боль в животе, диарея и т.д. При таких симптомах подходит массаж гуаша вдоль позвоночника. Если пациент теряет сознание, то можно добавить воздействие на акупунктурные точки между бровей и висков.

（2）中暑　取脊柱两旁自上而下轻轻顺刮，逐渐加重。伤暑表证，取患者颈部痧筋（颈项双侧）刮治；伤暑里证，取背部刮治，并配用胸部、颈部等处刮治。

(2) При тепловом ударе подходит легкий массаж гуаша вдоль позвоночника с постепенным увеличением интенсивности массажа. При поверхностных симптомах теплового удара следует выбрать массаж гуаша в области шеи (с обеих сторон); при внутренних симптомах теплового удара рекомендуется массаж спины, шеи и груди.

（3）湿温初起　见厌食、倦怠、低热等症。取背部自上而下顺刮，并配用苎麻蘸油在腘窝、后颈、肘窝部擦刮。

(3) При высокой температуре с потоотделением и головной болью может наблюдаться снижение аппетита, слабость, субфебрильная температура и др. Следует применить массаж гуаша всей спины, а также масляное растирание подколенных ямок инструментом из китайской крапивы.

（4）感冒　取生姜、葱白各10g，切碎和匀布包，蘸热酒先刮擦前额、太阳穴，然后刮背部脊柱两侧，也可配合刮肘窝、腘窝。如有呕恶者，加刮胸部。

(4) При простуде возьмите по 10 г имбиря и лука, порежьте на мелкие кусочки, заверните в ткань, обмакните в разогретое вино, затем протрите лоб, виски, помассируйте спину вдоль позвоночника, также можно помассировать локтевые ямки и подколенные чашечки. При тошноте и рвоте также можно включить в массаж область груди.

（5）发热咳嗽　取颈部向下至第4腰椎处顺刮，同时刮治肘部、曲池穴。如咳嗽明显，再刮治胸部。

(5) При высокой температуре и кашле рекомендуется массировать вокруг четвертого поясничного позвонка, также можно добавить массаж локтей и точки Цюй-чи. Если кашель особенно сильный, можно добавить массаж грудного отдела.

（6）风热喉痛　取第7颈椎至第7胸椎两旁（蘸盐水）刮治，并配用拧提颈部前两侧肌肉（胸锁乳突肌）约50次。

(6) При высокой температуре и боли в горле следует массировать от 7-го шейного до 7-го грудного позвонка (с использованием соленой воды), также можно помассировать шейную зону щипковыми движениями (грудинно-ключично-сосковые мышцы), примерно 50 раз.

（7）呕吐　取脊柱两旁自上而下至腰部顺刮。腹痛，取背部脊柱旁两侧刮治，也可同时刮治胸腹部。

(7) При тошноте и рвоте рекомендуется массировать область вдоль позвоночника и поясничного отдела. При боли в животе применяется массаж спины вдоль позвоночника, а также грудного отдела.

（8）疳积　取长强穴至大椎穴处刮治。伤食所致呕吐腹泻，脊椎两侧顺刮；如胸闷、腹胀剧痛，可在胸腹部刮治。

(8) При глистной болезни массируйте от акупунктурной точки Ча-цян до точки Да-чжуй. При диарее от пищевого расстройства и переедания рекомендуется производить массаж позвоночника; а при наличии острой боли и вздутии живота - массировать грудной отдел и живот.

3.刮痧的注意事项

2.3 Меры предосторожности

（1）术前注意事项　①刮痧疗法须暴露皮肤，且刮痧时皮肤汗孔开泄，如遇风寒之邪，邪气可从开泄的毛孔入里，引发新的疾病。故刮痧前要选择空气流通、清新的治疗场所，注意保暖，夏季不可在有过堂风的地方刮痧。②施术者的双手要消毒，刮痧工具也要严格消毒，防止交叉感染。刮拭前须仔细检查刮痧工具，以免刮伤皮肤。③勿在患者过饥、过饱及过度紧张的情况下进行刮痧治疗，以防晕刮。

(1) Меры предосторожности перед проведением массажа.　① Массаж гуаша проводится на открытой коже, однако следует помнить, что во время массажа поры открываются и нужно избегать воздействия на кожу холода, чтобы не навредить пациенту. Перед проведением массажа гуаша следует проветрить помещение, при этом нужно сохранить теплую температуру, в летнее жаркое время нужно избегать проведения процедуры на сквозняке. ② Необходимо тщательно продезинфицировать руки и массажные инструменты, чтобы избежать попадания на кожу инфекции. Перед массажем необходимо внимательно проверить инструменты на наличие повреждений, сколов, чтобы не травмировать кожу пациента. ③ Нельзя проводить массаж гуаша, если пациент переел или, наоборот, голоден, а также если он перенапряжен.

（2）术中注意事项　①刮拭手法要用力均匀，以患者能忍受为度，达到出痧为止。

婴幼儿及老年人刮拭手法用力宜轻。②不可一味追求出痧而用重手法或延长刮痧时间。一般情况下，血瘀之证出痧多；实证、热证出痧多；虚证、寒证出痧少。③刮拭过程中，如遇晕刮，出现精神疲惫、头晕目眩、面色苍白、恶心欲吐、出冷汗、心慌、四肢发凉或血压下降、神志昏迷时，应立即停止刮痧，抚慰患者勿紧张，让其平卧，注意保暖，饮温开水或糖水，一般即可恢复。

(2) Меры предосторожности во время проведения массажа. ① Во время массажа нужно применять определенные усилия, но следить, чтобы пациент мог выдержать выбранную интенсивность. При массаже новорожденных и маленьких детей, а также пожилых пациентов следует применять умеренную интенсивность. ② Не стоит применять слишком большую интенсивность или растягивать время массажа. В обычных случаях застой крови говорит о том, что заболевание сильное; явные симптомы и жар также подтверждают сильное заболевание; а при «синдроме недостаточности» проявления симптомов слабые. ③ Если во время массажа пациент упал в обморок, закружилась голова, появился шум в ушах, лицо побледнело, появилось ощущение тошноты или рвота, выступил холодный пот, усилилось сердцебиение, похолодели конечности или снизилось кровяное давление, появилась сонливость, то нужно прервать массаж и помочь пациенту прийти в себя - дать теплую сладкую воду, обеспечить тепло всего тела и дать полежать.

（3）术后注意事项 ①刮痧治疗使汗孔开泄，邪气外排，要消耗体内津液，故刮痧后饮温水一杯，休息片刻。②刮痧治疗后，为避免风寒之邪侵袭，须待皮肤毛孔闭合恢复原状后，方可洗浴，一般为3小时左右。

(3) Меры предосторожности после проведения массажа гуаша. ① Во время массажа поры открываются и организм тратит много энергии и жидкости, поэтому после массажа необходимо дать пациенту выпить воды и немного отдохнуть. ② После массажа нужно дать коже время прийти в обычное состояние, чтобы закрылись поры, поэтому в течение трех часов после массажа не рекомендуется принимать ванну.

第五节 推拿及其他疗法
Раздел 5 Массаж и другие методы лечения

1 Техника массажа Туйна

推拿手法属中医外治法范畴，是指按特定技巧和规范化动作在受术者体表操作，用于治疗疾病和保健强身的一项临床技能。以手法治病，古称"按摩"，经历史沿革又叫"推拿"。

Массаж Туйна и растирания — это тип внешнего лечебного воздействия на тело в китайской медицине, который включает в себя множество уникальных приемов и методов, используемых для оздоровления тела и лечения многих заболеваний. Устаревшее название массажа «按摩» («аньмо» - нажим, растирание) с течением времени превратилось в «推拿» («туйна» - растирание, массаж).

1.推拿手法的分类

1.1 Виды массажа

（1）根据手法动作形态分类 分为摆动类手法、摩擦类手法、振动类手法、挤压类手法、叩击类手法和运动关节类手法。这种分类方法的特点是把手法形态与作用原理结合，容易理解和记忆。

(1) Что касается видов техники массажа, то выделяются колебательные, растирающие, вибрирующие, надавливающие и постукивающие массажные движения. Техники массажа разделяются по форме и характеру массажных движений, таким образом легко запомнить различия между техниками и понять суть техники.

（2）根据手法作用力方向分类 分为垂直用力类手法、平面用力类手法、对称合力类手法、对抗用力类手法和复合用力类手法。这种分类方法的优点是突出手法作用力原理。

(2) Что касается интенсивности и направления массажа, выделяются вертикальное, горизонтальное, симметричное воздействие и применение силы в массаже на сопротивление. Преимущество этой классификации в том, что сразу видны различия по силовому воздействию во время массажа.

（3）根据手法作用目的分类　分为松解类手法和整复类手法。这种分类方法的特点是简单，但对手法的覆盖面窄，无法把众多手法涵盖进去。

(3) По назначению массажные техники делятся на расслабляющие и восстанавливающие. Эта классификация очень проста, но, в то же время, определения видов довольно узкие и не включают в себя многие массажные техники.

（4）根据手法作用对象分类　分为成人推拿手法和小儿推拿手法两大类。这种分类法只是在手法分大类时应用。

(4) Что касается разделения по объекту массажа, то выделяется 2 категории: массаж для взрослых и детский массаж. Эта классификация довольно общая и используется только для ручного массажа.

（5）根据手法组合分类　分为单式手法和复式手法两种。固定的复式手法较少，以临床操作时根据治疗需要或个人习惯变化应用为主。

(5) По массажным комбинациям существуют единичные и комплексные техники. Комплексных техник массажа довольно мало, при лечении их обычно адаптируют согласно требованиям лечебного курса и особенностям пациента.

2.推拿手法的基本要求

1.2 Основные требования к технике массажа

推拿手法有400余种，且流派众多，风格迥异，但对手法的基本要求是一致的。作为手法必须具备"持久、有力、均匀、柔和"八字基本要求，从而达到"深透"的目的。整复类手法应做到"稳、准、巧、快"四字。

Существует более 400 видов техник массажа, множество направлений и стилей, но требования к выполнению массажа для всех одинаковы. Основные требования - чтобы массажные движения были «четкими, интенсивными, равномерными и плавными», для достижения «глубокого» эффекта. При массаже по вправлению костей, движения должны быть «твердыми, точными, ловкими и быстрыми».

（1）持久　是指手法在操作过程中，能够严格地按照规定的动作要领和操作规范持续地运用，在一定的时间内，保持手法动作的形态和力量的连贯性，以保证手法对人体的刺激达到足够的积累。

(1) В процессе массажа должна соблюдаться техника выполнения движений, массаж должен длиться определенный промежуток времени, и на протяжении всего массажа должна поддерживаться равномерная интенсивность воздействия и характер движений, для того чтобы достичь максимальной эффективности процедуры.

（2）有力　是指手法在操作过程中必须具备一定的力度和功力，不是单纯指力气大，而是一种技巧力，使手法具有一定的刺激量。因此，有力的含义一是指手法直接作用于体表的力，二是指维持手法持续操作并保持一定的刺激量所需要之功力。用力的基本原则是根据受术者体质、病证、部位等不同情况而增减；既保持治疗效果，又避免产生不良反应。

(2) На протяжение всего массажа должна поддерживаться равномерная интенсивность движений, поэтому нужно не только применять силу, но и правильно выполнять силовые массажные приемы, чтобы оказать на тело определенный стимулирующий эффект. Таким образом, под интенсивностью имеется в виду не просто сила воздействия, а равномерное воздействие на протяжении всего процесса для максимальной стимуляции. Сила воздействия при массаже соизмеряется в соответствии с телосложением, заболеванием пациента, а также с областью массажа. В зависимости от ситуации интенсивность регулируется, чтобы поддерживать лечебный эффект и избежать побочных проявлений.

（3）均匀　是指手法操作时，其动作幅度的大小、频率的快慢、手法压力的轻重，都必须保持相对的一致。幅度不可时大时小，频率不可忽快忽慢，用力不可时轻时重，应使手法操作既平稳又有节奏性。在手法测试仪上显示，手法操作的波峰、波谷、波幅、波频要达到基本相同。

(3) Во время массажа все движения должны совершаться равномерно, с одинаковой амплитудой, частотой, скоростью и силой давления. Амплитуда движений не может быть то маленькой, то большой, движения не должны делаться то часто, то редко, то быстро - то медленно, давление не должно быть то сильным, то слабым, массажные движения должны производиться в одном ритме. Все колебательные, надавливающие движения должны совпадать по амплитуде и производиться равномерно.

（4）柔和　是指手法操作时，其动作稳柔而富有节律感，灵活而不僵滞，缓和而不生硬。手法变换要自然、协调，使手法轻而不浮、重而不滞，挥洒自如。柔和并不能错误地理解为柔软无力，而是要体现"以柔为贵""柔中带刚""刚中带柔""刚柔相济，以柔克刚"的理念，使手法具有美感和艺术性。切忌生硬粗暴，更不能用蛮力和爆发力。正如《医宗金鉴》中所说："法之所施，使患者不知其苦，方称为手法也。"

(4) Движения должны быть плавными, интенсивными, но твердыми и активными, но не

резкими и не жесткими. Массажные движения должны быть естественными и согласованными, легкими, но устойчивыми, без остановок, спокойными и уверенными. Плавность в данном случае не стоит путать с мягкостью и слабостью движений, здесь нужно руководствоваться принципами «твердой мягкости», «использование мягкости для преодоления жесткости». Также нужно избегать применения жесткой силы. Как сказано в сборнике《Золотое зеркало медицины》: «По закону, настоящей техникой массажа считается такая, при которой пациент не знает, что такое боль».

（5）深透　是手法要达到的目的。深是深层、深部，透是渗透、穿透，是指手法的功力能够透入到深层组织。而这种深透是根据疾病治疗的需要和不同部位、不同病证来决定的。

(5) Основной целью массажа является глубокое воздействие «Шэнь-тоу». «Шэнь» - означает «глубокий», «глубокий слой»; «тоу» - «проникать», «просачиваться»; то есть с помощью массажа важно оказать воздействие на глубокие слои тканей. Глубина воздействия массажа определяется в соответствии с заболеванием, симптомами и требованиями лечебного курса.

（6）稳、准、巧、快　是指整复类手法的要求。由于关节周围软组织的保护作用，特别是在病理情况下，错缝关节周围的软组织多呈紧张状态，给手法操作带来一定难度，因此，为了保证手法的安全性和有效性，整复类手法的操作应符合稳、准、巧、快的基本技术要求。

(6) Основные требования при вправлении костей: твердость, точность, ловкость и оперативность. Мягкие ткани вокруг суставов выполняют защитную функцию, и особо напрягаются при повреждении суставов и связок что осложняет процедуру массажа, поэтому для обеспечения безопасности и эффективности в технике вправления костей необходимы твердость, точность, ловкость и оперативность выполнения.

二、穴位敷贴　　　2 Прикладывание препаратов к акупунктурным точкам

穴位敷贴是指在某些穴位上敷贴药物，通过药物和腧穴的共同作用以治疗疾病的一种方法。其中将一些带有刺激性的药物如毛茛、斑蝥、白芥子、甘遂、蓖麻子等捣烂或研末，敷贴于穴位，如果引起局部发疱、化脓如"灸疮"，则称为"天灸"或"自灸"，现代也称为发疱疗法。若将药物敷贴于神阙穴，通过脐部吸收或刺激脐部以治疗疾病时，又称为"敷脐疗法"或"脐疗"。若将药物敷贴于涌泉穴，通过足部吸收或刺激足部以治疗疾病时，又称为"足心疗法"或"涌泉疗法"。

Процедура представляет собой метод лечения заболевания, при котором происходит прикладывание лекарственных препаратов к определенным акупунктурным точкам. Используются стимулирующие лекарственные препараты, такие как лютик японский, шпанская мушка, семена белой горчицы, молочай Зибольдиев, семена клещевины и др., которые измельчаются в порошок и прикладываются к акупунктурным точкам. Если препарат вызывает возникновение пузырей, появление гноя или «ожог от прижигания полынью», то тогда процедура называется «небесным прижиганием» или «самоприжиганием», в современной медицине эта процедура называется «раздражающей терапией». Когда препарат прикладывается к точке Шэнь-Цюэ, всасывание препарата происходит в области пупка, оказывается стимулирующее действие и лечебное действие при заболеваниях этой области, такая процедура называется «терапия прикладывания к пупку» или «пупковая терапия». Когда препарат прикладывается к точке Юн-Цюань, всасывание препарата происходит через стопы, оказывается стимулирующее действие и лечебное действие при заболеваниях этой области, такая процедура называется «терапия прикладывания к стопам» или «терапия Юн-Цюань».

穴位敷贴具有双重治疗作用，既有穴位刺激作用，又可通过皮肤组织对药物有效成分的吸收，发挥明显的药理效应。一方面，药物经皮肤吸收，极少通过肝脏，也不经过消化道，可避免肝脏及各种消化酶、消化液对药物成分的分解破坏，从而使药物保持更多的有效成分，能更好地发挥治疗作用；另一方面，也避免了因药物对胃肠的刺激而产生的一些不良反应。因此，本法可以弥补内服药物的不足。除极少有毒药物外，本法一般无危险性和毒副作用，较为安全简便，对于老幼体弱者、药入即吐者尤宜。

Данный метод оказывает двойной эффект: стимуляция акупунктурной точки и всасывание лечебных препаратов через кожу, которые оказывают явное действие на организм. С одной стороны, лекарственный препарат всасывается через кожу, почти не доходя до печени и не попадая в пищеварительный тракт, что позволяет не нарушать баланса секреторных жидкостей пищеварения и ферментов, тем самым способствуя оздоровительному эффекту; с другой стороны, это позволяет избежать побочного воздействия лечебных препаратов на систему пищеварения. Таким образом, данный метод позволяет избежать недостатков приема необходимых препаратов. За исключением небольшого содержания ядовитых веществ в препаратах, этот метод является безопасным и не имеет побочных эффектов, он удобен в применении, особенно для пожилых людей и пациентов с рвотой от приема лекарств.

穴位敷贴与西医学的"透皮给药系统"有相似之处，随着西医学对"透皮给药系统"的深入研究，中药透皮治疗与经络腧穴相结合，将为中医外治法开拓广阔的应用前景。

Терапия прикладывания препаратов к акупунктурным точкам имеет много общего с «трансдермальной лечебной системой» в западной медицине. Вслед за проведением западной медициной глубоких исследований в области трансдермальных терапевтических систем открываются широкие перспективы использования наружных методов лечения китайской медицины, в которых применяется доставка традиционных лекарственных средств через кожу с учетом имеющихся знаний о каналах и акупунктурных точках.

三、音乐疗法   3 Музыкальная терапия

音乐之理与中医之理相通，早在《黄帝内经》时代就有此方面的研究。《灵枢·邪客》曰：“天有五音，人有五脏；天有六律，人有六腑。此人之与天地相应也。”这里的五音已经开始与五脏对应，说明不同的音乐对五脏会产生不同的影响。《素问·阴阳应象大论》更具体地指出五音的名称及特点：“角谓木音，调而直也；徵谓火音，和而美也；宫谓土音，大而和也；商谓金音，轻而劲也；羽谓水音，沉而深也。”不同的乐调在生理上与五脏及心理之间有一定的对应关系，会引起心跳、呼吸、筋肉运动不同的和谐共振，其抑扬顿挫、长短缓急，与机体的各种运动相称，与心灵活动的交感共鸣。由于音乐空灵、含蓄，其内涵的不确定性、多义性和朦胧性，与中国人的特性及中医学有相通之处，更易于唤起人们的经验记忆、联想和想象，从而诱发出情绪、情感、情怀等意蕴来，其舒体悦心、畅通气血、宣导经络的作用与药物一样，对人体具有调治作用。故朱丹溪云：“乐者，亦为药也。”清代名医吴师机在《理瀹骈文·略言》中也说：“七情之病，看花解闷，听曲消愁，有胜于服药者也。”这说明乐理与医理是相通的，而最能说明二者相通的是中国传统的阴阳五行学说。

Суть музыкальной терапии согласуется с принципами традиционной китайской медицины. Этот вопрос был исследован еще в 《Трактате Желтого императора о внутреннем》. В 《Каноне Таинственно сути》 говорится: «В природе существует 5 музыкальных тонов, у человека - 5 основных плотных внутренних органов, в природе существует 6 «мужских» ступеней звукоряда, у человека - 6 полых внутренних органов. Все, что есть в человеке - созвучно с природой. » В данном случае имеется в виду, что музыкальные тона соответствуют внутренним органам и могут оказывать на них определенное воздействие. В 《Трактате Желтого императора о внутреннем, вопросы о простейшем - О теории Инь-Ян》 более детально рассмотрены особенности музыкальных тонов: «Тон Цзяо соответствует Дереву, имеет прямое звучание; Чжи соответствует Огню, звучит мягко и красиво; Гун соответствует Земле, звучит объемно и гармонично; Шан соответствует Металлу, звучит легко и энергично; Юй соответствует Воде и имеет глубокое звучание. Музыкальные тона имеют определенную связь с внутренними органами на физиологическом уровне, они могут ускорить сердцебиение, дыхание, стимулировать вибрации как реакцию на определенный звук, выразительность и плавность, длительность и скорость звучания музыкальных тонов вызывают определенный резонанс в организме человека. Музыка неуловима по своей природе, она содержит в себе скрытый смысл и некую неопределенность, многозначность, эти свойства находят отражение в особенностях традиционной китайской медицины. Музыка тесно связана с эмпирическим опытом и воображением человека, она рождает эмоции, ощущения, переживания, настроения и чувства, музыка поднимает настроение, стимулирует потоки жизненных сил в организме, способствует очищению меридианов, как лекарственные препараты, и благоприятно влияет на физическое состояние тела.» Как сказал Чжу Даньси: «Музыка - это лекарство. Известный врач эпохи Цин У Шицзи в своей монографии 《Рифмованный трактат о внешних лечебных средствах》 писал: «При болезнях от 7-ми чувств и настроений, любование цветами разгоняет тоску, а музыка поднимает настроение лучше любого лекарства». Это объясняет сходство сути музыкальной терапии с принципами традиционной китайской медицины, а также подчеркивает их связь с учением о Пяти стихиях и энергиях Инь-Ян.

四、熏蒸疗法　　　4 Паровая терапия

熏蒸疗法是利用药物加水煮沸后产生的蒸汽熏蒸患处，通过热疗、药疗的双重作用而取效。热疗能疏松腠理，开发汗孔，活血通经，松弛痉挛的肌筋；药疗能对症治疗。两者配合使用，发挥散寒除湿、发汗祛风、温经通络、镇痛止痒的作用；可以加速血液、淋巴液的循环，促进新陈代谢，加快代谢产物的清除；同时利用热能的作用，促使皮肤、黏膜充血，有利于对药物的吸收，提高体内药物浓度。本疗法适用于脑卒中患者关节痉挛僵硬、运动系统疾病、慢性风湿类疾病、皮肤类疾病、痛症、周围血循环障碍及内科普通疾病等。

Паровая терапия — это лечебный метод, при котором используется пар кипяченых лекарственных трав, воздействующий на пораженный участок, достигается двойной эффект: действие тепла и лекарственных трав. Во время термотерапии открываются поры, активизируется кровообращение и движение энергии по меридианам, расслабляются мышцы; а свойства лечебных трав борются с симптомами заболевания. Такое совокупное действие способствует выведению из организма патогенного холода и влаги, прогревает меридианы и снимает боль и зуд; также терапия ускоряет кровообращение, улучшает циркуляцию лимфатической жидкости, стимулирует обновление клеток и обмен веществ; кроме того, тепловой эффект терапии способствует наполнению кожи и слизистых оболочек кровью, что повышает усвоение в организме лечебных препаратов. Данный метод лечения применяется при спазмах и онемении суставов при апоплексии мозга, при заболеваниях опорно-двигательной системы, хроническом ревматизме, кожных заболеваниях, болевых симптомах, нарушениях кровообращения и др.

熏蒸疗法分为局部熏蒸法和全身熏蒸法，后者又包括室内熏蒸法和简易熏蒸法。

Паровая терапия применяется как на отдельных частях, так и сразу на всем теле, также выделяются внутренняя и упрощенная виды терапии.

第四章　中医养生

Глава 4　Поддержание здоровья
в китайской медицине

第一节　四时养生
Раздел 1 Поддержание здоровья в разные времена года

四时养生，亦称四季养生，即根据一年四季的天地阴阳变化，通过对起居、饮食、情志等生命活动方式的调整，结合人自身生理特点，达到与自然和谐统一的健康状态。在《素问·四季调神大论》中有详细的论述。

Поддержание здоровья в разные времена года, или сезонное оздоровление, представляет собой выстраивание режима дня, питания, настроения и других аспектов в соответствии с изменениями Инь и Ян в природе по временам года, что в сочетании с учетом индивидуальных физиологических особенностей человека позволяет достичь здоровья организма и гармонии с природой. Эта тема подробно изложена в 《Трактате Желтого императора о внутреннем - Рассуждения о состоянии духа в разные времена года》.

一、春季养肝　　1 Уход за печенью в весенний период

春为四时之首，万象更新之始。春归大地，阳气生发，冰雪消融，蛰虫苏醒，自然界生机勃发，一派欣欣向荣的景象。所以，春季养生，须顺应春天阳气生发，抓住万物始生的特点，着眼于一个"生"字。

Весна - первое время года, во время которого вся природа обновляется. С наступлением весны, энергия Ян возрастает, лед и снег тают, все живое пробуждается от зимней спячки, и природа расцветает. Поэтому, что касается укрепления здоровья весной, то следует обратить внимание на особенности растущего Ян, а также на возрождение и обновление всего живого в природе.

一要调摄精神，听命将军。既要力戒暴怒，更忌情绪忧郁，要做到心胸开阔，乐观愉快。二要夜卧早起，助阳生发。三要宜食辛甘，少纳酸涩。春季阳气初生，宜食辛甘发散之品，少食酸收之味。四要融入自然，宜呼多动。五要预防温病，防在病先。初春，由寒转暖，温热毒邪开始活动，风湿、春温以及西医学所说的流感、肺炎、麻疹、流血、猩红热等疾病多有发生或流行，要加强预防工作。

Во-первых, необходимо восполнить душевные силы. Нужно воздерживаться от гнева и, тем более, от тоски; необходимо освободиться от всех негативных мыслей и эмоций, поддерживать приподнятое расположение духа. Во-вторых, нужно поздно ложиться и рано вставать, чтобы стимулировать рост энергии Ян. В-третьих, следует употреблять в пищу больше острого и сладкого и меньше кислого. Весной зарождается и растет энергия Ян, поэтому в этот период рекомендуется употреблять острую и сладкую пищу, которая легко растворяется в желудке, и избегать кислую вяжущую пищу. В-четвертых, чтобы достичь гармонии с природой, нужно больше двигаться. Наконец, в-пятых, необходимо проводить профилактику заболеваний и повышения температуры. В начале весны холод постепенно сменяется теплом, в теплую погоду активизируются «жаркие токсины», начинают распространяться различные заболевания: ревматизм, весенняя лихорадка, известные в западной медицине грипп, пневмония, корь, скарлатина, кровотечения и др., поэтому в этот период необходимо усилить профилактические меры.

二、夏季养心　　2 Уход за сердцем в летний период

夏天烈日炎炎，雨水充沛，万物竞长，日新月异，万物成实。人在气交之中，故亦应之。在夏季，人要顺应自然界阳盛于外的特点，养护阳气，效法万物竞长之象，着眼于一个"长"字。

Для летнего периода характерно палящее солнце и обильные дожди, все живое расцветает и непрерывно обновляется. Человек также живет по законам обмена энергии. В летний период человек должен адаптироваться к особенностям переизбытка Ян в природе, поддерживать внутренний Ян, и, так сказать, «подражать» активно расцветающей природе.

一是精神调养，心静勿躁。夏属火，与心相应，在赤日炎炎的夏季，要格外重视心神的调养。二是晚睡早起，避暑护气。为顺应自然界阳盛阴衰的特点，夏季作息宜晚睡早起。夏日炎热，腠理开泄，易受风寒湿邪侵袭，不宜夜晚露宿。空调房间，室温不宜过低。三是食宜清爽，可补酸咸。夏季宜多食酸味以固表，多食咸味以助心。另外，夏季致病微生物极易繁殖，食物极易腐败、变质，肠道疾病多有发生，要讲究饮食卫生，谨防"病从口入"。四是动不宜剧，量不宜大。五是适应时令，防暑保健。夏季酷热多雨，暑湿之气作用人体，易致中暑等病。在夏季之前，可服健脾补肺益气之品，强化脾胃功能；可服芳香化浊、清热祛湿之方。

Во-первых, необходимо регулировать эмоциональное состояние, сохранять спокойствие. Летнему периоду соответствует Огонь, которому, в свою очередь, соответствует сердце, поэтому в жаркие дни необходимо уделять особое внимание поддержанию эмоционального равновесия и нормальной работы сердца. Во-вторых, нужно поздно ложиться и рано вставать, избегать жары и поддерживать внутреннюю энергию ци. Чтобы адаптироваться к особенностям избытка Ян и недостатка Инь в природе, в летний период рекомендуется поздно ложиться спать и вставать с первыми лучами солнца. В жаркие летние дни поры открываются, организм уязвим к воздействию холода, поэтому ночью не следует спать на открытом воздухе, чтобы не простудиться. В помещении с кондиционером температура не должна быть слишком низкой. В-третьих, следует употреблять прохладную пищу, можно включить кислые и соленые продукты. В летнее время рекомендуется употреблять больше кислой пищи для хорошего самочувствия и больше соленой - для стимуляции работы сердца. Кроме того, в летнее время особенно быстро размножаются разнообразные микроорганизмы, которые приводят к порче продуктов, поэтому в летний период наиболее распространены заболевания и расстройства кишечного тракта; необходимо соблюдать гигиену питания и предотвращать возникновение заболеваний, «попадающих в организм через рот». В-четвертых, не рекомендуется слишком активно и резко двигаться. В-пятых, необходимо приспосабливаться к окружающим условиям, предотвращать риск теплового удара. Для летнего сезона характерна высокая температура воздуха и обильные дожди, жара и влага оказывают воздействие на организм человека и могут привести к тепловому удару и другим недугам. Перед летним сезоном можно принимать лекарственные препараты для укрепления селезенки и тонизирования легких, а также для укрепления функции селезенки и желудка; также можно принимать рецепты травяных лекарств для выведения лишней влаги и жара из организма.

三、秋季养肺   3 Уход за легкими в осенний период

秋季阳气渐收，阴气新长，气候由热转寒，人体的脏腑功能也开始阳消阴长。秋季养生以“收”为原则。秋季内应于肺，肺在志为忧，悲忧易伤肺。秋季养生首先要培养乐观情绪，保持神志安宁。二是早卧早起，收敛肺气。三是秋季气候干燥，容易出现口干、唇干、鼻干、咽干、皮肤皲裂等现象，可服用滋阴润肺的中药，如西洋参、沙参、人参、川贝、百合、杏仁等。在饮食上，可适当食用如芝麻、糯米、蜂蜜、枇杷、乳品等食物生津。四是秋季锻炼时，应特别注意仰首观天，调畅气息，既锻炼身体，又不浪费“天高气爽”“金秋时节”的大好景象。

Осенью Ян постепенно снижается, а Инь - возрастает, жара сменяется холодом, функции внутренних органов человека также начинают работать по принципу нисходящего Ян - восходящего Инь. Основной принцип поддержания здоровья в осенний период заключается в «сдержанности». Осень соответствует легким, легкие отвечают за настроение Печаль, подавленное состояние духа сильно сказывается на здоровье легких. В осенний период, прежде всего, необходимо поддерживать оптимистичный настрой, сохранять внутреннее спокойствие. Во-вторых, следует рано ложиться и рано вставать, чтобы контролировать ци легких. В-третьих, для осеннего сезона характерен сухой климат, поэтому часто возникают такие симптомы, как сухость во рту, на губах, в носу и в горле, потрескавшаяся кожа и др. Рекомендуется принимать препараты, питающие Инь и увлажняющие легкие, такие как европейский женьшень, бубенчик мутовчатый, женьшень, перламутр, лилия, миндаль и т.д. Что касается питания, рекомендуется включить в рацион семена кунжута, клейкий рис, мед, японскую мушмулу и молочные продукты, стимулирующие секрецию внутренних жидкостей организма. Во время физических нагрузок в осенний период необходимо обращать внимание на погоду и состояние своего дыхания, нагрузки должны быть умеренными. Наиболее подходящие периоды для тренировок - это «бархатный сезон» и «золотая осень».

四、冬季养肾　　　4 Уход за почками в зимний период

冬季是一年中气候最寒冷的季节。冬天，阳气潜藏，阴气盛极，蛰虫伏藏，人的机体功能也是阳消阴长。冬季养生之道，应着眼于一个“藏”字。

Зима - самое холодное время года. В зимний период Ян природы полностью скрыт, энергия Инь, напротив, находится на подъеме, все живое находится в спячке, и организм человека также функционирует по принципу нисходящего Ян - восходящего Инь. Забота о здоровье в зимний период заключается в «сохранении».

冬季内应于肾，冬季养肾，一是潜藏情志，要控制情志活动，保持精神安静。二是早卧晚起，保证充足的睡眠时间，以利于阳气潜藏、阴精积蓄。三是滋阴潜阳，食热少盐。冬季不过食生冷寒凉，最宜食用滋阴潜阳、热量较高的膳食。四是冬练三九，健身防病。冬季体育锻炼，提高人们的御寒能力，接受阳光的照射，能促进身体对钙、磷的吸收，有助于骨骼的生长发育。五是进补强身，预防戾气。由于冬季重于养“藏”，所以，进补人体放在此季节最为恰当。进补的方法有食补和药补两类，可以根据体质进行辨证进补。

Зима соответствует почкам, поэтому зимой необходимо поддерживать почки - от них зависит эмоциональное состояние человека; необходимо регулировать настроение и сохранять внутреннее спокойствие. Во-вторых, рекомендуется раньше ложиться спать и позже вставать, чтобы обеспечить достаточную продолжительность сна, сохранить внутренний Ян и питать внутренний Инь. В-третьих, чтобы укрепить Инь и понизить гиперфункцию Ян, рекомендуется употреблять горячую пищу, а также уменьшить потребление соленых продуктов. Зимой не следует употреблять много холодной пищи, для питания Инь и контроля над Ян рекомендуется употреблять больше теплой и горячей пищи. В-четвертых, в период самых сильных холодов (с 19-го по 27-й день после зимнего солнцестояния) необходимо закалять организм и проводить профилактику заболеваний. Во время физической активности зимой повышается устойчивость организма к холоду, воздействие солнечного света повышает усвоение кальция и фосфора, что способствует развитию и укреплению костных тканей организма. В-пятых, необходимо укреплять организм и принимать профилактические меры. Поскольку забота о здоровье в зимний период, главным образом, направлена на «сохранение», то это время лучше всего подходит для тонизирования и питания органов и функций всего тела. Методы тонизирования организма используются как в питании, так и в приеме лекарственных препаратов, можно подобрать наиболее подходящий метод, исходя из особенностей телосложения человека.

第二节 情志养生

Раздел 2 Поддержание здоровья и эмоциональное состояние

情志养生，简称为养神，是指在中医"天人相应"整体观念的指导下，通过怡养心神、调摄情志、调剂生活等方法，保护和增强人的心身健康，达到形神高度统一、预防疾病、延缓衰老的目的。

Поддержание здоровья через регулирование эмоционального состояния, кратко называемое «укреплением душевных сил», основано на концепции «взаимодействия человека и Неба» традиционной китайской медицины. Оно включает различные методы регулирования настроения, жизнедеятельности, и предназначено для укрепления душевного и физического здоровья, что позволяет обеспечить гармонии разума и тела, профилактику заболеваний и увеличение продолжительности жизни.

一、情志养生的原理和原则 / 1 Принципы и основы поддержания здоровья через регулирование эмоционального состояния

情志养生的理论基于中医学"形神合一"的生命观。形与神是在人的生命活动中不可分割的整体，养生不仅要强健形体，也要调养精神。精神由脏腑精气所化，精神又支配着脏腑精气的活动，即所谓"神"不仅主导着人体的精神活动，也影响着人体的物质能量代谢，以及卫外抗邪等脏腑功能活动。不良的情志刺激会直接伤及五脏或引起气机的失常。

Теория оздоровления на основе корректировки настроения основана на принципе «единства тела и духа». Тело и дух — это неотъемлемые части человеческого организма, составляющие единую систему. Для поддержания здоровья нужно не только укреплять тело, но и уделять внимание поддержанию душевного равновесия. Жизненные силы рождаются из энергии внутренних органов, и они же поддерживают жизнедеятельность органов, так называемый «дух» отвечает не только за психическую деятельность организма, он также оказывает влияние на обмен веществ в организме, стимулируя иммунную функцию организма и т.д. Плохое настроение напрямую влияет на работу Пяти основных органов или приводит к нарушениям циркуляции ци в организме.

情志养生需要遵循"独立守神"的基本原则，既要尽量避免各种外来因素的侵扰，又要能动地对自身的精神、意识、情感等活动进行调节，使其保持适度，避免过犹不及等情况的发生。情志养生更注重提高自身的心理承受能力，有效控制自身的精神活动，做到处变不惊，这样才能够避免过度的情志刺激对人体造成影响。

При оздоровлении организма через эмоциональное состояние необходимо следовать принципу «все внимание - на душевное состояние». Нужно исключить влияние всех внешних факторов и полностью сосредоточиться на регулировании эмоций, сознания и чувств, поддерживать баланс между ними и избегать резких перепадов. При оздоровлении через эмоциональное состояние большое внимание уделяется повышению психологической выносливости, сохранению хладнокровия - только тогда можно избежать перепадов настроения и оказать на организм стимулирующее воздействие.

二、情志养生的常用方法   2 Общие методы оздоровления организма по эмоциональному состоянию

1.调畅情志法

2.1 Метод контроля настроения

这是情志养生的主要方法。因为在人生的道路上，难免会遇到各种各样的困难、坎坷，这时若能保持乐观的心态，对人生持有积极应对的态度，则有益于身心健康。应做到：

Это основной метод поддержания здоровья через эмоциональное состояние. На жизненном пути неизбежно случаются различные трудности но неудачи, и если в эти периоды удается сохранять оптимистичный настрой, то организм реагирует на это, и сохраняется хорошее самочувствие. Необходимые аспекты:

（1）乐观豁达，怡然自得   保持精神乐观，心情愉快是《黄帝内经》养生的重要原则之一，不患得患失，使形神安定、泰然自若、气血通畅而能尽享天年。人在顺境中要保持心情舒畅，在逆境下也要有坚强的意志，对于自己已经拥有的要懂得满足，对人生不抱有过度的奢求，使自己的心情经常保持愉快，自然就能抛开忧愁与烦恼，身心也就能保持在比较稳定的健康状态。

(1) Оптимизм и удовлетворение.   Поддержание оптимистичного расположения духа

и хорошего настроения является одним из важнейших принципов поддержания здоровья по 《Трактату Желтого императора о внутреннем》. Только при отсутствии печалей, при гармонии тела и души, душевном равновесии и гладком движении ци можно наслаждаться долгими годами жизни. Нужно сохранять спокойствие как в благоприятных условиях, так и в трудных ситуациях, иметь твердую волю и довольствоваться тем, что имеешь. Если человек не имеет чрезмерных требований к жизни, то его настроение остается благоприятным, тоска и раздражение уходят естественным образом, а состояние здоровья становится более устойчивым.

（2）平心静气，安神定志　中医学认为，当人在情绪稳定时，机体的五脏六腑、气血津液也会处于平稳的状态中；而当情绪紧张时，五脏六腑的功能也都会受到影响。所以平心静气的人生态度不仅对人的心理健康有很大益处，对保持人的正常生理健康同样起到重要作用。

(2) Самообладание и спокойствие.　В китайской медицине считается, что при устойчивом эмоциональном состоянии все внутренние органы человека, ци, кровь и внутренние жидкости функционируют стабильно; а волнение и перепады настроения оказывают сильное воздействие на работу внутренних органов. Поэтому устойчивое эмоциональное состояние играет важную роль не только для психического здоровья, но и для поддержания нормальной работы всего организма.

（3）淡泊名利，清心寡欲　这是一种超然达观的人生态度，体现了中国传统道家思想的人生观。淡泊名利，是对名利不刻意追求；清心寡欲，节制欲望，使精神保持淡泊宁静的状态。《黄帝内经》记载的"恬淡虚无，真气从之，精神内守，病安从来"，秉承了道家的养生思想，并阐明了其养生作用的原理。

(3) Безразличие к богатству и славе, очищение разума и желаний.　Этот аспект представляет собой свободный философский взгляд на жизнь, в котором отражаются идеи традиционного китайского даосизма. Безразличие к богатству и славе — это отсутствие особых стремлений к получению большого количества денег и признания; очищение разума и желаний — это способность довольствоваться малым и жить в гармонии с тем, что имеешь. В 《Трактате Желтого императора о внутреннем》 говорится: «Спокойный ум, нормальное течение ци, крепкое сознание - откуда взяться болезни?». Это выражение не только соответствует идеям даосизма, но и объясняет один из принципов поддержания здоровья.

2.移情法

2.2 Метод эмпатии

若精神抑郁，情志不畅，不能及时调节和疏解，则会导致五脏六腑气机郁滞，多种疾病随之而来。调畅情志法主要是从内在精神来调节心境，移情法则主要是通过外在的

активности к регулирует人的精神状态。当人遇到烦心事，情绪低落时，可通过欣赏音乐、戏剧，从事自己喜欢的书法、绘画、弈棋等活动，参加体育锻炼或适当的体力劳动，或改变周围环境等方法分散注意力、转移思想焦点，化解不良情绪，从而恢复精神心理平衡。

При депрессии и подавленном настроении невозможно быстро урегулировать и поправить эмоциональное состояние, из-за чего могут возникнуть сбои в работе внутренних органов, появиться различные заболевания. Метод контроля настроения работает по принципу стимуляции внутренней энергии для улучшения эмоционального состояния, а метод эмпатии, напротив, использует внешние активности для стабилизации настроения. Когда человек обеспокоен или подавлен, он может отвлечься на прослушивание любимой музыки, прочитать книгу, написать любимые иероглифы, нарисовать картину, поиграть в шашки или заняться чем-то еще, поучаствовать в спортивном состязании или заняться физическим трудом, чтобы сменить обстановку, переключить внимание, достичь внутреннего равновесия и спокойствия.

3.调气法

2.3 Метод регулирования внутренней ци

调气法是指通过适当的方法调养人体之气，畅行脏腑气机，以增强五脏气化功能，进而和调五脏之神。通过调整呼吸调动人体之内气，使之逐步聚集，储存于身体某一部位并循经络运行，可疏通经络气血。经络气血和调，则神自化生。

Метод регулирования внутренней ци означает применение наиболее подходящего способа регулирования ци тела и внутренних органов для питания жизненной энергии и укрепления функции внутренних органов. С помощью метода регулирования дыхания можно управлять внутренними потоками ци: постепенно накапливать и затем распределять энергию по меридианам и всем частям тела. При гармоничном функционировании меридианов, ци и крови эмоциональное состояние восстанавливается.

4.情志相胜法

2.4 Метод взаимного влияния настроений

当产生不良情绪时，可根据情志之间存在的五行生克制化规律，用互相制约、互相克制的情志，转移和干扰原来对机体有害的情志，从而恢复或重建精神平和的状态。如喜伤心者，以恐胜之；思伤脾者，以怒胜之；悲伤肺者，以喜胜之；恐伤肾者，以思胜之；怒伤肝者，以悲胜之。

Когда возникает плохое настроение, его можно урегулировать согласно принципу взаимного рождения и взаимопреодоления Пяти стихий. Настроения могут сдерживать или преодолевать друг друга, то есть можно ограничить вредное воздействие настроения на здоровье организма, восстановить равновесие и устойчивость эмоционального равновесия. Например, чрезмерная радость ухудшает состояние сердца, испуг преодолевает радость; задумчивость плохо сказывается на здоровье селезенки, гнев преодолевает задумчивость; печаль ухудшает состояние легких, радость преодолевает печаль; испуг отражается на работе почек, задумчивость преодолевает испуг; гнев плохо сказывается на работе печени, печаль преодолевает гнев.

第三节　饮食养生

Раздел 3 Поддержание здоровья через режим питания

饮食是人们赖以生存的物质基础，不合理的饮食习惯及方式是引起各种疾病的重要因素。饮食养生保健是养生保健的重要组成部分，即通过饮食达到营养机体、保持健康及增进健康的方法。《黄帝内经》中早就有"五谷为养、五果为助、五畜为益、五菜为充"的论述，这和现代营养学提出的"合理膳食"原则相一致。

Питание — это материальная основа жизнедеятельности человека, вредные привычки питания или злоупотребление пищей могут вызвать множество различных заболеваний. Поддержание здоровья через режим питания — это важная часть поддержания хорошего самочувствия, ведь именно через пищу в организм попадают питательные вещества, которые помогают поддерживать здоровье организма. Уже в древнем 《Трактате Желтого императора о внутреннем》 изложена теория «Пяти основных продовольственных культур для откорма, пяти видов фруктов - в помощь, пяти видов домашнего скота - для изобилия, пяти видов овощей - для насыщения», которая абсолютно идентична принципу современной диетологии о «сбалансированном питании».

一、食物性能　　1 Функции питания

饮食进入人体，通过胃的吸收、脾的运化，然后输布全身，成为水谷精微，而滋养人体。食物对人体的作用取决于其性味归经，即食物的性能。食物的性能是前人在漫长的生活和养生实践中对食物的作用和功能加以总结，逐渐形成的一套独特的饮食养生保健体系。食物作为中药组成的一部分即"食药同源"，其性能和药物的性能相一致，包括四气、五味、归经、升降沉浮。

Когда пища попадает в тело человека, она проходит через желудок, где всасываются питательные вещества, которые затем проходят через селезенку и распределяются по всему организму, питая все клетки органов и тела. Воздействие пищи на организм человека зависит от вкуса и других свойств. Наши предшественники на протяжении многих веков изучали влияние различных продуктов на функции организма, и им удалось сделать определенные выводы, которые постепенно сформировались в систему знаний об оздоровлении с помощью режима питания. Пища стала относиться к лекарственным препаратам, поскольку «лекарства и еда имеют одни истоки»; свойства пищи разделяются по тем же критериям, что и лекарства: четыре свойства, пять вкусов, меридианный тропизм, повышение - понижение и ускорение - замедление.

1.四气

1.1 Четыре свойства пищи

食物的四气，是指食物具有寒、热、温、凉四种性质。寒和凉性质相近属阴，凉仅次于寒；温与热性质相近属阳，温仅次于热。此外，还有一种介于寒凉和温热之间者称为平性，所以食物分为寒凉性、平性、温热性三大类。其中平性食物最多，温热性次之，寒凉性食物更次之。

Четыре свойства пищи включают в себя такие характеристики, как: холодная, горячая, теплая и прохладная. Холодная и прохладная пища относится к Инь, прохладная уступает холодной; теплая и горячая пища относится к Ян, теплая уступает горячей. Кроме того, между холодной и прохладной, а также между горячей и теплой есть нейтральное состояние, поэтому вся пища делится на 3 больших категории: холодная-прохладная, нейтральная, теплая-горячая. Причем нейтральной пищи больше всего, теплой и горячей - чуть меньше, а холодной и прохладной - ещё меньше.

寒凉性的食物，具有滋阴、清热、泻火、凉血、解毒等作用，如西瓜、苦瓜、萝卜、绿豆、鸭肉等，适用于热证，为阳热亢盛、肝火偏旺者首选的保健膳食；温热性的食物，具有温经、散寒、助阳、活血、通络等作用，如姜、葱、蒜、辣椒、羊肉、狗肉等，适用于寒证，适宜虚寒体质者的保健膳食；平性食物，具有平补气血、健脾和胃等功效，无论寒证、热证均可食用，也可供脾胃虚弱者保健之用。此外，食物的烹调方式也会改变食物的性能，通过炸、煎、炒的食物偏向温热性，而通过蒸、煮、烫食物偏平性，生食的食物偏寒凉性。

Холодная и прохладная пища оказывает такое воздействие, как питание Инь, снижение температуры тела, рассеивание внутреннего жара, охлаждение крови, облегчение симптомов заболеваний и др. К такой пище относятся арбуз, горькая тыква, редис, фасоль, утиное мясо и др., холодная пища употребляется при симптомах жара, при переизбытке внутреннего Ян; теплая и горячая пища прогревает меридианы, рассеивает внутренний холод, помогает внутреннему Ян, стимулирует кровообращение и работу меридианов и коллатералей. К теплой пище относятся такие продукты, как имбирь, лук, чеснок, острый перец, баранина, мясо соба-ки и др., используется при недостаточности внутреннего Ян; нейтральная пища восполняет и стабилизирует состояние ци и крови, укрепляет функцию селезенки и желудка, принимается не только при синдромах внутреннего холода или жара, но и при недостаточности селезенки и желудка. Кроме того, способ приготовления продуктов влияет на свойства пищи: пища, жа-ренная в масле, запеченная относится к горячей и теплой, приготовленная на пару, вареная, кипяченая пища относится к нейтральной, а пища в сыром виде - к холодной и прохладной.

2.五味

1.2 Пять вкусов

食物的五味，是指食物具有酸、苦、甘、辛、咸五味。五味不只是味觉的概念，还包含食物功能。不同味的食物，功能各异。概括而言，酸主收、苦主降、甘主补、辛主散，咸主软。酸味食物具有收敛、固涩、生津等作用，如梅子、酸枣等；苦味食物具有清热、泻火、燥湿、解毒等作用，如苦瓜、苦菜等；甘味食物具有滋养、补脾、缓急、润燥的作用，如蜂蜜、山药等；辛味食物，具有发汗解表、行气活血、化湿开胃等作用，如葱、生姜、胡椒等；咸味食物具有软坚、散结、补肾、养血的作用，如海带、紫菜等。每种食物所具有的味可以是一种，也可以兼有几种，如萝卜、芹菜既是甘味食物又是辛味食物，柚子、杨梅既是甘味食物又是酸味食物，这也是食物作用具有多样性的重要原因。

Пять вкусов пищи включают в себя кислый, горький, сладкий, острый и соленый. Пять вкусов — это не только характеристика вкусовых ощущений, но и особенности их воздей-ствия на организм. Каждый вкус обладает своими функциями. Если описать функции кратко, то кислый отвечает за «сдерживание», горький - за «снижение», сладкий - за «восполнение», острый - за «рассеивание», а соленый вкус отвечает за «смягчение». Кислая пища обладает сдерживающим, вяжущим действием, стимулирует секрецию внутренних жидкостей орга-низма, к ней относятся слива, унаби и др.; горькая пища снимает жар, выводит из организма лишнюю влагу и токсины, к ней относятся горькая дыня, салат латук и др.; сладкая пища увлажняет, питает селезенку, среди таких продуктов мед, корневище диоскореи и др.; острая пища повышает потоотделение и способствует ослаблению симптомов, стимулирует потоки ци и пищеварительный процесс желудка, к острым продуктам относятся лук, имбирь, черный перец и др.; соленая пища оказывает смягчающее воздействие на организм, устраняет застой в меридианах, тонизирует почки и питает кровь, к соленым продуктам относятся морская капу-ста, сушеные водоросли и т.д. Каждый продукт питания может иметь и один вкус, и несколько одновременно, например редис и сельдерей относятся и к сладким, и к острым продуктам, помело и красная восковница относятся и к сладким, и к кислым плодам, именно поэтому существует такое разнообразие вкусов в еде.

3.归经

1.3 Меридианный тропизм

食物的归经是指食物对人体某些脏腑及其经络具有明显选择性的特异作用，而对其他经络或脏腑作用较小或没有作用。例如，梨、香蕉、桑葚、猕猴桃等都具有生津清热的作用，而梨侧重于解肺热，香蕉侧重于清大肠之热，桑葚侧重于清肝之虚热，猕猴桃侧重清膀胱之热。此外，食物的归经与食物五味有关，五味入五脏，即酸味入肝经、苦味入心经、甘味入脾经、辛味入肺经、咸味入肾经。如乌梅、山楂等酸味食物能治疗肝胆疾病；苦瓜、绿茶等苦味食物能够治疗心火上炎或移热大肠证；红枣、山药等甘味食物能缓解贫血、体弱症状；生姜、芫荽等辛味食物能治疗肺气不宣的咳喘症状；甲鱼、鸭肉等咸味食物能滋补肾阴。由于食物的归经，前人也提出了"以脏补脏"的说法，简单讲就是吃什么补什么，如用猪肝来补肝明目，用猪肾来补肾益精，用胎盘治疗不孕症等。

Меридианный тропизм — это свойство пищи, которое означает, что некоторые продукты оказывают явное воздействие на определенные внутренние органы и меридианы, а на остальные - меньшее воздействие. Например, груша, банан, ежевика и киви стимулируют выработку внутренних жидкостей организма и устраняют жар, но груша при этом больше всего воздействует на легкие, банан выводит жар из толстой кишки, ежевика очищает от жара печень, а киви - выводит жар из мочевого пузыря. Кроме того, меридианный тропизм связан с системой пяти вкусов, каждый вкус соответствует определенному органу, кислый вкус проходит в печень, горький вкус - в сердце, сладкий - в селезенку, острый вкус - в легкие, а соленый вкус проходит в почки. Такие кислые продукты, как чернослив, боярышник и другие - используются при лечении заболеваний печени и желчного пузыря; горькая тыква, зеленый чай и другие горькие продукты помогают в лечении жара в сердце или при симптомах перемежающейся лихорадки толстой кишки; такие сладкие продукты, как китайский финик, корневище диоскореи и др. способствуют улучшению состояния при малокровии и симптомах слабости; имбирь, кориандр и другие острые продукты помогают при лечении кашля и одышки; китайская черепаха, мясо утки и другие соленые продукты восполняют Инь почек. На основе принципа меридианного тропизма наши предшественники выдвинули идею о том, что «орган восполняет соответствующий орган», проще говоря, что употребляется в пищу - то и лечится, например при употреблении свиной печени восполняется энергия печени и улучшается зрение, свиные почки наполняют почки жизненной силой, употребление плаценты способствует лечению бесплодия и т.д.

4.升降浮沉

1.4 Повышение, снижение, поверхностное и глубокое воздействие

食物的升降浮沉，是对食物的作用趋向而言。在正常情况下，人体的功能活动有升有降，有浮有沉。升与降、浮与沉的失调或不平衡，可导致机体发生病理变化。利用食物本身升降浮沉的特性，可以纠正机体升降浮沉的失调，食物的气味性质及其阴阳属性决定食物的作用趋向。凡食性温热、食味辛甘淡的食物，属性为阳，其作用趋向多为升浮，如姜、蒜、花椒等；凡食性寒凉，食味酸苦咸的食物，属性为阴，其作用趋向多为沉降，如杏仁、梅子、莲子、冬瓜等。

Повышающее, понижающее, поверхностное и глубокое воздействие отражают основные аспекты и направления действия пищи на организм. В обычных условиях все функции организма то ускоряются, то замедляются, то углубляются, то выходят на поверхность. Сбои и потеря равновесия между этими факторами могут привести к патологическим изменениям в организме. Руководствуясь соответствующими свойствами пищи, можно урегулировать дисбаланс между этими показателями. Свойства повышения/снижения и поверхностного/глубокого воздействия зависят от принадлежности к Инь-Ян и других характеристик пищи. Горячая и теплая пища с острым и сладковатым вкусом относится к Ян, ее направление характеризуется как ускоряющее и поверхностное. К таким продуктам относятся имбирь, чеснок, душистый перец и др.; холодная и прохладная пища с кислым и соленым вкусом относится к Инь, ее направление - глубокое и замедляющее. К такой пище относятся миндаль, слива, семена лотоса, зимняя тыква и др.

二、饮食养生的原则   2 Принципы режима питания

1.饮食有节

2.1 Умеренная диета

饮食有节，主要指定时定量，同时在饮食过程中注意食物的寒温。

Под умеренной диетой подразумевается дозированное количество пищи, а также соблюдение баланса температур.

（1）定时 定时指进食应有相对固定的时间，不得随意进食，即"不时不食"。食物进入人体后，消化系统需要一定时间对其进行消化吸收，如果随意进食，不但食物不能充分消化吸收，而且消化系统得不到相应的休整，容易打乱胃肠道的活动规律，时间一长便造成食欲减退、消化不良等。

(1) Режим.　Режим обусловливает прием пищи в установленное время и исключает случайные перекусы. После попадания пищи в организм пищеварительной системе требуется определенное количество времени для переваривания и всасывания. Если принимать пищу в случайное время, пища не только не сможет полноценно перевариться и усвоиться, но и пищеварительная система не успеет отдохнуть, что может вызвать сбои в работе желудочно-кишечного тракта, потерю аппетита, несварение и т.д.

人类在长期进化过程中形成了体内较为固定的、有规律的节奏现象，在早、中、晚这三个时间段，人体内的消化功能特别活跃。按照相对固定的时间，有规律地进食，可以保证消化、吸收功能有节奏地进行活动，脾胃配合协调可使肠胃虚实更替，有张有弛，食物则可有条不紊地被消化、吸收，并输布至全身。若不分时间，随意进食，零食不离口，会使肠胃得不到休息，以致胃肠虚实无度，影响消化功能，甚则损害健康。饮食规律可使摄入的热量和各种营养素适应人体的需要和消耗，以促进生长发育，促进健康，提高工作效率。同时，保证进食与消化过程的协调一致，使进食的食物能被充分消化吸收是合理饮食的一个重要环节。

В течение долгих лет эволюции у людей сформировался определенный ритм работы организма: в утренние, полуденные и вечерние часы пищеварительная функция организма особенно активна. Регулярный прием пищи в соответствии с определенным временем может обеспечить нормальное растворение и абсорбцию питательных веществ, регулирование работы селезенки и желудка поможет улучшить функцию желудочно-кишечного тракта, обеспечить упорядоченное усвоение и распределение питательных веществ в организме. Если принимать пищу без определенного графика, постоянно перекусывая, то желудок и кишечник постоянно будут загружены, что приведет к симптомам желудочно-кишечной недостаточности, повлияет на обмен веществ и может нанести урон здоровью организма. Режим питания позволяет потреблять калории и различные питательные вещества, необходимые человеческому телу для стимулирования роста и развития тела, укрепления здоровья и повышения продуктивности. В то же время, согласованность приемов пищи и процесса переваривания способствует налаживанию регулярного пищеварительного цикла, при котором будут усваиваться все питательные вещества потребляемой пищи.

中国传统的饮食方式为一日三餐，每餐之间间隔5～6小时，合乎生理要求。一般来说，食物进入胃中，素食停留4小时左右，肉食约6小时，混合性食物为4～5小时，然后再由胃经十二指肠进入小肠。当胃排空到一定程度时，便产生饥饿感，可再度进食。

Традиционная китайская диета предполагает 3 приема пищи в день, согласно физиологическим требованиям человеческого организма, между приемами пищи должно быть около 5-6 часов. Обычно, когда пища попадает в желудок, вегетарианская пища переваривается около 4 часов, мясо - примерно 6 часов, а смешанная пища 4-5 часов, после чего пища через двенадцатиперстную кишку поступает в тонкую кишку. Когда желудок опустошается, возникает чувство голода - и снова можно есть.

（2）定量 定量是指进食饥饱适中，不可过饥过饱。人体对食物的消化、吸收和运化主要靠脾胃来完成，进食定量，饥饱适中，消化吸收运转正常。反之，过饥过饱对人体健康均不利，故"早餐宜好，午餐宜饱，晚餐宜少"。各餐食物分配有一定比例：早餐，占全日总热量的30%～35%，中餐占40%左右，晚餐占25%～30%。这样的分配是为了适应生理和工作的需要。早晨起床不久，食欲较差，为了工作要摄入足够的热量，故选用体积小而富于热量的食物；午餐前后都是工作时间，既要补足上午的能量消耗，又要为下午工作做准备，所以应占热量最多，选富含蛋白质和脂肪的食物；晚餐食物热量应稍低，多吃易于消化的食物。晚饭太饱，或进食难以消化的食物，或食后即睡，会影响睡眠，甚至使饮食停滞胃中，引起消化不良，即所谓"胃不和则卧不安"。若暴饮暴食，即一次或多次进食量过多，超过胃肠自身的承受能力，会对肠胃造成损害。《素问·痹论》指出："饮食自倍，肠胃乃伤。"短时间的暴饮暴食会使消化功能紊乱，出现呕吐、腹泻等症。长时间暴饮暴食会使食量过多，能量蓄积，引起糖尿病、高脂血症、痛风、肥胖等富贵病，有的还可诱发心肌梗死或心绞痛。

(2) Умеренное количество. Указывает на такое количество пищи, при котором человек утоляет голод, но не переедает. В организме переваривание, абсорбция и транспортировка питательных веществ опираются на функции селезенки и желудка. При умеренном количестве пищи организм получает необходимое количество веществ, но не пресыщается, поэтому пищеварительный процесс происходит нормально. Напротив, состояние голода или переедания негативно влияют на здоровье, поэтому рекомендуется следовать принципу: «Завтрак должен быть здоровым, обед - сытным, а ужин - легким». Количество пищи между приемами делится в следующем соотношении: завтрак составляет 30% ~ 35% калорий от суточной нормы, обед - 40%, ужин - 25% ~ 30% калорий. Такое деление соответствует физиологическим и рабочим требованиям человека в течение дня. При раннем подъеме аппетит плохой, для рабочего дня нужно запастись достаточным количеством калорий, поэтому а для завтрака подходит небольшое количество высококалорийной пищи; до и после обеда, как правило, рабочее время, поэтому в обед необходимо дополнить калорийность завтрака и получить энергию для второй половины дня, поэтому в обед следует потреблять больше всего калорий, выбирать продукты, насыщенные белком и жирами; ужин - самый легкий прием пищи, следует выбирать легко

усваиваемые продукты. Сытный ужин или трудно перевариваемые продукты, как и отход ко сну сразу после ужина - могут повлиять на качество сна, пища может застояться в желудке, что негативно отразится на работе пищеварительной системы, поэтому говорится, что «при дискомфорте в желудке - неспокойный сон». Регулярное переедание ведет к переполнению и перегрузке желудочно-кишечного тракта, что негативно влияет на функционирование пищеварительной системы. В《Трактате Желтого императора о внутреннем· Рассуждения о ревматизме》говорится: «При двойных порциях пищи страдают желудок и кишечник.» Кратковременное переедание может привести к расстройству пищеварения: рвоте, диарее и т.д. Длительное переедание приводит к скоплению пищи в желудке и кишечнике, что вызывает сахарный диабет, гиперлипидемию, подагру, ожирение и другие «болезни богачей». В некоторых случаях переедание становится причиной инфаркта миокарда или стенокардии.

（3）寒温适度　一方面是指食物的温度要适中，太烫太冷的食物会对消化道造成不同的损伤。唐代孙思邈认为"热无灼唇，冷无冰齿"。一般认为食物温度以40℃最为适宜。过寒饮食易损及胃阳，过热饮食则易损伤胃阴。寒温不当，除损伤胃之阴阳外，还可伤及其他脏器，如"形寒、饮冷则伤肺"。有研究表明，进食过热的食物是食道癌的诱发因素之一。

(3) Умеренная температура. С одной стороны, имеется в виду умеренная температура пищи, так как слишком горячая или слишком холодная еда негативно влияет на процесс пищеварения. Известный врач династии Тан - Сунь Сымяо полагал, что «горячее не должно обжигать губы, а холодное - не должно морозить зубы». Считается, что наиболее приемлемая температура пищи - 40℃. Слишком холодная пища негативно влияет на Ян желудка, а слишком горячая - плохо отражается на Инь желудка. Неподходящая для питания температура, помимо негативного влияния на Инь-Ян желудка, также может навредить работе других органов, так, «холодные напитки вредят легким». Исследования показали, что употребление слишком горячей пищи становится одним из предпосылок рака пищевода.

另一方面是指食物的寒凉温热性能应适宜，饮食做到"热者寒之""寒者热之"。对于正常人而言，大寒大热食物少量食用，即使食用也应注意食物的合理搭配。如烹调鱼、虾、蟹等寒凉食物应配以生姜、葱蒜及料酒等温热性调料，防止菜肴偏寒凉而引起脾胃不适。

С другой стороны, умеренность температур указывает на сочетание тепловых свойств пищи, то есть «разбавление горячего холодным» и «холодного - горячим». Обычно, если люди употребляют очень горячую или холодную пищу в небольших количествах, то им следует обращать внимание на сочетание температур. Например, при приготовлении рыбы, креветок, крабов и других «холодных» продуктов, следует добавлять имбирь, лук, чеснок, соусы и другие «горячие» ингредиенты, чтобы предотвратить чрезмерную «холодность» блюда и не допустить расстройства работы селезенки и желудка.

2.五味调和

2.2 Гармония пяти вкусов

五味，一是泛指所有食物，二是指食物的性味。调和五味包括两方面的含义：一为多种食物的搭配，如五谷、五菜、五畜、五果等。二是指食味的调和，即酸、苦、甘、辛、咸。

Пять вкусов включают в себя все съедобные продукты, а также их вкусы и ароматы. Гармония вкусов имеет два значения: во-первых, это сочетание разнообразных продуктов: пяти продовольственных культур, пяти видов овощей, пяти видов домашнего скота, пяти видов плодов и т.д. Во-вторых, это сочетание вкусов и ароматов: кислого, горького, сладкого, острого и соленого.

（1）食物搭配   "五谷为养，五果为助，五畜为益，五菜为充，气味合而服之，补益精气。"每种食物对人体都具有不同的功能，如谷类具有滋养的作用、水果有助于排毒、动物性食物具有补益作用、蔬菜作为膳食补充。因此，食物应多样性。此外，多种食物搭配时还应注意荤素搭配，且素大于荤。荤指高蛋白类动物食物，素主要指蔬菜类食物，荤素食物都是人体生理活动所需要的。荤菜的优质蛋白质含量高，营养价值高，补益五脏作用较强，但难以消化，食用不当易造成滋腻碍胃现象，特别易导致便秘；蔬菜主要含维生素、无机盐，以及大量的纤维素，特别是粗纤维在肠道内可促进胃肠蠕动，有利于通便。现代营养学者认为，合理的菜肴是荤素结合，以素为主，且蔬菜的总量要超过荤菜的一倍或以上，这样的搭配是最符合营养要求的。

(1) Сочетание продуктов.   «Пять основных продовольственных культур для откорма, пять видов фруктов - в помощь, пять видов домашнего скота - для изобилия, пять видов овощей - для насыщения, сочетание вкусов и ароматов восполняет жизненную энергию.» Каждый вид продуктов оказывает на организм определенное воздействие, так, например, зерновые - питают тело, фрукты - помогают вывести токсины, продукты животного происхождения - тонизируют и восполняют недостаточность, а овощи служат в качестве пищевой добавки. Таким образом, питание должно быть разнообразным. Кроме того, в рационе должен соблюдаться баланс между мясными и растительными продуктами, растительной пищи должно быть больше. К мясной пище относятся продукты с высоким содержанием белка, к растительной - все овощи и фрукты, мясная и растительная пища необходимы для поддержания физиологических

потребностей человеческого организма. Мясные продукты содержат большое количество качественного белка, обладают высокой пищевой ценностью, активно тонизируют и питают внутренние органы, но трудно перевариваются, а при нарушении питания легко вызывают застойные явления в желудке, особенно запор; овощи содержат большое количество витаминов, минералов и клетчатки, именно клетчатка стимулирует моторику пищеварительного тракта и способствует опорожнению кишечника. Современные диетологи считают, что для обеспечения сбалансированного питания с гармоничным сочетанием мясных и растительных продуктов овощей в рационе должно быть примерно в 2 раза больше мясных продуктов - такое сочетание лучше всего соответствует требованиям питания организма.

（2）食味调和　食物有酸、苦、甘、辛、咸五味，对人体的作用各不相同。一般来说，辛散、酸收、苦降、甘缓、咸软。五味对人体的脏腑有特定的亲和作用，辛入肺，酸入肝，苦入心，咸入肾，甘入脾。如果长期偏嗜(食)某种性味的食物，容易导致脏腑之间功能的偏盛偏衰，破坏脏腑协同作用。只有五味调和，才能补益五脏，五脏之间的功能才能始终保持平衡协调。

(2) Сочетание вкусов.　Пища может быть кислой, горькой, сладкой, острой и соленой, и каждый вкус имеет определенный эффект. Как правило, острый вкус - рассеивает, кислый - сдерживает, горький - снижает, сладкий - согревает, а соленый - смягчает. Все вкусы оказывают на внутренние органы определенное благоприятное воздействие. Острый вкус проходит в легкие, кислый - в печень, горький проходит в сердце, соленый - в почки, а сладкий - в селезенку. Если долгое время питаться едой с одним и тем же вкусом, между функциями органов может возникнуть сбой и нарушение энергетического баланса. Только при сочетании вкусов можно тонизировать внутренние органы и обеспечить сбалансированную работу всех функций организма.

3.脾胃为本

2.3　Селезенка и желудок - как основа питания

脾胃为后天之本，气血生化之源。人体营、卫、气、血及津液的化生，均由脾胃运化水谷精微来完成。

Селезенка и желудок генерируют ци и кровь в организме. Формирование, транспортировка и распределение в организме питательных, защитных веществ, ци и крови происходит благодаря работе селезенки и желудка.

脾胃是消化吸收的场所。只有脾胃功能正常，才能很好地消化、吸收，摄取其中的营养物质以滋养全身，使食物充分发挥营养功能。"百病皆由脾胃衰而生"，正因为脾胃对食物的消化吸收有如此重要的作用，所以必须重视脾胃功能。顾护脾胃，首先要求食物适合胃气，也就是食物的选择必须适合人的口味，食后胃中舒服，如食物宜软宜温等；再者就是要求脾胃功能健全，要求细嚼慢咽、注意进食保健以及食后养生等。

Селезенка и желудок являются ключевыми органами переваривания пищи и всасывания питательных веществ. Только при нормальной работе селезенки и желудка возможно стабильное переваривание, поглощение и усвоение питательных веществ для всего организма, только тогда еда может обеспечить питательную функцию. «Все болезни от нарушения работы селезенки и желудка», и поскольку селезенка и желудок играют важнейшую роль в процессе переваривания и усвоении пищи, то нужно следить за их работой. Чтобы должным образом ухаживать за селезенкой и желудком, в первую очередь, нужно подбирать продукты, подходящие для поддержания ци желудка, а также соответствующие вкусовым предпочтениям человека; после еды желудку должно быть комфортно, например, можно выбрать мягкую и теплую пищу и т.д.; также необходимо поддерживать функцию селезенки и желудка, медленно пережевывать пищу, соблюдать гигиену питания во время и после приема пищи.

饮食卫生也是顾护脾胃的重要内容，一方面要养成良好的饮食习惯，所吃食物要干净、新鲜、熟食、无毒害；另一方面，进餐时要注意卫生条件，包括进餐的环境、餐具的清洁以及供餐者的健康卫生状况等。

Гигиена питания очень важна для защиты селезенки и желудка. С одной стороны, нужно развивать полезные привычки питания, продукты должны быть чистыми, свежими, готовыми к употреблению и нетоксичными. С другой стороны, во время приема пищи следует соблюдать правила гигиены: обеспечить чистоту места приема пищи, безопасность столовых приборов, посуды и т.д.

第四节 睡眠养生

Раздел 4 Поддержание здоровья через режим сна

睡眠是生物维持生命、维护健康所必需的生理活动，人体的组织器官只有在睡眠状态下才能修复耗损、充蓄能量。重视睡眠的作用，积极提高睡眠质量，对于养生保健、提高工作效率、延年益寿具有无可替代的现实意义。

Сон — это физиологически необходимый для поддержания жизненной энергии и защиты здоровья процесс жизнедеятельности организма. Все ткани и органы человека восстанавливаются и восполняют энергию только во время сна. Внимательное отношение ко сну, повышение качества сна имеют неоспоримое значение для состояния здоровья, продуктивности и долголетия человека.

人类在夜间入睡、天明醒寤的这一规律与生俱来，是健康人共有的起居规律。中医学认为，睡眠与阴阳消长、营卫运行、脏腑功能及经脉气血相关。

Привычка спать ночью и бодрствовать днем является врожденной закономерностью, для здоровья следует соблюдать этот режим. В китайской медицине считается, что сон тесно связан с изменениями баланса Инь-Ян, движением питательной и защитной энергии, функциями внутренних органов, а также с меридианами, коллатералями, циркуляцией ци и крови.

睡眠养生是指根据自然及人体气血阴阳的变化规律，采用适宜的调摄方法以提高睡眠质量、保养脏腑功能、调节气血状态，从而达到健康长寿的目的。中医在睡眠养生方面尤其重视子午觉。

В соответствии с естественной закономерностью изменений ци, крови и Инь-Ян, нужно использовать наиболее подходящий метод для повышения качества сна, укрепления функции внутренних органов, регулирования баланса ци и крови, для здоровья и долголетия. В данном направлении китайской медицины особое внимание в оздоровлении уделяется первым часам суток и полуденным часам.

一、子午睡眠与养生保健　1 Здоровый сон и уход за здоровьем

子午觉是指在子时(夜间23～1点)和午时(白天11～13点)睡眠以养生保健的睡眠方法，由于生活、工作、学习压力的加大，很多人忽视了子午觉对人体的重要作用，或熬夜伤身，或舍弃午觉，直至出现众多"过劳死"及工作效率下降的实例。

Наиболее ценными для сна периодами считаются первые часы суток (от 23 до 1 часа ночи) и полуденные часы (с 11 до 13 часов дня). Многие люди в процессе жизнедеятельности, работы и учебы настолько загружены, что пропускают сон в эти периоды, ложатся спать слишком поздно или не спят в полдень, поэтому возникают различные признаки переутомления и снижается продуктивность в течение дня.

子午觉的特别之处，在于子午之时乃自然界及人体阴阳交接、极盛乃衰的变化时刻。在子午之时，人体阴阳之气处于相对不平衡的状态下，不宜进行肢体及脑力劳动，以防气血过度运行而扰乱体内阴阳之气的转换，而应保持"必欲静卧，以候气复"的状态，使人体顺利平稳地度过一天中这两个关键时刻。

Особенность сна в эти периоды в том, что именно в это время происходит энергетический обмен природной и внутренней энергии Инь и Ян, это момент взаимной трансформации энергии. В первые часы суток и в полуденные часы, Инь и Ян человеческого тела находится в неустойчивом состоянии, в это время не следует заниматься тяжелым физическим или умственным трудом. Чтобы предотвратить нарушения циркуляции ци и крови, а также преобразования внутреннего Инь и Ян, нужно «спокойно лежать, пока ци не восстановится», именно поэтому человеку следует спать в эти часы.

子时，指午夜23：00至次日凌晨1：00，此时阴气最盛，阳气始生。子时睡眠要点：首先要先时而卧。尽管子时是从23：00开始，但睡眠是由浅入深的，只有在入夜后顺应阴气的增长入睡并逐渐进入深睡眠状态时，才能保证体内阴阳之气顺利交接。因此，一定要在21：00～22：30间倒卧并进入睡眠状态，以保证子觉的睡眠质量。其二要被覆保暖。子时阴气最重，阳气初生，此时切不可贪凉喜冷而露体当风，否则不仅初生之阳易于耗散，且会招致外界阴气入里，最易诱发寒湿之证。因此，无论寒暑，均应在夜半子时注意被覆胸腹部，以保护阳气、防御外寒。

Первые часы суток включают в себя период с 23:00 до 1:00, в это время энергия Инь достигает высшего подъема и начинает появляться Ян. Важные примечания относительно сна в первые часы суток: во-первых, спать нужно в горизонтальном положении. Хотя этот период и начинается с 23:00, однако поначалу сон поверхностный и углубляется постепенно, и только когда сон переходит в глубокую фазу, на пике энергии Инь, происходит обмен и восстановление энергии ци. Поэтому, чтобы сон был крепким и здоровым, следует ложиться спать в 21:00 - 22:30 Во-вторых, нужно накрыться одеялом, чтобы сохранить тепло. В первые часы суток энергия Инь на подъеме, начинает появляться Ян, и в это время ни в коем случае нельзя находиться на холоде, иначе вся энергия Ян будет рассеиваться, кроме того, на организм может воздействовать внешняя энергия Инь и , вызвать ощущение холода и сырости. Таким образом, независимо от погоды, на ночь нужно накрывать грудь, живот и поясницу, чтобы защитить внутренний Ян и избежать воздействия холода.

　　午时，指中午11：00至13：00，此时阳气最盛，阴气始生。不论阴气还是阳气，在初生之时都需要被保护而促其生发，进而长、化、收、藏；否则，久而久之会导致阴阳的失和。午时睡眠要点：一是要控制时间。难以迅速入睡时，可在安静环境中闭目养神，以15～30分钟为宜。二是要注意姿势。通常宜选择与夜眠时同样的姿势午睡，但因工作和学习环境的限制，很多人无法在床上完成午睡，而是趴卧在桌上或是仰面坐在座椅上，这样不利于局部血液循环，易造成肌肉劳损，趴卧还会压迫眼球而影响视力。若条件限制，可选用坐式午睡，头部倚靠椅背、墙壁等支撑物，枕头垫于头后项部，以保持正常的颈部生理曲度；也可以打坐入静来代替卧睡，以躯体舒展无压迫为要。

　　Полуденные часы включают в себя период с 11:00 до 13:00, в это время энергия Ян находится в наивысшей точке, и начинает появляться Инь. Независимо от энергии - Инь или Ян, с момента их зарождения их следует оберегать, чтобы обеспечить благоприятное развитие, трансформацию, сдерживание и хранение энергий в организме; в противном случае можно нарушить энергетическое равновесие. Важные примечания: во-первых, нужно контролировать время сна. Когда трудно заснуть, можно просто прикрыть глаза в спокойной обстановке на 15-30 минут, чтобы расслабиться. Во-вторых, обратите внимание на положение тела. Вообще, рекомендуется спать лежа, так же как и ночью, но из-за ограничений рабочей и учебной среды, у многих людей нет возможности лечь на кровать и поспать, поэтому они спят, сидя за столом, но эта поза плохо влияет на кровообращение, вызывает напряжение мышц, а при опоре на руки может оказываться давление на глаза, что влияет на зрение. В ограниченных условиях можно спать сидя, опираясь головой о стену или спинку стула, под голову следует подложить подушку, чтобы поддерживать естественное положение шеи; вместо сна также можно медитировать, чтобы расслабить тело.

二、失眠的预防与调摄　　2 Предотвращение бессонницы

很多失眠问题都是由于不良的睡眠习惯所导致的，这些习惯可能因为在青年时并未对睡眠质量造成明显的影响而长期被忽视，久而久之则会在中老年时随着人体气血的衰少、阴阳的失和而导致失眠，甚至因积习难改而致顽固性失眠。可以通过调整睡眠习惯、改善睡眠环境、调节睡眠节律等方法加以纠正，也可选用听音乐、香薰、阅读书籍、热水浴足、推拿按摩穴位等手段来辅助睡眠。

Все проблемы со сном вызваны вредными привычками режима дня, эти привычки долгие годы могут оставаться незаметными, но с годами они выливаются в снижение жизненной энергии, дисбаланс Инь-Ян и бессонницу, вплоть до хронической бессонницы. Чтобы нормализовать сон, можно урегулировать привычки и распорядок дня, улучшить обстановку для сна; также для сна можно послушать музыку, зажечь ароматическую свечу, почитать книгу, подержать стопы в горячей воде, сделать себе массаж и т.д.

第五节　传统运动养生

Раздел 5 Укрепление здоровья с помощью традицион-
ных методик упражнений

传统运动养生，是指在遵循生命自然规律的基础上，通过中国传统运动方式来疏通经络气血、改善脏腑功能、和畅精神情志、培育元真之气，从而达到调摄身心健康、提高生命质量、延年益寿的方法。它既锻炼外在的肌肉、骨骼以柔筋健骨，又调摄内在的意念和气机以和络宁神，是中华传统文化中独具特色的运动养生方式，融导引、按跷、武术、医理于一体，具有凝神定志、守一抱元、动静结合、刚柔相济、内外兼修、形神共养等特点。

Традиционные методики упражнений основаны на законах жизни природы. С помощью традиционных методик физических упражнений можно регулировать работу меридианов и коллатералей, укреплять функцию внутренних органов, стабилизировать настроение и восполнять жизненную ци, чтобы укрепить здоровье всего тела и повысить качество жизни. Методики не только помогают тренировать мышцы и укреплять кости и сухожилия, но и регулируют сознание и эмоциональное равновесие. Уникальные методики являются отличительной особенностью китайской традиционной культуры: дыхательная гимнастика, ушу, массаж - все они тесно связаны с медициной, способствуют стабилизации эмоционального состояния, поддерживают внутренний запас энергии, сочетают в себе динамические и статические, резкие и плавные движения, восстанавливают состояние тела изнутри и снаружи, поддерживают и тело, и дух.

传统运动养生源远流长，早在战国时期《吕氏春秋·古乐》中就有用舞蹈来宣导气血、通利关节以养生祛病的记载。至东汉末年，名医华佗创编了"五禽戏"，模仿虎、鹿、熊、猿、鸟（鹤）五种动物的动作，既能治疗疾病，又对全身的肌肉、筋骨、关节有益。"五禽戏"的出现，使运动养生发展到一个新阶段。其后，隋代医家巢元方奉诏主持编撰的《诸病源候论》不载方药，专载养生方、导引法，就是鲜明的佐证。由于历代医家和养生家始终奉行"流水不腐，户枢不蠹"的运动养生理念，并身体力行地付诸实践，使传统运动养生不断得到丰富和完善，为中华民族的繁衍生息作出了卓越的贡献。

Традиционные методики упражнений берут начало в древности. В тексте эпохи Воюющих царств《Весны и осени господина Люя》упоминается, что танцы способствуют кровообращению и подвижности суставов, они применялись при лечении заболеваний. К концу эпохи Восточной Хань известный врач Хуа То разработал систему физических упражнений «У-Циньси» в подражание движениям тигра, оленя, медведя, обезьяны и аиста, используемую лечения различных заболеваний мышечных тканей, сухожилий, суставов и костей. Появление системы упражнений «У-Циньси» стало новым этапом в развития методов физических упражнений. Позднее, при династии Суй, врач Чао Юаньфан по приказу императора составил《Трактат об источниках разных болезней》, в котором представлены методы оздоровления, дыхательная гимнастика и др. В течение многих лет врачи и целители следуют единой концепции о том, что: «Проточная вода не гниет, в дверной петле червь не родится», поэтому они применяли эту идею на практике, через регулярные тренировки добивались оздоровления и совершенствования тела. Спортивные методики постоянно совершенствовались и внесли огромный вклад в процветание китайской нации.

一、传统运动养生要领   1 Основы оздоровления через традиционные методики упражнений

传统运动养生特别重视形、气、神，认为人是三者相互关联、相互影响而构成的一个整体。形是人体生命活动的场所，气是生命活动的动力，神是生命的主宰，这与中医养生学的生命观是基本一致的。所以，养生功法的要领就是采取各种手段和方法对人体形、气、神进行锻炼和调控，并使之三位一体，从而达到生命的优化状态。

Традиционные методики уделяют особое внимание взаимосвязи тела, ци и духа, считается, что эти элементы тесно связаны и влияют друг на друга. Тело является объектом и носителем жизни, ци - движущей силой жизнедеятельности, дух - повелителем жизни, что согласуется с концепцией жизни в традиционной китайской медицине. Таким образом, суть тренировочных методик заключается в использовании разнообразных приемов тренировки, регулирования и укрепления тела, энергии ци и духа для поддержания жизнедеятельности организма путем объединения этих элементов в единую систему.

1.形的锻炼和调控

1.1 Тренировка и регулирование физической формы

传统运动养生种类繁多，但无论是动功还是静功，站桩或是坐功、卧功，都必须调整身形。对姿势、体位及形体动作，都有一定的操作规范和要求。通过对形体的调整和锻炼，既能引动经络、疏通气血、改善脏腑功能，又能使意识与自己的生命活动结合在一起，神不外驰，是生命养护的基础。练动功时，意念集中在运动的形体上，起到了收摄心神的作用，即养生功法锻炼过程中的"动中求静，外动内静"。因此，调整身形的过程本身就是使意识活动与自己的身形和动作相结合的过程，也是使形、气、神三者合一的过程。《管子·心术下》更把对形的锻炼和调控提高到道德修养的高度来认识，指出"形不正者，德不来"，强调在日常生活中注意调整自己的身形，使之符合练功的要求。另外，导引调摄功法中，调息的实质是神与形相合，是对呼吸运动这一人体最基本的生命活动的锻炼和调控。

Традиционные методики упражнений разнообразны, и независимо от того, динамические или статические упражнения, в вертикальном или в горизонтальном положении - все они оказывают на тело регулирующее воздействие. Что касается позиций, положений тела и движений - у всего есть определенная техника и требования по выполнению. Через тренировку тела можно регулировать работу меридианов, стимулировать кровообращение, укреплять функции внутренних органов, а также концентрировать сознание на процессах жизнедеятельности, дисциплинировать разум, тем самым укрепляя физическое и ментальное здоровье. Во время выполнения динамических упражнений сознание сфокусировано на теле, что помогает настроить внутреннюю концентрацию. Таким образом, во время практики «тело движется в спокойствии, при внешней активности - сохраняется внутренний покой». То есть процесс заключается в согласованной концентрации сознания и движений тела, то есть в объединении трех элементов - тела, энергии ци и духа. В сборнике 《Гуань-цзы - Рассуждения》 тренировка и регулирование тела ставятся на один уровень с нравственным воспитанием, в нем говорится: «Если у тела нет здоровья, то не будет и добродетели», здесь подчеркивается, что в повседневной жизни нужно обязательно следить за своим телом, правильно выполнять упражнения методик. Помимо этого, суть дыхательной гимнастики и др. заключается в единении тела и духа, это тренировка и регулирование важнейшего процесса жизнедеятельности человека – дыхания.

2.气的锻炼和调控

1.2 Тренировка и регулирование внутренней энергии ци

气是人体生命的重要组成部分，它依附于形而存在。养生功法的锻炼必然涉及对气的导引和调控。对气的导引和调控有以下三种形式：

Ци является важнейшей составляющей человеческого организма, она существует неотъемлемо от тела. Методики упражнений включают в себя контроль и регулирование внутренней ци. Выделяется 3 формы регулирования энергии ци:

（1）以形引气   通过形体动作引动人体内气的流动。人体是以五脏为中心，以经络为维系和通路的有机整体，因此当形体按照特定形式运动时，即可以影响并牵动全身气机的变化。其所引动之气，一是牵动了经络之气，通过畅通经络气机，进而调整人体全身生命活动；二是引导了机体组织与周围之气的开合出入、交感通应，以及脏腑气机的升降浮沉。

(1) Способность тела управлять энергией.   То есть управление и стимуляция внутренней ци путем определенных движений тела. Организм человека представляет собой единую систему, которая имеет пять основных органов, энергетические каналы и коллатерали, поэтому, когда тело совершает определенные движения, они влияют на движение внутренней ци. Управление ци, во-первых, подразумевает стимулирование потоков ци в меридианах, а также регулирование ей всей жизнедеятельности организма; во-вторых, это координация ци всего тела, ее вход и выход из тела, обмен энергиями и регулирование энергии внутренних органов.

（2）以意引气   运用意念主动地导引气机，使之发生变化。神为生命的主宰，意识对气具有统帅作用。传统养生功法强调“意到则气到”，以意行气，以气运身，气遍身躯不稍滞。传统运动养生功法都是积极运用意识对气进行调节导引，如传统养生功法中的行气术，就是运用意念导引，使气机按一定的路线运行，古代功法中大周天运行、奇经八脉运行、后世意念周天等，皆属于此类；古法采气，服五方气，服日月星辰之气，则是用意念导引外界之气为我所用。

(2) Управление ци через сознание.   Сознание и мысли также используются для стимуляции и управления внутренней энергией. Дух управляет жизнедеятельностью, сознание стоит во главе управления энергией ци. В традиционных методиках подчеркивается, что «приходит мысль - приходит и ци», то есть сознание управляет ци, ци без остановки циркулирует по телу. В традиционных методиках упражнений концепции управления ци через сознание уделяется большое внимание, например, в традиционных дыхательных практиках именно сознание должно управлять внутренней энергией, ци должно двигаться по определенному маршруту; другие древние тренировочные методики, такие как практика движения по большому кругу обращения ци, движение энергии в непарных меридианах в восьми жилах и последующие методики - относятся к этой же концепции; по древним методикам ци черпается из окружающего мира, из солнечного света и космоса и управляется с помощью сознания.

（3）以音引气   通过发音引动体内气机的变化。一方面，音声可通过声腔共振的作用影响人体气机，包括颅腔、鼻腔、口腔、咽腔、胸腔、腹腔等共振。另一方面，不同的发音，可引起人体气机升降开合的不同变化。如太极拳的发力就有配合“哼”“哈”

二气之说。此外，特定的音声对脏腑气化有着较为直接的影响。著名的传统功法"六字诀"即属此功法。

(3) Управление ци с помощью звука. Ци также может регулироваться под воздействием звука. С одной стороны, звук влияет на движение ци через звуковые вибрации в теле, включая черепную полость, носовую, ротовую полости, полость глотки, грудную и брюшную полости. С другой стороны, разное звучание может по-разному повлиять на скорость и направление движения ци. Например, в тайцзицюань во время прикладывания силы издаются звуки: «Хэн» и «Ха!». Кроме того, определенные звуки оказывают на энергию внутренних органов прямое воздействие. Традиционный дыхательный комплекс «Шести иероглифов» как раз относится к таким методикам.

3.神的锻炼和调控

1.3 Тренировка и регулирование внутреннего состояния духа

神是生命活动的主宰，人的精神意识思维活动在人体生命中起着极为重要的作用。因此，养生功法必然离不开对神的锻炼和调控。历代功法养生家无论何种门派，都十分重视意识在养生功法中的作用，将运用意识作为练功的第一要旨。从整个练功过程来看，功法锻炼究其实质就是在意识活动的积极主导下对人体生命进行锻炼和调控。古代养生功法对神的调控，其形式和方法主要有以下三种：

Дух (энергия) непосредственно контролирует все жизненные процессы организма. Жизненная энергия играет важнейшую роль для работы сознания и мыслительного процесса человека, а также для контроля всей его деятельности. Таким образом, спортивные методики неразрывно связаны с тренировкой и регулированием жизненной энергии и духа. Последователи абсолютно всех направлений и школ тренировочных методик обращают большое внимание на работу сознания, именно тренировка сознания является ключевым моментом всех методик. С точки зрения всего процесса упражнений тренировка заключается в регулировании жизнедеятельности тела под активным контролем сознания. В древних методиках существует три вида регулирования духа:

（1）虚静无为法 这一方法是使意识活动保持虚静，达到无思、无念的特殊精神状态。人体生命活动在这种状态下会自然发生有序变化。虚静无为法最根本的要求是精神上的虚静，以此来优化人体生命活动。

(1) Метод спокойного бездействия. Этот метод заключается в достижении сознанием спокойного, безмятежного состояния. В таком состоянии жизненные процессы организма естественным образом меняются. Основным требованием метода является сохранением безмятежного спокойствия ума, чтобы оптимизировать все процессы организма.

（2）意识导引法　这一方法是积极主动地将意识与人体生命活动紧密结合，运用意识引导气的通行流畅及开合出入。如意识与形体动作相结合；意识与气的运行规律相结合，以引导和强化气的运行；意识与呼吸运动相结合，一方面加强呼吸对人体生命的作用，另一方面通过呼吸运动引动气机的变化。

(2) Метод управления сознанием.　В этом методе тесно переплетаются работа сознания и жизнедеятельность организма, сознание применяется для осознанного управления дыханием и потоками ци. Например, сочетание сознания и тела; связь сознания и закономерностей движения ци: сознание управляет процессом движения и укрепляет ее; сознание тесно связано с дыханием: с одной стороны, сознание может усилить эффективность дыхания, а с другой - через дыхание можно стимулировать изменения в движении ци.

（3）专一意守法　这一方法是将意识主动地贯注在相应的事物上，从而引发人体生命活动的变化。意守的对象可分为体外对象与体内对象。体外对象诸如日月星辰、山河湖海、花草树木等，也可以为非实体的声音，或某一形象等；体内对象诸如关窍穴位（如丹田、百会、命门、气海等）、气脉循行线路等。

(3) Метод концентрации сознания.　Метод состоит в сознательном фокусировании внимания на определенном объекте, что оказывает влияние на изменения в жизненных процессах организма. Концентрация сознания может происходить как на внешних объектах, так и на внутренних объектах тела. К внешним объектам относятся солнце, месяц, звезды, горы, реки, озера и моря, цветы, трава, растения и деревья, также к ним относятся нематериальные объекты, такие как звуки, образы и т.д.; внутренние объекты включают в себя акупунктурные точки соответствующих органов тела (Дань-Тянь, точка на темени, Мин-Мэнь, Ци-Хай и др.), пути циркуляции жизненных сил и т.д.

二、太极拳　　2 Тайцзицюань

太极拳是最具特色的传统运动养生功法之一，是中华传统文化的形体语言，其历史源远流长。太极拳名为太极者，盖取法于《易经》阴阳动静之理，盈虚消长之机。太极拳在整个运动过程中从始至终都贯穿着"阴阳"和"虚实"，其运动作势，圆活如环之无端，循环往复，每个拳式都蕴含"开与合""圆与方""卷与放""虚与实""轻与沉""柔与刚""慢与快"等阴阳变化之道，并在动作中有左右、上下、里外、大小和进退等对立统一、圆活一致的太极之理。太极拳通过形体导引，将意、气、形结合成一体，使人体精神和悦、经络气血畅通、脏腑功能旺盛，以达到"阴平阳秘"的健康状态。

Тайцзицюань является одной из наиболее характерных традиционных тренировочных методик, это уникальный язык тела традиционной культуры Китая, берущий начало с древнейших времен. Название произошло от китайского термина «Тай-цзи» («высшее начало», «начало всех начал»). Согласно теории взаимного движения и взаимодействия Инь-Ян, изложенной в «Книге перемен». Тайцзицюань целиком и полностью опирается на концепции «Инь-Ян» и «пустоты и полноты». Все движения плавные и циклические, каждая позиция и движение содержат в себе «открытость и закрытость», «округлость и угловатость», «зажатость и расслабленность», «пустоту и полноту», «легкость и тяжесть», «мягкость и жесткость», «медлительность и быстроту» и другие аспекты изменчивости Инь-Ян; также в движениях действует принцип «противоположностей»: положения слева, справа, сверху и снизу, внутри и снаружи, мелкие и крупные, движение вперед и назад и т.д. В тайцзицюань с помощью движений тело, сознание и ци объединяются в единое целое, что способствует стабилизации жизненных сил, циркуляции ци и крови, укреплению функций внутренних органов и достижению баланса между Инь и Ян.

练功要领

Основы практики

（1）心静神宁，神形相合　太极拳的练习，首先要排除各种思想杂念，保持心神的宁静，将意识贯注到练功活动当中。神为主帅，身为驱使，刻刻留意，一动无有不动，一静无有不静，身动于外，气行于内，以意行气，以气运身，意到气到，周身节节贯串。

(1) Внутреннее спокойствие, гармония тела и духа.　Перед практикой тайцзицюань, в первую очередь, нужно освободиться от лишних мыслей, необходимо сохранять спокойствие и концентрировать все внимание на движениях тела. Дух управляет телом, поэтому нужно постоянно следить за движениями и паузами в упражнениях. Тело двигается снаружи, ци движется внутри, сознание управляет ци, ци протекает по всему телу и пронизывает каждое движение.

（2）松静圆润，呼吸自然　太极拳的身法要求全身自然放松，虚灵顶劲，气沉丹田，含胸拔背，沉肩坠肘，裹裆护肫。习练太极拳要求肌肤骨节处处开张，不先不后，迎送相当，前后左右，上下四旁，转接灵敏，缓急相将，逐渐达到行气如九曲珠无处不到，运劲如百炼钢何坚不摧。初学者要求呼吸自然，待动作娴熟后逐步采用逆腹式呼吸。

(2) Плавность движений, свободное дыхание.　Во время практики тайцзицюань тело должно быть расслаблено, сознание ясное, ци сконцентрировано в нижней части живота (точка

Дянь-Тянь), грудь расслаблена, спина прямая, плечи и локти опущены, пах закрыт. Во время практики все суставы и связки должны двигаться свободно, во все стороны, должны вращаться и сгибаться плавно, постепенно регулируя движение ци по телу - только тогда можно укрепить организм и укрепить свои силы. Начинающим рекомендуется дышать свободно, через некоторое время тренировок можно дышать животом.

（3）以腰为轴，全身协调　腰是各种动作的中轴，太极拳要求的立身中正、上下相随、前后相需、左右相顾，上欲动而下随之，下欲动而上领之，中部动而上下应之等，都必须以腰部为轴，方能带动全身，上下、前后、左右协调一致，浑然一体，这是练好太极拳的关键所在。

(3) Талия выступает в роли центральной оси тела, каждое движение нужно производить по центру. Во время практики центр тяжести должен находиться ровно посередине, нужно стоять прямо, все движения должны быть согласованы друг с другом: только тогда можно управлять всем телом, одинаково контролировать все стороны движения - в этом состоит суть практики тайцзицюань.

（4）步法灵活，虚实分明　练习太极拳要注意动作圆融，步法灵活，运劲如抽丝，蓄劲如张弓，迈步如猫行。运动时要分清虚实，随着重心的转移，两足要交替支撑重心，以保持全身的平衡。

(4) Ловкие шаги, устойчивое положение.   Во время практики нужно обращать особое внимание на плавность движений, ловкость шагов, перемещение должно быть медленным, движения рук похожи на натягивание тетивы лука, шаги - как кошачья походка. При перемещении необходимо следить за устойчивостью, при перемещении центра тяжести нужно следить за устойчивостью стоп, чтобы поддерживать равновесие всего тела.

三、五禽戏　　3 Система физических упражнений в подражание движениям животных «У-Циньси»

五禽戏是古代传统导引养生功法的代表之一，具有悠久的历史。它是通过模仿五种动物——虎、鹿、熊、猿、鸟的动作而编创成的导引功法。模仿动物的功法早在汉代之前就有，如《庄子·刻意》中就有"熊经鸟申，为寿而已矣"的记载。1973年湖南长沙马王堆汉墓出土的四十四幅帛书《导引图》中也有不少模仿动物的姿势，如"龙登""鹞背""熊经"等。东汉时期的华佗将以前的功法进行系统的总结，并组合成套路，通过口授身传进行传播。五禽戏开始并没有文字流传，到了南北朝时期，陶弘景的《养性延命录》用文字记录了下来。随着时间的推移，该功法辗转传授，逐渐形成各流派的五禽戏，流传至今（图4-1）。该功法通过模仿不同动物的形态动作及气势，结合意念活动，能起到舒经通络、强健脏腑、灵活肢体关节的功用。

У-Циньси представляет собой одну из традиционных методик упражнений для поддержания здоровья, история которой насчитывает несколько веков. Эта методика была разработана на основе движений таких животных, как тигр, олень, медведь, обезьяна и аист. Методики подражания животным существовали еще до династии Хань, например, в книге 《Чжуан-цзы·Рассуждения》 встречается запись: «Карабкаться на дерево, как медведь, вытягивать ноги, как аист - все для сохранения долголетия». В 1973 году при раскопках в Мавандуе (г. Чанша, провинция Хунань) были найдены 44 свитка 《Схемы упражнений Даоинь》, на которых были изображены позиции, подражающие движениям животных, например «Стойка Дракона», «Спина Ястреба», «Медведь лезет на дерево» и др. В эпоху Восточной Хань врач Хуа То систематизировал знания предшественников и составил систему физических упражнений, которой он обучал своих учеников. Изначально система «У-Циньси» не имела письменного источника с инструкциями, только в период Южных и Северных династий Тао Хунцзин составил письменный сборник 《Записки для саморазвития и долголетия》. Этот сборник знаний пе-

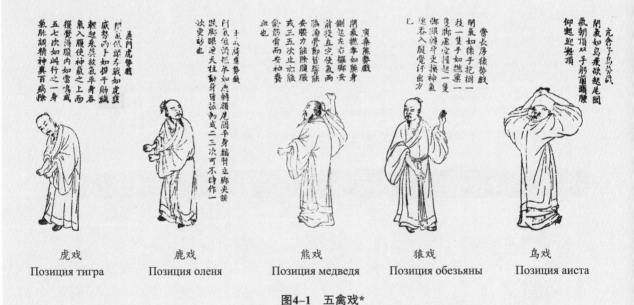

虎戏
Позиция тигра

鹿戏
Позиция оленя

熊戏
Позиция медведя

猿戏
Позиция обезьяны

鸟戏
Позиция аиста

图4-1 五禽戏*

Рисунок 4-1 Система физических упражнений в подражание движениям животных*

*摘自明·周履靖著《赤凤髓》（明万历刻本，1579），上海中医药大学医史博物馆供图。

*Чжай Чзымин, Чжоу Лю Цзин 《Чи-Фэн-Суй》 (ксилографическая книга Мин Шэнь-цзуна, 1579), рисунок предоставлен музеем Шанхайского университета традиционной китайской медицины.

редавался из поколения в поколение, и постепенно формировались различные течения внутри методики «У-Циньси», многие из которых дошли до наших дней (Рис. 4-1). В этой методике используются позиции, подражающие движениям животных. В сочетании с работой сознания она оказывает расслабляющий эффект на меридианы и коллатерали, способствует укреплению внутренних органов, стимулирует эластичность связок и подвижность суставов.

练功要领

Основы практики

（1）动作到位，气息相随　练习五禽戏要根据动作的名称含义，做出与之相适应的动作造型，并尽量使动作到位，合乎规范，努力做到"演虎像虎""学熊像熊"。尤其要注意动作的起落、高低、轻重、缓急，做到动作灵活柔和、连贯流畅；并且注意呼吸和动作的协调配合，遵循起吸落呼、开吸合呼、先吸后呼、蓄吸发呼的原则。

(1) Определенные движения, последовательное дыхание.　Суть упражнений методики «У-Циньси» содержится в их названиях: образ действий должен соответствовать описаниям и быть максимально приближенным к реальным движениям животных: «играя тигра - будь тигром», «изучая медведя - стань медведем». Особенно нужно обращать внимание на подъемы и опускания, легкость и тяжесть, ловкость и плавность движений; кроме того, необходимо следить, чтобы дыхание соответствовало движениям, за вдохом сразу должен следовать выдох, за выдохом - вдох — вот главный принцип дыхания.

（2）以理作意，展现神韵　练习五禽戏时，要注意揣摩虎、鹿、熊、猿、鸟的习性和神态。通过以理作意，即意想"五禽"之神态，进入"五禽"的意境之中。如练习虎戏时，意想自己是深山中的猛虎，伸展肢体，抓捕食物，有威猛之气势；练鹿戏时，要意想自己是原野上的梅花鹿，众鹿抵戏，伸足迈步，轻捷舒展；练熊戏时，要意想自己是山林中的黑熊，转腰运腹，步履沉稳，憨态可掬；练猿戏时，要意想自己置身于山野灵猴之中，轻松活泼，机灵敏捷；练鸟戏时，要意想自己是湖边仙鹤，轻盈潇洒，展翅翱翔。

(2) Порядок в мыслях и прекрасные образы перед глазами.　Во время практики нужно сконцентрироваться на привычках и повадках тигра, оленя, обезьяны, медведя и аиста. Управляя своим сознанием, нужно представить себе состояние этих пяти животных и постараться мысленно перенести это состояние на себя. Во время практики позиции тигра представьте, что вы - это горный величественный тигр, который вытягивает лапы, захватывает пищу; при позиции оленя представьте, что вы олень в поле, который соперничает с другими оленями, грациозно шагает и вытягивается; во время позиции медведя представьте, что вы - черный уссурийский медведь в лесу, который неуклюже качается и тяжело шагает; при позиции обезьяны

нужно представить, что вы воплотились в горную обезьяну, которая двигается ловко и плавно; во время позиции аиста нужно представить, что вы стали аистом на берегу озера и двигаетесь свободно, расправляя крылья.

四、八段锦　　4 Оздоровительный комплекс упражнений «Восемь кусков парчи»

八段锦之名见于宋代洪迈的《夷坚志》，是中国民间流传很广的一种健身功法。八段锦由八组不同的动作组成，其名称是将该功法的八组动作及其效应比喻为精美华贵的丝帛、绚丽多彩的锦绣，以显其珍贵，称颂其精炼完美的编排和良好的祛病健身作用。

«Восемь кусков парчи» — это традиционный китайский метод оздоровления, впервые описанный Хун Май (династия Сун) в «Записях И-цзяня». Комплекс состоит из восьми различных групп упражнений и образно назван в честь кусочков превосходной, драгоценной, шелковой ткани, которая олицетворяет прекрасный лечебный эффект, оказываемый на организм.

练功要领

Основы практики

（1）松静自然，形神息融，自然协调　习练本功法时，要求形体、呼吸、意念要自然协调。形体自然，动作合于法度；呼吸自然，要勿忘勿助，不强吸硬呼，形息相随；意念自然，要似守非守，绵绵若存。力求做到动作准确熟练、连贯，逐步达到动作、呼吸、意念的有机结合，形气神和谐一体。

(1) Естественное спокойствие, гармония тела и души, гармония с природой.　Во время практики нужно, чтобы тело, дыхание и сознание были согласованы между собой. Тело должно сохранять естественность, движения - выполняться по правилам; дыхание свободное, вдохи и выдохи неглубокие, за вдохом следует выдох; сознание также должно оставаться свободным, мысли - непрерывно сменять друг друга. Нужно стараться точно и равномерно выполнять движения упражнений, дыхание, тело и сознание работают согласованно.

（2）松紧得当，刚柔相济　练习本功法一方面要求精神形体放松，心平方能气和，形松意充则气畅达。另一方面，练功始终要求松中有紧，柔中有刚。在全身肌肉放松的基础上，轻缓用力做动作。

(2) Умеренное напряжение, сочетание мягкости и жесткости.　При выполнении упражнений методики, с одной стороны, необходимо сохранять гармонию в теле, в сознании и движении внутренней энергии. С другой стороны, во время движений в расслаблении должно

присутствовать напряжение, в плавности - жесткость. Полагаясь на расслабление всего тела, нужно выполнять упражнения плавно и энергично.

五、易筋经   5 Комплекс упражнений для укрепления мышц и сухожилий

易筋经是中国民间早已流传的健身锻炼方法，相传为印度达摩和尚所创。从易筋经的名称来看，"易"者，变易、改变也；"筋"指筋肉、经筋；"经"指规范、方法。因此，易筋经就是通过形体的牵引伸展、抻筋拔骨来锻炼筋骨、筋膜，调节脏腑经络，变易强壮身形的健身锻炼方法。

Это традиционный, распространенный в народе метод оздоровления, который был основан древним индийским монахом Дамо. Из названия следует, что данный метод способствует оздоровлению и укреплению мышечных тканей, связок и сухожилий. Таким образом, в данном методе используется растяжка мышц и связок для укрепления суставов, сухожилий, а также для регулирования меридианов внутренних органов и оздоровления всего тела.

练功要领

Основы практики

（1）精神放松，形神合一   本功法的习练，要求精神放松、意识平和，通过动作变化引导气的运行，做到神注桩中、意气相随。运用意念时，要注意用意要轻，似有似无，切忌刻意、执着。

(1) Внутреннее умиротворение, единство тела и духа.   Во время практики данного метода необходимо освободиться от лишних мыслей, успокоить сознание. Через движения происходит перемещение ци по телу, сознание управляет энергией ци. При управлении сознанием нужно следить, чтобы мысли были легкими, не слишком настойчивыми.

（2）呼吸自然，动息相随   习练本功法时，要求呼吸自然、均匀流畅、不喘不滞，以利于身心放松、心气平和，使动作和呼吸始终保持柔和协调的关系。

(2) Свободное дыхание, согласованность движений.   Во время выполнения упражнений дыхание должно быть естественным, равномерным и плавным, тело расслаблено, мысли упорядочены, движения и дыхание согласованы друг с другом на протяжении всей практики.

（3）虚实相间，刚柔相兼   习练本功法，应做到刚与柔、虚与实相协调配合。因为用力过"刚"，则会出现拙力、僵力，以至于影响气血的流通和运行；动作过"柔"，则会出现松懈、空乏，不能起到引动气机、抻筋拔骨的作用。

(3) Устойчивость, сочетание мягкости и жесткости. Необходимо сохранять баланс в движениях, выполнять упражнения плавно и энергично, мягко и жестко. Жесткость указывает на легкое применение силы, которая может повлиять на циркуляцию ци и крови; мягкость проявляется слабо и не способна воздействовать на движение ци, она служит для растяжения мышц и сухожилий.

第六节　审因施养，三因制宜

Раздел 6　Поддержание здоровья в соответствии с тремя группами патогенных факторов

审因施养是中医养生的基本原则之一。影响生命健康的因素很多，但其产生的根源不外乎天、地、人三方面。

Оздоровление по основным патогенным факторам является одним из ключевых принципов традиционной китайской медицины. Существует множество факторов, влияющих на жизнедеятельность организма, но по происхождению все они делятся на три элемента: небо, земля и человек.

一、因时制宜　1 Назначение лечения в зависимости от времени

生命，是以一定的时间结构为基础，向一定方向发展的完整过程，人体的一切生理和心理活动都与外界阴阳消长转化息息相关。人体随天时而产生的规律性变化，不论健康人或者患者都有所体现。因此，养生要求根据天时的改变而采取相应的措施，即因时制宜的法则。具体而言，因时制宜就是根据不同的时间，调控自身精神活动、起居作息、饮食五味、运动锻炼、药物保健等，利用最适合的时间和方法来锻炼身体，增强抗病能力，延缓衰老进程；适时地避免疾病的发生，保持生命健康。

Жизнь — это процесс с заданными направлениями развития, существующий на основе определенной временной структуры; на протяжении всей жизни физиологическая и психологическая деятельность человека неразрывно связана с особенностями внешней энергии Инь и Ян. Закономерности, возникающие в организме человека с течением времени, проявляются как у здоровых людей, так и у людей с патологиями. Таким образом, забота о здоровье и соответствующие меры по его поддержанию должны соответствовать изменениям погоды, исходя из определенных временных обстоятельств. В частности, в соответствии со временем происходит регулирование умственной и физической активности, режим сна, режим питания, прием лекарств и т.д. используя подходящее время для тренировок, можно повысить иммунитет организма, замедлить процессы старения. Предотвращение заболеваний - верный путь к долголетию.

1.顺应四时变化

1.1 Соответствие сезонным изменениям

一年四季，自然界有着春温、夏热、秋凉、冬寒的气候变化，生物体受其影响而产生春生、夏长、秋收、冬藏等相应的生命变化，人体也不例外。四时变化对人体的影响存在着多元性，应通过主动的调摄顺应四时变化，随时随地与其保持和谐一致。如果违背了这些规律，就有可能产生各种病理变化。

В году выделяют четыре сезона: весеннее тепло сменяется летним зноем, осенней прохладе приходят на смену зимние морозы. Все живое в природе зависит от этих временных и погодных перемен: весной все возрождается, летом - растет и процветает, осенью - рост замедляется, а зимой все уходит в спячку, и человеческий организм - не исключение. Влияние погодных перемен на организм человека многообразно, человек адаптируется под изменения климата, тем самым подтверждая, что является неотъемлемой частью природы. При нарушениях этих временных закономерностей, в организме могут возникнуть различные заболевания.

从四时发病的角度，四时季节各有不同特点，春夏秋冬气候有异，故除一般疾病外，还有些季节性多发病，如春季多温病、夏季多暑热、秋季多疟疾、冬季多寒湿咳喘等。此外，某些慢性宿疾也往往在季节变换和节气相交时发作或增剧。例如，心肌梗死、冠心病、气管炎、肺气肿等常在秋末冬初和气候突变时发作，精神分裂症则易在春秋季发作，青光眼好发于冬季等。养生应了解和掌握四时发病的规律，在某一季节到来时，采取积极主动而有针对性的预防保健措施，达到却病养生的目的。

С точки зрения сезонных изменений у каждого времени года есть свои особенности. Помимо обычных болезней существуют сезонные заболевания: например, повышение температуры тела - весной, тепловой удар - летом, осенняя малярия, влажный кашель и одышка - зимой и т.д. Кроме того, некоторые хронические заболевания обостряются при смене погоды. Например, инфаркт миокарда, ишемическая болезнь сердца, трахеит, эмфизема и др. заболевания часто возникают в конце осени и начале зимы, когда погода резко меняется; шизофрения чаще проявляется весной и осенью, глаукома чаще возникает в зимнее время и т.д. При выборе метода оздоровления нужно полагаться на закономерности сезонных заболеваний, с наступлением каждого сезона необходимо активно предпринимать профилактические меры, чтобы поддерживать здоровье организма.

2.顺应月廓变化

1.2 Соответствие лунным фазам

月亮的盈亏也可影响人体的生物节律。《素问·八正神明论》说："月始生，则血气始精，卫气始行；月廓满，则血气实，肌肉坚；月廓空，则肌肉减，经络虚，卫气去，形独居。"说明人体的生理功能、气血盛衰与月亮盈亏直接相关。在人体中，水分占了组织成分的大部分。月球的引力会对人类的体液发生作用，促使阴血、津液等随月相的规律盈亏而发生相应的规律变化，即生物潮。随着月相的盈亏，生物潮对人体会产生不同的影响。新月时，人体的气血偏弱，而在满月时，人头部气血最充实，内分泌最旺盛，容易激动。此外，妇女的月经周期变化、体温高低、激素分泌、性器官状态、免疫功能和心理状态等都以一月为周期。由于月球对人体的上述影响，自古以来养生学家们就很重视联系月相进行养生保健，或在不同月相时采用不同的养生方法，或在月圆日直接对月进行呼吸训练、冥想锻炼等。

Фазы луны также оказывают определенное влияние на биоритмы человеческого организма. В 《Трактате Желтого императора о внутреннем - Рассуждения о внутренней энергии》 говорится: «Во время растущей Луны ци и кровь очищаются, защитная энергия начинает циркулировать по телу; при полнолунии кровь и энергия ци восполнены, мышцы - крепкие; в период убывающей Луны мышцы слабеют, меридианам не хватает энергии, защитная энергия уходит.» Здесь объясняются физиологические функции организма, расцвет и спад ци и крови в зависимости от фазы Луны. Тело человека в основном состоит из воды. Гравитация Луны влияет на функционирование внутренних жидкостей организма человека, стимулирует Инь крови и секрецию внутренних жидкостей и т.д., изменения происходят в соответствии с активностью Луны, как и морские приливы/отливы. Фазы Луны оказывают на организм человека различное воздействие. При новолунии ци и кровь человека ослаблены, а при полнолунии тело человека наполнено кровью и энергией, секреция внутренних жидкостей достигает высшей активности, тело легко возбудимо. Кроме того, менструации у женщин, изменения температуры тела, секреция гормонов, состояние половых органов, особенности иммунной функции и психологического состояния меняются в течение месяца и представляют собой цикл. В связи с вышеописанным влиянием Луны на организм человека, ученые с древних времен уделяли большое внимание изучению взаимосвязей активности Луны и жизнедеятельности организма, подбирали метод лечения, соответствующий особенностям лунных фаз, а также проводили дыхательные практики и медитации во время полнолуния, и т.д.

3.顺应昼夜变化

1.3 Соответствие времени суток

一日之内随昼夜阴阳进退消长，人的新陈代谢也会发生相应的改变。虽然昼夜寒温变化的幅度并不如四季变化那样大，但对人体仍有一定的影响。《素问·生气通天论》说："故阳气者，一日而主外，平旦人气生，日中而阳气隆，日西而阳气已虚，气门乃闭。"说明了人体阳气白天多趋向于表，夜晚多趋向于里。

В течение суток со сменой дня и ночи наблюдается изменение соотношения энергии Инь и Ян, что оказывает влияние на обмен веществ человеческого организма. Хотя перемены внутри одного дня несравнимы с сезонными изменениями, они оказывают на организм определенное воздействие. В 《Трактате Желтого императора о внутреннем - Рассуждения о связи жизненной энергии с космосом》 говорится: «Внутренний Ян утром - рождается, днем - процветает, а с заходом солнца - снижается.» В данном случае поясняется, что Ян человеческого тела склонен проявляться днем и снижаться к ночи.

因此，应根据昼夜晨昏对人体生理、病理的影响，利用人体的日节律进行养生保健，妥善安排工作、学习和休息，发挥人类的智慧和潜能，提高人体适应自然环境的能力。掌握人体昼夜疾病发生发展的规律，就可以未雨绸缪，善加预防。

Таким образом, смена дня и ночи влияет на физиологические и патологические процессы человеческого организма. При выборе оздоровительной методики также необходимо учитывать закономерность жизненных процессов организма в течение дня, и на основе этой закономерности следует организовать режим работы, учебы и отдыха, чтобы адаптироваться к условиям окружающей среды. Руководствуясь закономерностью развития заболевания в течение дня, можно своевременно предпринять профилактические меры для улучшения состояния организма.

二、因地制宜　2 Назначение лечения в зависимости от места

地理环境对人类健康和疾病的影响与作用是永恒的，因为人总是会受到来自居住地环境的影响，并在其长期作用下而发生适应性改变。地域不同，自然地理条件和社会发展程度不同，人生活的环境、条件和习惯不相同，人群整体适应所形成的基本体质性格也不相同。因此，养生学强调因地制宜，顺应地域不同的差异，积极主动地采取相应的养生措施。

Географическая среда постоянно оказывает влияние на здоровье и заболевания человека, поскольку человек всегда подвержен влиянию окружающей среды, и в течение длительного времени адаптируется под происходящие в ней изменения. Географические особенности различны, условия природной среды и социального развития различны, повседневная жизнь, обстоятельства и привычки людей также различаются, физические характеристики, телосложение и характеры - все индивидуально. Таким образом, чтобы подобрать наиболее подходящий метод оздоровления, важно учитывать особенности окружающей среды.

1.顺应地理环境

2.1 Соответствие условиям географической среды

不同方位地域的地理环境不同，气候、湿度、温差、水质、土壤中所含元素等也不相同，对人的生、长、壮、老及生理、病理等也会产生不同的影响。一般而言，舒适的气候环境造就了人较弱的体质和温顺的性格，恶劣的气候环境造就了人健壮的体魄和强悍的性格。中医学认为，中国的地理环境具有"东方生风""南方生热""西方生燥""北方生寒""中央生湿"的特点。相应地，东南方人，体质多瘦弱，腠理偏疏松，易感受风、热、湿、暑之邪，其阴虚内热体质多见；西北方人，形体多壮实，腠理偏致密，易感风、寒、燥邪，其阳虚内寒体质较多见。环境化学因素也可导致很多健康问题。如在中国某些地区，因环境生命元素缺乏或过盛，可导致碘缺乏病、砷中毒病等地方性疾病；因环境污染，可导致儿童铅中毒、肿瘤高发、畸胎及生殖能力下降等。因为地理环境和发展程度不同，其疾病谱、健康类型和保健系统有着明显的差异。因此，养生要根据所处地域的不同情况，利用良好的地域因素，并采取不同的保健和预防措施，使人体与所在的地理环境相适应。如果所处地域环境中有无法适应的，或对人体极为不利的自然因素，则应设法规避和远离。

Географические условия разной местности различны, климат, влажность воздуха, разница температур, качество воды, микроэлементы, содержащиеся в почве и т. д. также будут оказывать разное влияние на жизнь, рост, зрелость, старость и другие физиологические и патологические процессы организма. Принято считать, что в комфортном климате в основном живут люди со слабым телосложением и мягким, спокойным характером, а в суровых климатических условиях живут люди крепкого телосложения с мужественным характером. В китайской медицине считается, что географическая обстановка может обладать такими особенностями, как: «восточный ветер», «жар с юга», «засуха с запада», «холод с севера» и «влажность из центра». Соответственно, жители юго-восточных территорий, как правило, обладают слабым телосложением, нетерпимы к холоду, ветру, жаре и сырости, у них часто встречается недостаточность Инь; жители северо-запада, напротив, отличаются более крепким телосложением, плотной кожей, они чувствительны к ветру, холоду и сухости, часто встречаются симптомы недостаточности Ян. Химические факторы окружающей среды также могут привести к множеству проблем со здоровьем. Например, в некоторых районах Китая из-за отсутствия или переизбытка некоторых биологических элементов в окружающей среде могут возникнуть заболевания на фоне дефицита йода, отравления мышьяком и другие эндемические заболевания; загрязнение окружающей среды может привести к отравлению детей свинцом, образованию опухолей, порокам развития плода и снижению репродуктивной способности. Поскольку географические условия и степень развития различны, то спектр заболеваний, уровень здоровья и система здравоохранения также различаются. Таким образом, методика оздоровления должна подбираться в соответствии с географическими условиями окружающей среды, необходимо использовать самые благоприятные географические факторы и принимать соответствующие меры профилактики. Если в окружающей среде существуют факторы, к которым трудно приспособиться или которые оказывают негативное воздействие на человека, их следует избегать.

地域环境还决定生活习俗，也是养生时需要加以适应的。如在湖南、四川、湖北等地的人们，有食辛辣的习俗，就是由于这些地区潮湿多阴雨，食用适量的辣椒、姜之类的辛辣食物，可使腠理开泄以排出汗液、驱除湿气，机体就可适应气压低、湿度大的自然环境。

Региональные условия также определяют жизненные обычаи и привычки, которые также нужно учитывать при подборе методов поддержания здоровья. Например, в провинциях Хунань, Сычуань, Хубэй и др. приняты острые блюда, что связано с постоянной влажностью регионов, поэтому в еду добавляют большое количество острого перца, имбиря и других приправ, чтобы вывести из организма лишнюю влагу через открытые поры, снизить давление и адаптировать состояние организма к данным условиям.

2.合理改良生存环境

2.2 Рациональное улучшение условий жизни

科学技术的进步使人类社会快速发展的同时，也使生态环境遭到了严重的破坏，使整个生存环境质量下降。保护环境，使人类可持续发展是目前的重要课题。中医养生学与时俱进，从人类生命的长远利益出发，提出因地制宜、改良生存环境的养生法则。目前生存环境的恶化体现在耕地面积减少、森林覆盖率低、草原退化、水土流失、大气污染、水源污染等等。不同的地域，其环境恶化有所侧重，改良应有相应的重点，如农牧业地区主要以耕地面积锐减、草原退化、水土流失为主，而工业发达地区则大气、水源污染严重。

Научно-технический прогресс способствовал быстрому развитию общества, а также серьезным проблемам окружающей среды и снижению уровня экологии в целом. В наше время сохранение окружающей среды и обеспечение устойчивого развития человечества не теряет свою актуальность. Китайская медицина шагает в ногу со временем, опираясь на интересы всего человечества, выдвигая принципы поддержания здоровья в различных условиях окружающей среды. В настоящее время ухудшение состояния экологии проявляется в сокращении площади пахотных земель, лесов, лугов, эрозии почв, загрязнении воздуха, воды и т.д. Улучшения условий местности должны проводиться в зависимости от условий и проблем конкретного региона, например, в сельскохозяйственных регионах сокращаются пахотные земли, на полях встречается эрозия почвы, а в промышленных районах ухудшается качество воды и воздуха.

改良环境措施要合法、合理与适度。合法，指合乎《中华人民共和国环境保护法》等法律法规；合理，即生存环境的改良或开发，要综合考虑实际需要的必要性及可能产生的后果等，不能简单为了经济利益甚至一己私欲，又甚至一个不成熟的想法而对环境进行大肆改造；适度，指对生存环境的改良要注意程度，在达成目的之前提下，尽量使用对环境改变和扰动较小的方案、方法。

Меры по улучшению окружающей среды должны быть законными, рациональными и умеренными. Законность в данном случае указывает на соответствие «Закону об охране окружающей среды Китайской Народной Республики» и другим сопутствующим нормативам; рациональность указывает на необходимость изучения фактических потребностей и возможных последствий улучшений, поскольку они могут быть экономически невыгодными или могут привести к необратимым изменениям окружающей среды; под умеренностью имеется в виду, что перед проведением мероприятий по улучшению условий окружающей среды необходимо просчитать эффективность и интенсивность применяемых методов.

3.优化生活环境

2.3 Улучшение среды обитания

大多数人是安居一地的，生活范围内的环境因素直接影响其身心的健康。因此养生要注意优化生活环境。生活环境包括住宅环境、居室环境、社会环境、家庭环境等几大方面。

Большинство людей, проживающих на одной территории, подвергаются прямому воздействию окружающих факторов на их физическое и психологическое здоровье. Поэтому при выборе методики оздоровления следует обратить внимание на оптимизацию условий среды обитания. Среда обитания включает в себя состояние жилища, социальную среду, семейную обстановку и другие аспекты.

三、因人制宜　3 Назначение лечения в зависимости от особенностей человеческого организма

人类本身存在着较大的个体差异，这种差异不仅表现于不同的种族，而且存在于个体之间。不同的个体有不同的心理和生理，对疾病的易感性也不相同。因此，中医养生学提出因人制宜，指出养生除了遵循养生的普遍规律外，更重要的是根据个人的具体情况，有针对性地选择相应的养生方法。这一法则在落实时，要着重注意以下几方面。

Существуют большие индивидуальные различия не только между группами людей разного происхождения, но и между отдельными индивидами. Люди обладают различной психологической и физиологической восприимчивостью, а также различными склонностями к заболеваниям. Таким образом, традиционная китайская медицина, помимо обычных рецептов оздоровления, предлагает различные методики поддержания здоровья в зависимости от конкретных обстоятельств и индивидуальных особенностей человеческого организма. Применяя данные методы, следует обратить внимание на нижеследующие аспекты.

1.划分性别施养

3.1　Оздоровление по половому признаку

男性与女性，在身心两端均存在着一定的差异。如男性属阳，以气为主，性多刚悍，对外界刺激有两种倾向：一是不易引起强烈变化；二是表现为亢奋形式，多为狂喜、大怒，因气郁致病者相对少些。女性属阴，以血为先，性多柔弱，一般比男性更易因情志伤身。因此，男性、女性的养生，除在运动、饮食、起居等一般项目上具有共同性外，也有其各自特殊的养生内容。如女性的经期保健、孕期保健、产褥期保健、哺乳期保健等都是男性所没有的；男性的衣着、运动量、饮食宜忌等方面也与女性有着不小的差别。

Между мужчиной и женщиной существуют определенные различия в особенностях физического и психологического развития. Например, поскольку у мужчин преобладает энергия Ян, по природе они более храбрые, по отношению к внешним раздражителям можно выделить следующие особенности: во-первых, они не подвержены сильным изменениям; во-вторых, они более возбудимы, подвержены гневу, бурно переживают восторг, редко болеют на фоне недостаточности энергии. У женщин преобладает энергия Инь, они физически слабее, обычно более склонны к перемене настроения, чем мужчины. Таким образом, мужчины и женщины, помимо общих различий в питании, условиях жизни и т.д., обладают явными различиями, которые влияют на выбор мероприятий по поддержанию здоровья. Например, у мужчин не бывает менструаций, им не нужно поддерживать свое здоровье после родов, не нужно кормить грудью и т.д.; что касается одежды, питания и активности, между мужчинами и женщина также есть некоторые различия.

2.辨别体质施养

3.2 Оздоровление по телосложению

人体禀赋不同而形成各自不同的身体素质和精神性格，《灵枢·阴阳二十五人》详细论述了这种差异。养生应根据自己体质的强弱和性格特点，选择适宜的养生方法，有针对性地进行调养。

От рождения телу каждого человека присущи свои особенности, формируются индивидуальные физические и психологические качества, эти различия подробно описаны в 《Каноне Таинственной сути - Инь-Ян 25-ти людей》. Наиболее подходящий метод укрепления здоровья должен подбираться, исходя из преимуществ и недостатков телосложения и характера.

3.区分年龄施养

3.3 Оздоровление по возрастному критерию

养生应贯穿于人之生命形成至生命终结的全过程。生命历程可划分为胚胎、童年、少年、青年、中年、老年等不同时期。各个时期人体的精神、生理、心理有着不同的特点，其养生内容有所不同；即使是同一时期，人可处于健康、病中、病后等不同状态，其养生目的和方法也不相同。例如：对于老年人来说，由于肌肉力量减退，神经系统反应较慢，协调能力差，宜选择动作缓慢柔和、肌肉协调放松、使全身都能得到活动的运动，如步行、太极拳、太极剑、慢跑等。

Заботиться о здоровье следует на протяжении всей жизни человека. Жизненный процесс можно разделить на следующие этапы: эмбрион, детство, юность, молодость, средний возраст, старость и т.д. На разных этапах жизни физиология и психика человека обладают разными характеристиками, поэтому и способы поддержания здоровья различаются. Даже на одном этапе жизни организм может находиться в разных состояниях - он может быть здоровым, а может болеть или восстанавливаться после болезни, поэтому и методы оздоровления должны соответствовать определенному состоянию организма. Например, пожилым людям, в связи с ослаблением мышц тела, замедленной реакцией нервной системы и плохой координацией, следует выбирать методики с плавными и медленными движениями для расслабления и регулирования состояния мышц, поэтому подойдут такие виды активности, как ходьба, тайцзицюань, традиционное китайское фехтование, легкий бег и др.

第五章　中医经典书籍

Глава 5 Классическая литература традиционной китайской медицины

第一节　四大经典
Раздел 1　Четыре классических канона

一、《黄帝内经》　1 «Трактат Желтого императора о внутреннем»

《黄帝内经》（简称《内经》）是中国现存医学文献中最早的一部典籍，由《素问》《灵枢》两部分组成，总计162篇（图5-1）。它比较全面地论述了中医学的思维方法、理论原则和学术思想，构建了中医学理论体系的框架，为中医学的发展奠定了基础。中医学发展史上出现的许多著名医家和众多医学流派，从其学术思想的传承性来说，基本上都是在《黄帝内经》理论体系的基础上发展起来的。因此，历代医家非常重视《黄帝内经》，尊之为"医家之宗"，是历代学习中医学的必读之书。《黄帝内经》所揭示的生命活动规律及其思维方式，对当代及未来生命科学的研究和发展也有一定的启示。

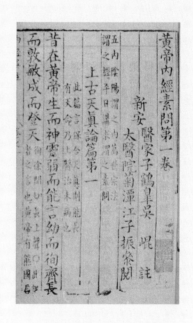

图5-1　《黄帝内经》重点篇章书影

Рисунок 5-1　Страница печатного издания «Трактата Желтого императора о внутреннем»

«Трактат Желтого императора о внутреннем» (также именуемый «Хуанди Нэй-цзин») является одним из самых ранних классических произведений китайской медицины, он состоит из двух частей: «Трактата Желтого императора о внутреннем» и «Канона Таинственной сути», всего содержит 162 главы (Рис. 5-1). В Трактате рассматриваются общие теории и принципы традиционной китайской медицины, формируются рамки теоретических знаний, которые стали основами ее развития. За всю историю развития китайской медицины появилось огромное количество школ и их последователей, которые основывали свою деятельность на теоретических идеях «Трактата Желтого императора о внутреннем». Таким образом, врачи испокон веков обращаются к Трактату, как к «Справочнику врача», при знакомстве с китайской медициной эта книга является необходимой для прочтения. Законы жизнедеятельности и способы мышления, описанные в «Трактате Желтого императора о внутреннем», дают некоторое представление о современных и будущих научных исследованиях и разработках.

二、《难经》 2 «Канон о трудных вопросах медицины»

《难经》即《黄帝八十一难经》，全书共有81个问答，故又称《八十一难》（图5–2）。相传系秦越人所作。该书用问答的方式阐述了人体的结构、生理、病因、病机、诊断、治则和治法等，内容涉及诊法、经脉、脏腑、疾病、腧穴、针法几个方面。

«Канон о трудных вопросах медицины», он же - «81 трудный вопрос Желтого императора», состоит из ответов на 81 вопрос, поэтому также называется «81 трудный вопрос о медицине» (Рис. 5-2). Согласно преданиям, его составил целитель эпохи Воюющих Царств, Цинь Юэжэнь. В этой книге рассматриваются вопросы и ответы о структуре, физиологии, этиологии, патогенезе, диагностике и лечении человеческого тела, затрагивают такие аспекты, как методы диагностики, работа меридианов и внутренних органов, заболевания, акупунктурные точки тела и иглотерапия.

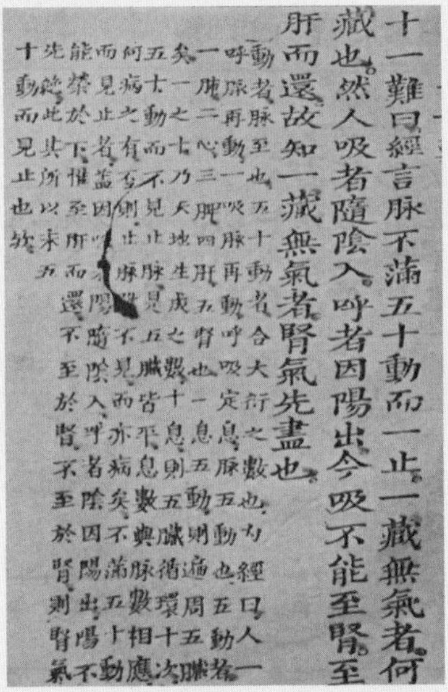
十一難曰經言脈不滿五十動而一止一藏無氣者何藏也然人吸者隨陰入呼者因陽出今吸不能至腎至肝而還故知一藏無氣者腎氣先盡也

图5–2 《黄帝八十一难经》书影

Рисунок 5-2 Факсимиле печатного издания «Канона о трудных вопросах медицины»

《难经》补充了《黄帝内经》之不足，承前启后，对指导临床诊疗实践具有重要的作用。

«Канон о трудных вопросах медицины» во многом дополняет «Трактат Желтого императора о внутреннем», привносит новые идеи, основываясь на классических знаниях, играет важную роль в развитии методов диагностики и клинической практики.

三、《神农本草经》   3 «Трактат Шэньнуна о корнях и травах»

《神农本草经》成书于汉代，托名神农所著，为中国第一部药物学专著（图5-3）。书中收载药品365种，系统地总结了汉代及汉以前药物学理论知识。该书根据养生、治疗和有毒无毒，将药物分为上、中、下三品，根据功效分为寒、凉、温、热四性及酸、苦、甘、辛、咸五味，并提出单行、相须、相使、相畏、相恶、相反、相杀的"七情和合"等药物配伍理论，为后世中药学理论体系的形成和发展奠定了基础。

«Трактат Шэньнуна о корнях и травах» относится к эпохе династии Хань, назван в честь бога-покровителя земледелия и медицины - Шэньнуна, и является первым печатным изданием по фармакологии

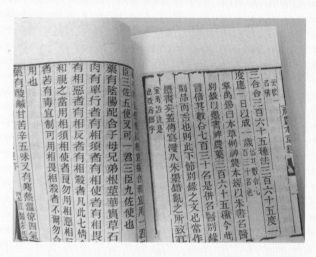

图5-3 《神农本草经》书影

Рисунок 5-3   Факсимиле печатного издания «Трактата Шэньнуна о корнях и травах»

(Рис. 5-3). В Трактате собрана информация о 365 видах лекарственных средств, систематизированы теоретические знания о фармакологии времен династии Хань, а также ее предшественников. Согласно теориям поддержания здоровья, лечения заболеваний и токсичности препаратов, все лекарства условно поделены на три категории: верхнюю, среднюю и нижнюю; по эффективности - делятся на холодные, прохладные, теплые и горячие; по вкусам - на кислые, горькие, сладкие, острые и соленые; согласно теории «сочетаемости и семи способов приема лекарств», выделяются препараты одиночного действия, стимулирующие, детоксикационные, несовместимые, ингибирующие, препараты противоположного действия, дезинфицирующие препараты и т.д.; все эти знания заложили основу для формирования и развития теоретической системы фармакологии в китайской медицине.

四、《伤寒杂病论》 4 «Трактат о лихорадочных состояниях, вызванных холодом»

《伤寒杂病论》是中国第一部理法方药完备、理论联系实际的临床著作，也是中医药学术发展史上具有辉煌成就与重要价值的一部经典著作。该书是东汉末年张仲景在《黄帝内经》《难经》的基础上，结合自己的临证经验和前人的医学成就所作。由于战乱，《伤寒杂病论》问世不久原著即散佚。其中有关伤寒的内容，经晋代王叔和搜集整理成《伤寒论》，一直流传至今（图5-4）；而有关杂病的内容一度失传，后经北宋林亿等人校订整理为《金匮要略》。

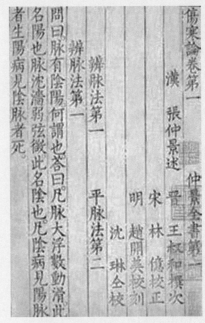

图5-4 《伤寒论》书影

Рисунок 5-4 Факсимиле печатного издания «Трактата о лихорадочных состояниях, вызванных холодом»

«Трактат о лихорадочных состояниях, вызванных холодом» — это первый полный сборник заболеваний и рецептов, в котором теория тесно переплетается с практикой, это один из самых ценных и блестящих трудов традиционной китайской медицины. Трактат был написан врачом эпохи Восточной Хань - Чжан Чжунцзином на основе «Трактата Желтого императора о внутреннем» и «Канона о трудных вопросах медицины», в сочетании с собственным опытом и лучшими достижениями предшественников. В связи с событиями военной смуты тех времен, современникам не удалось сохранить оригинал издания «Трактата о лихорадочных состояниях, вызванных холодом». В частности, что касается содержания книги о простудных лихорадках, врачу эпохи Цзинь - Ван Шухэ удалось собрать и систематизировать информацию в «Суждениях о вреде холода», которые дошли до наших времен (Рис. 5-4); Что касается части трактата, описывающей различные заболевания, - она в свое время была частично утеряна и впоследствии восстановлена во времена династии Северная Сун, став основой для сборника «Очерки из золотой комнаты».

《伤寒论》是张仲景《伤寒杂病论》中的"伤寒"部分，全书10卷，22篇，113方。《伤寒论》不仅为外感疾病提出了辨证纲领和治疗原则，同时也为中医临床各科提供了辨证原则和治疗规律。

«Суждения о вреде холода» содержат часть «Трактата о лихорадочных состояниях, вызванных холодом» Чжан Чжунцзина, описывающую простудные лихорадки. Данный трактат состоит из 10 томов, 22 глав и 113 разделов. В «Суждениях о вреде холода» не только исследуются принципы лечения заболеваний, вызванных воздействием внешних факторов, но и выдвигаются уникальные концепции и закономерности лечения для разных областей китайской медицины.

《金匮要略》分卷上、卷中、卷下3卷，以疾病分篇，共25篇，收方262首。其内容以内科杂病为主，兼及外科、妇科疾病的证治，以及有关急救、脏腑经络病脉和食禁等。本书与《伤寒论》一起奠定了辨证论治的准则，成为我国最早系统论述杂病的专著，对中医辨证论治诊疗体系的形成以及对杂病的诊治，均起到典范作用。

«Очерки из золотой комнаты» составляют 3 тома, каждому заболеванию посвящена своя глава, всего 25 глав, 262 разделов. В очерках в основном рассматриваются заболевания внутренних органов, связанные с хирургией, гинекологией и другими областями, также в них описаны правила оказания первой помощи, особенности заболеваний, связанных с меридианами и коллатералями, а также противопоказанные к употреблению в пищу продукты. Эта книга, вместе с «Суждениями о вреде холода», стала самой ранней монографией, посвященной различным заболеваниям; эти работы сыграли важную роль в формировании метода комплексной диагностики и лечения различных заболеваний в китайской медицине.

《伤寒杂病论》系统地揭示了外感热病及某些杂病的诊治规律，发展并完善了六经辨证的理论体系，创立了融理、法、方、药为一体的辨证论治理论体系，制定了诸如治病求本、扶正祛邪、调理阴阳等基本治则，并首次全面系统地运用了汗、吐、下、和、温、清、补、消八法，创制与保存了许多功效卓著的方剂，长期以来一直有效地指导着历代医家的临床实践，被后世誉为"方书之祖"。

В «Трактате о лихорадочных состояниях, вызванных холодом» систематически раскрывается сущность вызванных внешними факторами заболеваний с лихорадкой и некоторые принципы диагностики и лечения различных заболеваний; в нем заложены основы развития и совершенствования системы шести теорий комплексной диагностики и лечения, в которых соблюдается единство методик, подходов и лекарств; также в нем содержатся такие важные принципы, как лечение заболеваний на основе исследования их причин, укрепление внутренней ци, регулирование Инь и Ян; также впервые выделяются 8 основных методов лечения: через потоотделение, рвоту, дефекацию, гармонизацию, прогрев, очищение, восполнение и удаление; подробно описываются наиболее эффективные рецепты, перенятые из практики древнейших целителей, именно поэтому этот труд считается «Медицинским сборником предков».

第二节 典籍荟萃
Раздел 2 Основные классические произведения

一、《五十二病方》 1 «52 рецепта для лечения заболеваний»

　　《五十二病方》于1973年在湖南长沙马王堆三号汉墓出土，其成书当在西汉初年之前，是迄今为止中国发现的最早的医学方书。全书5万余字，共记载了诸伤、癫疾、诸食病、牡痔、痈等52种疾病，病种涉及内、外、妇、儿、五官等各科，尤以外科病证为多，总计280方，其中一半以上为单味药方，组成药物最多的方剂也仅7味，除内服与外用药物外，尚有灸、熨、砭、熏等各种外治法及若干祝由方。所用药物约240余种，其中2/3的药物在《神农本草经》等古代本草学文献中未见。因该书中内容脱漏较多，故其价值主要体现在中医药发展史的研究方面。

　　«52 рецепта для лечения заболеваний» были найдены в 1973 году в ходе раскопок имперской могилы династии Хань в Мавандуе (Чанша, провинция Хунань), это издание принадлежит к началу периода Западной Хань и до сих пор считается самым ранним письменным источником по китайской медицине, дошедшим до наших дней. Вся книга содержит более 50 000 иероглифов, описывает 52 вида болезней, синдромов, повреждений и т.д. заболевания делятся на внутренние, внешние, гинекологические, детские, болезни органов чувств; больше всего в ней рассказано о хирургических заболеваниях; всего в книге насчитывается 280 рецептов, больше половины которых состоят из одного лекарственного компонента, а сложные лекарства делятся на 7 вкусов; также, помимо препаратов для внутреннего и наружного применения, в книге описаны прижигание, акупунктура, растирание и другие методы лечения. Всего используется около 240 видов лекарств, 2/3 из которых не встречаются в «Трактате Шэньнуна о корнях и травах» и других более ранних источниках. Поскольку в данном издании отсутствуют большие отрывки содержания, главная ценность этой книги заключается в исследовании истории развития традиционной китайской медицины.

二、《针灸甲乙经》 2 «Трактат о первичном и вторичном иглоукалывании и прижигании»

《针灸甲乙经》全名《黄帝三部针灸甲乙经》，简称《甲乙经》，该书是现存最早的较完整的针灸学专著。全书共128篇，卷1论脏腑、气血津液，卷2论经络，卷3论腧穴，卷4论脉诊，卷5论刺灸法，卷6论病因病机，卷7~12论临床各科疾病的针灸治疗。这种按基础理论、经络腧穴、诊断、刺灸操作、临床治疗的编排次序，系统而有条理，对后世的影响颇大。

Полное название «Трактата о первичном и вторичном иглоукалывании и прижигании» - «Трактат Желтого императора о первичном и вторичном прижигании и иглоукалывании в 3-х частях», а краткое название - «Трактат Цзя-И»; является самым ранним и наиболее полным изданием о методе иглотерапии. Все издание состоит из 128 глав, 1 том посвящен описанию внутренних органов, ци, крови и внутренних жидкостей организма, второй том - меридианам и коллатералям, 3 том - об акупунктурных точках тела, в 4 томе описывается методика диагностики по пульсу, 5 том - о прижигании и иглотерапии, в 6 томе представлена информация о развитии заболеваний, 7-12 тома посвящены клиническому применению иглотерапии и прижигания при лечении заболеваний всех областей медицины. Теоретическая основа канона, учение о меридианах и акупунктурных точках, методы диагностики, методики прижигания и иглотерапии, последовательность внедрения лечения на практике и систематический подход, описанные в источнике, оказали огромное влияние на последующие поколения.

三、《温病条辨》 3 «Трактат о диагностике и лечении болезней с лихорадкой»

《温病条辨》为清代吴瑭著，成书于1798年，该书效仿《伤寒论》与《湿热条辨》的写作方法，以条文结合方药的形式将温病发展的全部过程及其治疗方法逐一展开，并自加注解，予以阐释。又大量采纳叶天士《临证指南医案》中治疗温病的案例，作为辨证遣方的主要内容。同时，结合作者自己的临床心得，强化三焦辨证思想，突出清热养阴原则，构成了一个以三焦辨证为主，以卫气营血为辅、纵横交错、理法方药俱备的温病辨治体系。全书共载方195首，多数为叶天士所创制、吴瑭所厘定。

«Трактат о диагностике и лечении болезней с лихорадкой» был написан в 1798 году, при династии Цин, врачом по имени У Тан; он написан по типу «Суждений о вреде холода» и «Суждений о влажности и жаре» - в форме отдельных статей с рецептами, полным описанием течения заболевания и поэтапного лечения. В основу содержания книги легли примеры клинической практики из работы Е Тяньши «Справочник по историям болезни». В то же время, излагая и свой собственный клинический опыт, ему удалось закрепить понятие трех полостей внутренних органов (тройного обогревателя), сформулировать концепцию «очищения жара и питания Инь», комплексной диагностики трех полостей организма, «защитного ци, помогающего крови», а также систематизировать методы комплексной диагностики и лечения заболеваний с высокой температурой тела. Вся книга состоит из 195 глав, большинство которых содержит наработки Е Тяньши, отредактированные и систематизированные У Таном.

四、《本草纲目》　4 «Компендиум лекарственных веществ»

《本草纲目》为明代李时珍经过近30年研究编制而成的药学著作，书中收载药物1892种，归入16部60类中，创造了当时最先进的一种药物分类方法（图5-5）。

«Компендиум лекарственных веществ» — это фармацевтический сборник, над которым более 30 лет работал врач эпохи Мин - Ли Шичжэнь; данный компендиум содержит сведения о 1892 лекарственных веществах, которые делятся на 16 разделов и 60 видов, представляя собой самую первую классификацию лекарств того времени (Рис. 5-5).

《本草纲目》中16部的名称和顺序，李时珍认为是"从贱至贵""从微至巨"，实质上和生物进化论不谋而合。

《本草纲目》首刊11年后即传到日本，18世纪初传到欧洲，不仅使西方医药学界大开眼界，还对其生物学研究产生了积极影响。著名科技史学家李约瑟博士曾高度评价《本草纲目》，称其为"明代最伟大的科学成就"，"是研究中国文化史、化学史和其他各门科学史的一个取之不尽的知识源泉"。

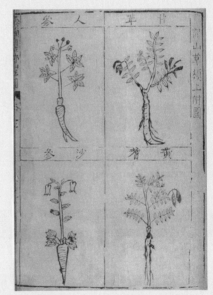

图5-5　《本草纲目》书影

Рисунок 5-5 Факсимиле печатного издания «Компендиума лекарственных веществ»

Названия и последовательность 16 разделов «Компендиума лекарственных веществ» составлены по принципу «от дешевых к дорогим», «от простых к сложным».

Первое издание «Компендиума лекарственных веществ» через 11 лет попало в Японию, а в начале 18 века - в Европу, этот сборник не только привлек к себе большое внимание, но и оказал положительное влияние на биологические исследования западной медицины. Популярный исследователь и доктор наук Джозеф Нидэм высоко оценил «Компендиум лекарственных веществ», назвав его «величайшим научным достижением династии Мин» и «неисчерпаемым источником знаний для изучения истории китайской культуры, истории химии и других наук».

五、《傅青主女科》   5 «Работы Фу Цинчжу по гинекологии»

《傅青主女科》为明末清初著名医家傅山（字青主）所著的中医妇产科专著。其书共四卷，全书详细论述了带下、血崩、鬼胎、调经、种子、妊娠、小产、难产、正产、产后等病证，每病后列方药。全书162方（种子、鬼胎方除外），妇科临床常用名方完带汤、清经散等即出自此书。该书自刊行后，受到后世医家的广泛重视，在妇科中独树一帜，具有较高的学术和临床价值。

«Работы Фу Цинчжу по гинекологии» — это монография по акушерству и гинекологии китайской медицины, составленная известным врачом конца династии Мин и начала Цин - Фу Шань (Цзы Цинчжу). Работы состоят из 4 томов, в них подробно описываются вопросы лейкореи, меноррагии, пороков эмбриона, менструального цикла, мужского семени, преждевременные роды, заболевания во время и после беременности, а также соответствующие методы лечения и рецепты. Вся монография состоит из 162 глав (информация о мужском семени и пороках эмбриона представлена отдельно) и содержит основные методики лечения гинекологических заболеваний. С момента выхода в свет, монография пользовалась большой популярностью среди последующих поколений врачей, в области гинекологии она отличалась высокой академической и клинической ценностью.

六、《小儿药证直诀》   6 «Рецепты лечения детских заболеваний»

《小儿药证直诀》由北宋钱乙撰，后经其弟子阎孝忠（一作季忠）整理成书，约刊行于1119年。该书是中医儿科学最重要的一部早期著作。该书对小儿生理病理特点论述精详，创立五脏辨证法，并分别创制泻白散、泻青丸、益黄散、导赤散、地黄丸之类方剂治疗。《四库全书总目》称此书为"幼科之鼻祖。"

«Рецепты лечения детских заболеваний» были составлены известным педиатром Цян И (династия Северная Сун), а затем были отредактированы и систематизированы его преданным учеником Янь Сяочжуном и изданы как сборник в 1119 году. Эта книга является одной из самых важных ранних изданий по педиатрии в китайской медицине. В данной книге подробно исследуются особенности физиологического и патологического развития заболеваний у детей, обосновывается метод комплексной диагностики Пяти основных органов, описываются такие лекарственные препараты, как порошок для выведения жара из легких, печеночные пилюли, восстанавливающий желтый порошок, порошок Даочи, пилюли Дихуан и др. В «Энциклопедия четырех книгохранилищ» эта книга названа «родоначальником педиатрии.»

七、《肘后备急方》　　7　«Сборник рецептов для чрезвычайных ситуаций»

　　《肘后备急方》为晋代葛洪撰。葛洪从《玉函经》中选择价廉易得、可供急救医疗实用的有效单方、验方编成《肘后备急方》3卷，计86篇。书中记述了各种急性传染病及内、外、妇、儿、伤等各科疾病的病因、症状与治疗，所选方剂大多具有简、便、廉、验的特点，其中一些方剂如葱豉汤、三黄栀子汤等，迄今仍为临床常用。中国女科学家屠呦呦因开创性地从中草药中分离出青蒿素并应用于疟疾治疗而荣获2015年诺贝尔医学奖，其研究思路就源于《肘后备急方》中治疟单方："青蒿一握，以水二升渍，绞取汁，尽服之。"可见本书对中医临床治疗、中药新药的研制开发及中医急诊研究具有不可估量的参考价值。

　　«Сборник рецептов для чрезвычайных ситуаций» составлен даосским алхимиком Гэ Хуном, во времена династии Цзинь. Гэ Хун выбрал из «Яшмового канона» наиболее дешевые и подходящие для оказания первой медицинской помощи рецепты и методы и составил из них «Сборник рецептов для чрезвычайных ситуаций», содержащий 3 тома и 86 глав. В книге описываются причины, симптомы и лечение различных острых инфекционных, внутренних, внешних, гинекологических, детских заболеваний и внешних повреждений тела; все рецепты сборника отличают краткость, простота, удобство, доступность и эффективность; некоторые рецепты, например, отвар из лука и ферментированных соевых бобов, пользуются популярностью и в наши дни. В 2015 году китайская ученая, гинеколог Ту Юю удостоилась Нобелевской премии за выделение вещества артемизинина, входящего в основу лекарства от малярии, на основе простейшего рецепта настоя полыни из «Сборника рецептов для чрезвычайных ситуаций»: «Горсть полыни залить литром чистой воды, дать настояться, полученный настой принимать внутрь». Очевидно, что эта книга имеет особую ценность для клинического лечения, разработки новых лекарственных средств и исследований методов неотложной помощи в китайской медицине.

八、《医学衷中参西录》   8 «Сборник заметок по традиционной китайской и западной медицине»

《医学衷中参西录》又名《衷中参西录》，清末民初医家张锡纯撰。该书共计30卷，此书是其中西汇通学术思想的代表作，书中对于中医的理论、用药和辨证，多以中西汇通的方法加以阐释。在临证上，他也多采用西医新说与中医传统理论相结合，共同指导内科杂病的证治。在临床用药上，他或以中西药物相济为用，取相辅相成之效；或以西药治标，中药治本，收标本兼治之功。该书汇集了张氏有关中西医汇通的学术思想，是作者一生临证经验与心得的结晶。如书中所收189方中，张氏自拟者就达160余方，可见其独创与革新的精神。

«Сборник заметок по традиционной китайской и западной медицине» также известен, как «Заметки по китайской и западной медицине», был составлен китайским врачом в период конца династии Цин и начала Китайской Республики - Си Чуньчжуанем. Издание состоит из 30 томов, и объединяет в себе лучшие идеи китайской и западной медицины. В нем описываются основные теории китайской традиционной медицины, а также особенности применения различных методик диагностики и лечения в китайской и западной медицине. Автор также использует сочетание новшеств западной медицины и теории традиционной китайской медицины, чтобы произвести комплексное исследование и лечение внутренних заболеваний. Что касается лекарств, Си Чуньчжуань также сочетает западные и китайские средства для достижения взаимодополняющего эффекта; также рассматривает средства западной медицины - для лечения симптомов, а китайские средства - для основного лечения, как вариант комплексной терапии. В этой книге собраны лучшие мысли и концепции сочетания китайской и западной медицины, которые являются квинтэссенцией его клинического и жизненного опыта.   В работе содержится 189 лечебных рецептов, более 160 из которых были разработаны автором, что отмечает оригинальность и новизну данного научного сборника.

第六章　中医流派

Глава 6　Направления китайской медицины

一、伤寒学派（代表人物：王叔和、成无己）

1 Школа, изучающая простудную лихорадку (Представители: Ван Шухэ, Чэн Уцзи)

伤寒学派是以研究和阐发张仲景《伤寒论》而兴起的学术派别，即在中医学领域内由专门研究或发挥《伤寒论》的著名医家所形成的一大医学流派。《伤寒论》本身是讲辨证论治大经大法的，此谓辨证论治派，代表人物有王叔和、成无己。

Данная научная школа возникла на основе исследований книги Чжан Чжунцзина «Суждения о вреде холода» и была сформирована известными учеными и врачами, которые специализировались на изучении теории заболеваний из «Суждений о вреде холода». «Суждения о вреде холода» являются основой комплексной диагностики и лечения заболеваний, на которой базируется данная школа; представители направления: Ван Шухэ, Чэн Уцзи.

1.王叔和

1.1 Ван Шухэ

王熙，字叔和，以字行，魏晋时期著名的医学家，山东山阳郡高平人，比张仲景生活的时代稍晚。王叔和博古通今，医术精湛，尤精于伤寒病辨证论治及脉学的研究。他编辑、整理了张仲景《伤寒论》，再现了中医学辨证论治的理论体系，对中医学的发展作出了突出的贡献。

Ван Си, по прозвищу Шухэ, был известным врачом периода Вэй-Цзинь, простолюдин по происхождению, из уезда Шаньян провинции Шаньдун, он является последователем Чжан Чжуцзина. Ван Шухэ был превосходным эрудитом и знатоком методов лечения различных заболеваний, особенно глубоко он изучал комплексную диагностику и лечение заболеваний от воздействия внешних факторов, а также методику диагностики по пульсу. Он отредактировал и дополнил «Суждения о вреде холода» Чжан Чжунцзина, представив теоретическую систему комплексной диагностики и лечения, внес заметный вклад в развитие китайской медицины.

（1）整理《伤寒论》 张仲景的《伤寒杂病论》成书于东汉末年，时值社会动乱，兵祸连年，原书很快散佚不全，而未得到广泛的流传与应用。然而，由于当时伤寒病严重地威胁人类健康，人们又缺乏有效的治疗方法，因此对仲景书中有关伤寒内容的搜集整理研究愈显迫切。王叔和整理编次的《伤寒论》为10卷22篇，基本保存了《伤寒论》的原貌，后世皇甫谧在《针灸甲乙经·自序》中高度赞扬了王叔和的整理编次工作切合实用。由此可见，王叔和的整理、编次，绝不仅是文字性工作，如果说张仲景创立了辨证论治的理论体系，而王叔和通过对《伤寒论》的整理、编次再现了辨证论治的理论体系，此为王叔和对中医学的最大贡献。

(1) Систематизация «Суждений о вреде холода». «Трактат о лихорадочных состояниях, вызванных холодом» Чжан Чжунцзина был составлен в конце периода Восточной Хань, когда шли непрерывные войны и в обществе царила нестабильность, и оригинал издания был разобран на части, многие из которых не дошли до наших времен. Из-за того, что в то время заболевания от воздействия внешних факторов представляли серьезную угрозу для здоровья населения и отсутствовали эффективные методы их лечения, книга Чжан Чжунцзина становилась все более и более популярной. Ван Шухэ восстановил 10 томов и 22 главы «Трактата о лихорадочных состояниях, вызванных холодом», сохранив первоначальный вид и основные концепции книги. В последующие годы врач Хуан Фуми в предисловии к «Трактату о первичном и вторичном иглоукалывании и прижигании» высоко оценил работу Ван Шухэ по систематизации и восстановлению старинных записей. Из этого следует, что заслуга Ван Шухэ заключается не просто в редакторской работе над письменным источником: Чжан Чжунцзин основал теоретические концепции комплексного диагностирования, а Ван Шухэ, исследуя его «Суждения о вреде холода», смог выделить, подчеркнуть и систематизировать эти концепции, в чем и состоит его весомый вклад в развитие традиционной китайской медицины.

（2）研究《伤寒论》　王叔和研究《伤寒论》是从脉、证、方、治的角度探讨《伤寒论》，更是开辨证论治研究仲景学说之先河。同时他所著《脉经》是中国现存最早的较为完整的脉学专著，其确立的以寸口候五脏六腑、寒热虚实、生死顺逆的诊脉方法，不仅推动了"切脉独取寸口"在临床上的实际应用，而且为中医脉学的发展奠定了坚实的基础。

(2) Исследование «Суждений о вреде холода». Ван Шухэ исследовал «Суждения о вреде холода» с точки зрения особенностей пульса, симптомов, рецептов и методов лечения, а также изучал истоки теории Чжан Чжунцзина о комплексном диагностировании и лечении заболеваний. В то же время его книга «Канон о пульсе» является самой ранней и наиболее полной из существующих в Китае монографий о диагностике заболеваний по пульсу; в данной монографии автор описывает методику пульсовой диагностики, по которой можно определить внутренний жар или холод, недостаточность или избыточность и другие показатели состояния внутренних органов; эта методика не только способствовала практическому внедрению

принципа «прощупывания точек биения пульса», но и заложила прочную основу для развития сфигмологии в китайской медицине.

2.成无己

1.2 Чэн Уцзи

成无己，山东聊摄（今聊城、阳谷县一带）人，宋金时期研究《伤寒论》最负盛名者之一。成无己对伤寒论的贡献如下：

Чэн Уцзи родился в провинции Шаньдун, в городе Ляошэ (в настоящее время - Ляочэн, уезд Янгу), является одним из ведущих исследователей «Суждений о вреде холода» в период расцвета династии Сун. Особый вклад Чэн Уцзи в изучение «Суждений» состоит в следующем:

（1）首注《伤寒论》　成无己是注解《伤寒论》的创始者，著有《注解伤寒论》10卷，从王叔和整理的《伤寒论·辨脉法》至《伤寒论·辨发汗吐下后病脉证并治》，凡10卷22篇，无一遗漏，全面注释。其所达到的学术成就，迄今为止仍然难以有人超越。

(1) Выделение основной концепции «Суждений о вреде холода». Чэн Уцзи является одним из первых ученых, которые писали к «Суждениям» комментарии и дополнения, к его трудам относятся 10 томов «Толкований к Суждениям о вреде холода», он составил комментарии к каждому разделу монографии, отредактированной Ван Шухэ, от «Диагностики по пульсу» до «Классификации особенностей пульса - как метода лечения заболеваний», всего 10 томов и 22 главы. Его научные достижения до сих пор трудно превзойти.

（2）以经释论　成无己的《注解伤寒论》，用《素问》《灵枢》《难经》等古典医著的理论，解释张仲景原著的条文及处方用药的原则与方法。此种方式既指导了《伤寒论》的临床实践，反过来又验证了《黄帝内经》《难经》等古医籍的理论，实为理论联系实际的科学方法。

(2) Исследования и комментарии. В «Толкованиях к Суждениям о вреде холода» Чэн Уцзи объясняет и комментирует основные принципы и методы лечения, основываясь на классических канонах китайской медицины: «Трактат Желтого императора о внутреннем», «Канон таинственной сути» и «Ответы на трудные вопросы». Таким образом, ему не только удалось подчеркнуть практичность теории заболеваний от воздействия холода, но и подтвердить актуальность древних концепций «Трактата Желтого императора о внутреннем», «Ответов на трудные вопросы» и др., поскольку они тесно связаны с практическими научными методами.

（3）以经解方　成无己不仅在《注解伤寒论》中对其条文采取以"经"解之的方法，而且对《伤寒论》所载之方亦取其法而注之。著有《药方论》，对《伤寒论》中桂枝汤、麻黄汤等21个方剂的组方原理、功用主治等均根据《黄帝内经》《神农本草经》等理论进行分析。

(3) Толкование методов и лекарств. В «Толкованиях к Суждениям о вреде холода» Чэн Уцзи не только комментирует описанные методы, но и критикует некоторые из них. В его «Теории лекарственных рецептов» описан 21 принцип составления рецептов отвара с ветвями коричника, отвара эфедры китайской и др., также описано их фармакологическое действие и применение, на основании анализа теорий «Трактата Желтого императора о внутреннем» и «Трактата Шэнь-нуна о корнях и травах».

（4）辨证明理 成无己著有《伤寒明理论》，全书共50篇，对《伤寒论》中50个主要症状的发病机理、症状表现与辨别要点做了精辟的分析。开症状鉴别以研究《伤寒论》之先河，为中医鉴别诊断学早期专著之一。

(4) Комплексное исследование и обоснование. Авторству Чэн Уцзи также принадлежит «Обоснование теории заболеваний от холода» - труд из 50 глав, в которых представлен комплексный анализ причин, симптомов и течения 50-ти основных заболеваний из «Суждений о вреде холода». Исследование симптоматики заболеваний по «Суждениям о вреде холода» является одной из самых ранних монографий по комплексной диагностике в китайской медицине.

成无己著《注解伤寒论》《伤寒明理论》《药方论》，此三书，有注释，有析证，有论方，环环相扣，互为补充，既有功于仲景，又福荫后世。

«Толкования к Суждениям о вреде холода», «Обоснование теории заболеваний от холода» и «Теория лекарственных рецептов» Чэн Уцзи - эти три монографии с комментариями, аналитическими доказательствами и теориями - тесно связаны и дополняют друг друга. Эти труды оказали большое значение на развитие теорий Чжан Чжунцзина и последующие поколения врачей.

二、河间学派（代表人物：刘完素） | 2 Школа Междуречья (Представитель: Лю Ваньсу)

河间学派又称"寒凉派"，提倡"火热论"，临床施治以清热泻火为基点的学术思想，对金元以后医家影响很大，其代表人物为刘完素。刘完素，字守真，号通玄处士，金代河间（今属河北）人。故后人称他为刘河间。刘完素所处年代，正是金兵入侵，赵宋南渡，形成北金南宋的南北对峙局面的时代。人民大众流离失所，处于深重的灾难之中，导致热性病不断流行，自张仲景《伤寒论》问世之后，一个时期内，很少有人在医学理论研究方面再有任何新的突破，凡是外感，无问寒热，动辄治以辛温，误人之迹常在，且宋代《太平惠民和剂局方》盛行，局方用药，多偏于温燥，无论是体内蕴热之人，还是外感温热之疾，都无异于火上加油。可见，无论是仲景之法，还是《太平惠民和剂局方》之剂，均非热性病所宜，盲目滥用则成为人们体质偏于阳盛的重要原因，一旦感邪极易从阳化热。刘完素面对上述种种情况，结合临床实践，深入钻研《黄帝内经》的理论，进行新的探索。数十年间，他反复推导《素问·至真要大论》所言病机，并以五运六气概括病机十九条，进一步扩大推衍火热病机，加深了对火热病证的认识，形成了"火热论"的学术思想体系，提出了"六气皆能化火说"及"五志过极皆为热甚"的观点，提出了辛凉解表、清热攻里、养阴退阳的治疗原则与方法，不仅开辟了论治外感热性病的新途径，而且还引导了后世的医学争鸣，同时为明清时期研究与治疗温热病开辟了新的途径。

Школа Междуречья, также известная как «Школа Холода», выдвинула теорию «внутреннего огня», предложила клинические методы очищения и выведения внутреннего огня, что сильно повлияло на врачебную практику последующих поколений; главный представитель - Лиу Ваньсу. Лиу Ваньсу, по прозвищу Шоучжэнь, был ученым-затворником, жившим в Междуречье в эпоху Цзинь (провинция Хэбэй). Именно поэтому потомки называли его Лиу Междуреченский. Лиу Ваньсу жил во времена вторжения цзиньских войск, когда столица была перенесена на юг, где сформировалась Южная Сун, и между югом и севером началась длительная конфронтация. Огромное количество людей остались без крыши над головой, что привело к постоянным болезням и распространению вирусных заболеваний с высокой температурой тела. На то время существовали только «Суждения о вреде холода» Чжан Чжунцзина и не было новых открытий в данной области исследований, любое заболевание от внешнего воздействия (жары или холода) распространялось очень быстро и затрагивало множество людей. В период династии Сун был особо популярен официально утвержденный рецепт «Великого спокойствия и благополучия народа», который применялся и при заболеваниях с внутренним жаром, и при болезнях от внешних раздражителей, что разумеется, не приводило к положительным результатам, а только подливало масло в огонь. Видно, что, будь то теории Чжунцзина, или рецепт «Великого спокойствия и благополучия народа», слепое употребление лекарств становится причиной избытка Ян в организме, который с новой силой трансформируется в жар и высокую температуру. Лиу Ваньсу, оказавшись в эпицентре этих событий, вооружившись своим клиническим опытом, погрузился в изучение теории «Трактата Желтого императора о внутреннем» и начал новое исследование. За 10 лет работы ему удалось выделить главные принципы течения заболеваний из «Трактата Желтого императора о внутреннем». Он обобщил 19 причин возникновения болезней по теории круговорота Пяти стихий и Шести элементов природы, расширил представление о развитии болезней с лихорадкой, сформулировал идеологическую систему о «внутреннем огне», выдвинул концепции о том, что «шесть элементов природы могут трансформироваться в огонь» и что «избыток пяти настроений и эмоций может стать причиной внутреннего огня», выдвинул методы снижения жара, питания внутреннего Инь. Он не только выделил основные методы лечения заболеваний с высокой температурой, но и открыл новые возможности для исследований последующих поколений врачей.

三、易水学派（代表人物：李东垣）
3 Школа Ишуй (Представитель: Ли Дунъюань)

易水学派，又称"补土派"，开山宗师为张元素，李杲传张元素之学，在其脏腑辨证说的影响下，独重脾胃理论的研究。他强调脾胃为元气之本，气机升降的枢纽，提出"内伤脾胃，百病由生"的观点，并创立"脾胃论"。同时，在病因方面，重视内伤，强调饮食不节、劳役过度、情志所伤是造成脾胃虚损的原因；脾胃虚损而致元气不足、气火失调、升降失常，产生种种病变。在治疗中善于运用补中、升阳、益气、益胃等法，自成"补土"一派。

Школа Ишуй, известная также как «Школа укрепления земли», основоположник которой, Ли Гао, под влиянием теорий и исследований диагностики внутренних органов выделил теорию оздоровления селезенки и желудка в отдельное научное направление. Он подчеркивал, что селезенка и желудок - это основа жизненной энергии всего организма, выдвинул концепцию о том, что «сбои в работе селезенки и желудка ведут за собой множество болезней», что легло в основу его «учения о селезенке и желудке». В то же время, с точки зрения причин возникновения заболеваний, он обращал внимание на то, что неправильное питание, переутомление на работе, резкие перемены в настроении сильно влияют на состояние селезенки и желудка; недостаточность этих органов ведет к упадку жизненных сил, нестабильности внутреннего ци, что приводит к возникновению множества заболеваний. При работе над методами лечения, а именно - восполнением энергии, питанием внутреннего Ян, тонизированием ци и энергии желудка, сформировалось направление «укрепления земли».

李杲（1180—1251），字明之，号东垣老人。他在张元素重视脏腑辨证的启示下，精研《黄帝内经》《难经》等经典著作，深入探讨脾胃与元气的关系，同时结合自己的临床实践，提出了"内伤脾胃，百病由生"的论点，对诸多疾病从脾胃论治，创立了脾胃学说，著《脾胃论》。《脾胃论》强调 "人以胃气为本"，阐述了脾胃盛衰对其他脏腑的影响，指出内伤疾病的产生缘于脾胃虚衰，并创补脾胃泻阴火升阳汤等方。《脾胃论》极为重视脾胃与元气关系的变化，其认为气不足是导致内伤病产生的重要原因，气不足则缘于脾胃伤损。元气禀受于先天，需后天脾胃之气的不断滋养，一旦脾胃伤损则元气不能得其养，元气衰则诸病所由生。李杲认为，自然界所有事物运动的主形式为升降浮沉的变化，人为万物之一，亦有升降浮沉，而脾胃为运动升降之枢。

Ли Го (1180—1251), по прозвищу Мин, старец Дунъюань. На основе своего богатого клинического опыта, а также исследования классических канонов китайской медицины: «Трактата Желтого императора о внутреннем», «Ответов на трудные вопросы» и др., углубил взаимосвязь между селезенкой, желудком и жизненной энергией организма. Также он выдвинул концепцию о том, что «сбои в работе селезенки и желудка ведут за собой множество болезней», подчеркивая, что многие заболевания можно вылечить через восполнение селезенки и желудка, кроме того, именно он сформировал отдельное направление в китайской медицине - «Теорию селезенки и желудка». В основе «Теории селезенки и желудка» лежит принцип о том, что селезенка и желудок составляют основу организма человека, в ней он описывает различное влияние изменений селезенки и желудка на работу других органов, заболевания организма вследствие упадка селезенки и желудка, а также методы и рецепты восстановления функции этих органов. В «Теории селезенки и желудка» особое внимание уделяется тесной связи селезенки, желудка и жизненной энергии организма, а недостаток внутреннего ци считается основной причиной возникновения заболеваний внутренних органов. Запас жизненной энергии считается врожденным, поэтому в течении жизни его необходимо восполнять через питание селезенки и желудка, а если происходит сбой в работе этих органов, то питание ци невозможно, и в организме возникают заболевания. Ли Го считает, что основной формой движения всех вещей в природе являются изменения в виде подъема и снижения, поверхностности и углубления; человеку, как части природы, также свойственны эти изменения, а селезенка и желудок играют роль главного стержня организма во время всей жизнедеятельности.

Ли Го в 《黄帝内经》《难经》脾胃理论的指导下，提出 "内伤脾胃，百病由生" 的论点，探讨脾胃的生理，使内伤脾胃的病因、病机、诊断、治疗形成体系，对内外伤病证的鉴别独具新义，为后世脾胃病、内伤病的治疗树立了典范。

Руководствуясь теориями о селезенке и желудке из «Трактата Желтого императора о внутреннем» и «Ответов на трудные вопросы», Ли Го выдвинул концепцию о том, что «сбои в работе селезенки и желудка ведут за собой множество болезней». Рассматривая физиологические особенности селезенки и желудка, он исследовал причины, развитие, диагностику и лечение различных заболеваний, а также выделил их в отдельную категорию, что сильно повлияло на практику лечения заболеваний внутренних органов в последующие годы.

四、攻邪学派（代表人物：张从正） 4 Школа борьбы с болезненными факторами (Представитель: Чжан Цунчжэн)

攻邪学派代表人物为张从正，张从正（约1156—1228），字子和，号戴人，睢州考城（今河南省兰考县）人，复因久居宛丘，而被称为"宛丘张子和"。其著有《儒门事亲》一书。他面对上至皇帝下至平民喜补恶攻、滥用温补的不良风气，历陈种种为庸医或方士所误致死之例，明确提出"诸药皆不可久服，但可攻邪，邪去则已"的攻邪论。

Главным представителем данного направления является Чжан Цунчжэн (около 1156—1228), по прозвищу Цзыхэ, Дайжэнь, из округа Суй, города Као (в настоящее время - провинция Хэнань, уезд Ланькао). Поскольку он долгое время жил в местечке Ваньциу, то его также называли «Чжан Цзыхэ из Ваньциу». Он стал автором книги «Конфуцианское служение родителям». Он столкнулся с ситуацией злоупотребления принятых в народе лекарств по указу императора, поэтому врач записывал все неудачные рецепты и клинические случаи смерти пациентов, подтверждая идею о том, что «нельзя злоупотреблять никакими лекарствами, с их помощью можно только бороться с болезненными факторами».

1.病由邪生，攻邪已病

4.1 Болезнь возникает от патогенного фактора, борьба с патогеном — это лечение заболевания

张从正认为，无论人体所患何病，均非人身素有，都是由邪气导致，其或由外而入，或自内而生；并具体指出，由于感受天邪、地邪、人邪的不同，所中部位亦各相有别。除此之外，尚有喜怒不节及药邪（由治疗失当所致）为病。在这种思想的指导下，他经过多年的临床实践，提出各种邪气侵犯部位不同，攻邪方法亦应有所区别。根据邪气在上、在中、在下的发病部位与具体症状的不同，分别采用汗、吐、下三法，因势利导，使邪气由表解，或自上涌，或从下泄，邪气去则正气自安。

Чжан Цунчжэн считал, что о каком бы заболевании ни шла речь, оно не может быть вызвано человеческим телом, а только воздействием болезненных факторов, которые либо входят в тело извне, либо зарождаются внутри организма; также выделяются болезненные факторы неба, земли и человека, каждый из которых имеет свои особенности. Кроме того, выделяются заболевания, вызванные нестабильностью эмоционального состояния или неправильным применением лекарственных средств. Руководствуясь этими идеями, он посвятил многие годы на практические исследования, в ходе которых выделил различия между болезненными фактора-

ми и определил методы борьбы с ними. В зависимости от расположения и различных симпто-

мов заболевания, применяются разные методы облегчения симптомов (три основных - через

потоотделение, рвоту и дефекацию), способствуя естественному выходу болезни из организма

и нормализации внутреннего ци.

2.攻邪之法，行汗吐下

4.2 Методы борьбы с патогенными факторами, стимулирование потоотделения, рвоты и дефекации

张从正以《黄帝内经》及《伤寒论》的理论为依据，统论三法治病，并谓："圣人止有三法，无第四法也。"其对三法的应用，形成了一套完整的"理、法、方、药"体系。

Опираясь на теоретические основы «Трактата Желтого императора о внутреннем» и «Суждений о вреде холода», он выделил 3 метода лечения заболеваний: «Дано всего три закона лечения, четвертого не дано.» На основе этих трех методов и сформировалась система «принципов, методик, рецептов и лекарств».

（1）汗法 张从正指出："凡解表者，皆汗法也。"除服用解表或辛凉解表等药物发汗之外，凡能疏散外邪的方法，都属于汗法。

(1) Метод стимулирования потоотделения. Чжан Цунчжэн утверждал: «Самый простой метод смягчения симптомов - через потоотделение.» Помимо приема препаратов, стимулирующих потоотделение, можно также использовать методы рассеивания болезненных факторов, воздействующих на организм - все это относится к методу стимулирования потоотделения.

（2）吐法 张从正指出："凡上行者，皆吐法也。"凡能使邪气涌而出之的方法，均属于吐法。

(2) Метод вызова рвоты. Чжан Цунчжэн писал: «При болезненном факторе в верхней части тела подходит метод вызова рвоты.» Этот метод способствует полному освобождению организма от болезненной ци.

（3）下法 张从正指出："凡下行者，皆下法也。"除用药物泻下通便之外，例如催生、下乳、磨积、逐水、破经、泄气等具下行作用的方法，均属下法。张从正运用攻下法，并不囿于脾胃的病变 ，其根据热郁、寒凝、水聚、食积、痰结、血瘀等不同性质的邪实，将常用攻下方剂分为寒药攻下方、凉药攻下方、温药攻下方、热药攻下方。张从正运用下法，主张宜根据病情的缓急轻重而治，"急则用汤，缓则用丸，或以汤送丸，量病之微甚，中病即止，不必尽剂，过而生愆"。

(3) Слабительный метод.　Чжан Цунчжэн утверждал: «При болезненном факторе в нижней части тела подходит слабительный метод». Помимо приема специальных препаратов для дефекации, он также рекомендовал методы стимулирования родов, устранения запора, мочегонный метод и воздействие на соответствующие меридианы. Чжан Цунчжэн использовал слабительный метод не только для лечения заболеваний селезенки и желудка, но и при патологическом воздействии жара, холода, при отеках, несварении, застойных процессах крови и влаги; впоследствии он выделил рецепты холодных лекарств, прохладных, теплых и горячих лекарств. По методу Чжан Цунчжэна, лечение должно назначаться в соответствии со степенью тяжести состояния больного, «при острых состояниях - применять отвары, при умеренных болезнях - пилюли, или принимать пилюли после отвара, количество препарата должно быть небольшим, чтобы только остановить развитие болезни и не ухудшить состояние».

张从正承袭《黄帝内经》及仲景学说，面对世俗喜补恶攻、用温补的不良风气，创立"病由邪生，攻邪已病"之说，临证善用汗、吐、下三法，不仅积累了丰富的以三法治疗疾病的经验，而且形成一套完整的理论体系，同时也发展了中医的治则学说。

Основываясь на знаниях «Трактата Желтого императора о внутреннем» и теории Чжунцзина, Чжан Цунчжэн выдвинул концепцию борьбы с болезненными факторами, предложил 3 основных метода смягчения симптомов, и не только собрал богатую базу знаний по методам лечения заболеваний, но и сформировал целую теоретическую систему, а также разработал основные принципы лечения заболеваний в китайской медицине.

五、丹溪学派（代表人物：朱震亨）　5 Школа Даньси (Представитель: Чжу Чжэньхэн)

丹溪学派又称"滋阴派"，该派创立"阳常有余，阴常不足"论点，强调保护阴气的重要性，确立"滋阴降火"的治则，代表人物为朱丹溪。朱震亨（约1281—1358），字彦修，元代婺州义乌（今属浙江）人，因世居丹溪，故后人尊称他为"丹溪翁"，亦称之为"丹溪先生"。其著作有《格致余论》1卷，其中包括著名的《阳有余阴不足论》和《相火论》。

Школа Даньси, также известная, как «Школа питания Инь», выдвинула концепцию о том, что «при переизбытке Ян наблюдается недостаточность Инь», которая подчеркивает необходимость восполнения и защиты внутреннего Инь; также представители данной школы основали принцип «питания Инь и снижения внутреннего огня», главным из которых считается Чжу Чжэньхэн. Чжу Чжэньхэн (около 1281—1358), по прозвищу Яньсиу, жил во времена Юаньской династии, в округе У, уезде Иу (в настоящее время - провинция Чжэцзян). Поскольку родом он был из Даньси, то в народе его прозвали «стариной Даньси», а затем «господином Даньси». Его работы включают в себя 1 том «К вопросу о познании природы вещей», в составе которого знаменитые «Рассуждения о избытке Ян и недостатке Инь» и «Теория печеночного огня».

1.阳有余阴不足论

5.1 Теория избытка Ян и недостатка Инь

朱震亨在《格致余论·序》中明确提出："人之一身，阴不足而阳有余。"朱震亨根据"天人相应"的理论，通过分析自然界天、地、日、月的运行状况而得出"阳多阴少"的结论。因实属阳，虚属阴，明属阳，晦属阴，故从日月外形的虚实和亮度的明晦来比较，亦说明是阳多而阴少。自然界中就存在着"阳常有余，阴常不足"的现象。再联系到人体的生理变化并加以推论，朱震亨便认为"人受天地之气以生，天之阳气为气，地之阴气为血。故气常有余，血常不足"。可见在人体内也是阳有余而阴不足。

В работе «К вопросу о познании природы вещей» Чжу Чжэньхэн выдвигает следующую идею: «Тело человека - единое целое, при недостаточности Инь возникает избыток Ян». Руководствуясь теорией «единства человека и неба», Чжу Чжэньхэн анализирует взаимосвязь между природными процессами неба, земли, солнца и луны и делает вывод о «взаимозависимости Инь-Ян». Из-за полноты Ян возникает недостаток Инь, поэтому Инь зависит от Ян. Сравнивая солнечный свет с вечерними сумерками, сделан вывод о том, что сумерки и темнота ночью соответствуют Инь, а свет - Ян. В природе существует множество явлении, подтверждающих принцип «избытка Ян и недостаточности Инь». Анализируя взаимосвязь физиологических процессов организма, Чжу Чжэньхэн сделал выводы о том, что «человек получает ци от неба и земли, ци неба - это Ян и ци организма, ци земли - Инь и кровь организма. Если ци в избытке, то возникает недостаточность крови». Также известно, что при избытке энергии Ян, в человеческом организме возникает недостаточность Инь.

朱震亨所谓"阴不足"，主要是指肾所藏的阴精难成易亏；所谓"阳有余"，主要是指肝肾之中的相火易于妄动。他认为，肾精的难成易亏，相火的易于妄动，是人身容易发生疾病的关键。因此，若想保持阴精的充足，首先就不能让相火妄动。其谆谆告诫人们节饮食、戒色欲，目的就是抑制相火，以保持"阴平阳秘"。

Чжу Чжэньхэн считал, что «недостаточность Инь», главным образом, указывает на недостаток жизненной энергии Инь в почках; а «избыточность Ян» указывает на активность жара в печени и почках. Он полагал, что недостаток энергии Инь в почках и жар в печени и почках являются ключевыми факторами возникновения заболеваний в организме человека. Таким образом, чтобы не допустить недостаточности жизненных сил Инь, нельзя допускать распространения жара в печени и почках. Он наставлял людей придерживаться правильного питания и воздерживаться от страстей, чтобы не допустить возникновения внутреннего огня и поддерживать внутреннее «равновесие Инь-Ян».

2.相火论

5.2 Теория внутреннего жара

朱震亨的"相火论"与其"阳有余阴不足论"密切相关，共同构成其滋阴降火学说的理论基础。

Теория печеночного жара Чжу Чжэньхэна тесно связана с теорией «избытка Ян-недостатка Инь», а вместе они составляют теоретическую основу учения о питании Инь и устранении внутреннего огня.

朱震亨对相火的论述，他认为动为生之象，所谓"太极动而生阳，静而生阴，阳动而变，阴静而合"，以化生万物，天地间任何生命的运动都是相火作用的结果。

В теории печеночного огня Чжу Чжэньхэн полагал, что движение рождает энергию, «Великий предел рождает Ян, покой рождает Инь, движение Ян ведет к изменениям, покой Инь - к гармонии», все живое и все явления природы являются результатом взаимного движения огня.

朱震亨是在深研《黄帝内经》理论的基础上，继承刘完素、张从正、李杲等人学说之精华，立足于自己的医疗实践，自成一家，创造性地提出了"阳有余阴不足论"与"相火论"等新的医学理论，从中阐明人体阴精难成易亏、相火易于妄动是引发疾病的关键。在治疗上，他不囿于成规，他大力倡导滋阴降火法，奠定了滋阴降火学说的理论基础，成为滋阴派的一代宗师。

На основе исследований «Трактата Желтого императора о внутреннем», а также трудов его последователей: Лиу Ваньсу, Чжан Цунчжэна, Ли Го и других, и своего практического опыта, Чжу Чжэньхэн основал новые теории «избытка Ян и недостатка Инь» и «внутреннего огня», объяснил процессы, приводящие к недостаточности внутренней энергии Инь почек и возникновения внутреннего жара в печени и почках. В лечении он также активно внедрял метод питания Инь и снижения жара, он заложил теоретические основы учения о питании Инь и стал основоположником школы питания Инь.

六、温病学派（代表人物：吴有性、叶天士）

6 Школа, изучающая заболевания с повышением температуры тела (Представители: У Юсин, Е Тяньши)

明清时期形成的温病学说，主要是研究四时温病的发生、发展规律及其辨证论治的一门学科，在发展中医基础理论方面也有重大意义。温病学说的理论源于《黄帝内经》《难经》和《伤寒论》，经过汉以后历代医家的充实和发展，逐渐形成一门独立的新兴学说。其中较为突出的代表如明代的吴有性和清代的叶天士。

Школа, изучающая заболевания с повышением температуры тела сформировалась во времена правления династий Мин и Цин; школа занималась исследованиями сезонных заболеваний с высокой температурой тела, закономерности их развития и симптомов, а также комплексной диагностики, имеет большое значение в развитии фундаментальной теории медицины. Теоретическая база данного направления основывается на «Трактате Желтого императора о внутреннем», «Ответах на трудные вопросы» и «Суждениях о вреде холода», активно развиваясь и расширяясь, благодаря работе выдающихся врачей после периода Хань, концепция заболеваний с высокой температурой стала независимой научной доктриной. Среди наиболее выдающихся представителей школы можно выделить: У Юсина (династия Мин) и Е Тяньши (династия Цин).

1.吴有性

6.1 У Юсин

吴有性，字又可，明末江苏震泽（今江苏省苏州市吴中区）人。明崇祯辛巳岁，浙江、江苏、山东、河北等地风行大疫，感者甚多，以至沿门阖户，死亡者众；而众医皆以伤寒之法治之，疗效不佳。吴有性经过对病情的深入分析研究，指出温疫与伤寒有霄壤之别，在病因、病机、辨证、治疗等方面进行了详细探讨，著成中国第一部温疫学专著《温疫论》。吴有性认为，温疫既不是外感六淫的四时主气为病，又不属于四时不正之气为病，它是"杂气"而致的时行病，使温疫病因学有了重大突破和发展。在疾病传变上，吴有性指出：温疫的传入途径、传播方式、传变规律及发病类型等与一般外感病迥异。根据疫邪在膜原（半表半里）的特殊位置，提出了表、里分传的观点。在治疗上，他创立疏利透达、表里分消诸法及汗法，推崇攻下以逐邪，重视扶正以养阴。

У Юсин, по прозвищу Юкэ, является выходцем из провинции Цзянсу, Шэньцзэ (в настоящее время - провинция Цзянсу, Сучжоу, округ Учжун). Во времена правления императора Чжунчжэня, в провинциях Чжэцзян, Цзянсу, Шаньдун, Хэбэй и др. были широко распространены эпидемии вирусных заболеваний, а методы их лечения были недостаточно эффективными. У Юсин глубоко исследовал эти заболевания и выяснил, что вирусные заболевания сильно отличаются от простых заболеваний от воздействия холода. Он детально изучил причины, развитие и методы лечения заболеваний, и на основе полученных выводов составил первую монографию о вирусных заболеваниях «Трактат о лихорадочных заболеваниях». У Юсин полагал, что вирусные заболевания не относятся к сезонным болезням от шести патогенных факторов (холода, ветра и т.д.), а также никак не связаны с переменами погоды, это заболевание содержит «постороннее ци» и является заразным - эти выводы стали настоящим прорывом в развитии исследований вирусных заболеваний. Что касается патологических изменений, У Юсин указывает на то, что способ заражения, развитие болезни и закономерности изменений в организме сильно отличаются от обычных заболеваний, возникающих от воздействия природных факторов. Согласно особенностям проявления вирусных заболеваний, выделяется 2 точки зрения: внешнее и внутреннее распространение. В лечении он ввел комплексный метод внешнего и внутреннего воздействия, стимулирование потоотделения для смягчения внешних проявлений и питание внутреннего Инь для восстановления организма.

吴有性对温疫病提出了较为完整、系统的学术见解。从多方面阐述伤寒与温疫的区别，将温疫的辨治从《伤寒论》的范畴分离出来，形成温疫病因病机、辨证治疗的独立体系，实发前人之未发，对中医外感热病学的发展作出了重要贡献。

У Юсин сформировал систематический подход и полное представление о природе вирусного заболевания. С точки зрения многочисленных различий между заболеваниями от холода и вирусными болезнями, комплексный подход к диагностике вирусных заболеваний был заимствован из «Суждений о вреде холода», на его основе была сформирована система знаний о развитии, симптомах и лечении вирусных заболеваний, которая внесла неоценимый вклад в развитие науки о заболеваниях с высокой температурой тела, вызванных воздействием окружающей среды.

2.叶天士

6.2 Е Тяньши

叶桂（1667—1746），字天士，号香岩，江苏吴县人，温病学奠基人之一。他一生忙于治病救人，著述甚少，世传《温热论》1卷，系其门人顾景文据师口述，记录整理而成，被后世推崇为温病学经典著作之一。

Е Гуй (1667—1746), по прозвищу Тяньши, Сянъянь, родом из провинции Цзянсу, уезда У, является одним из основоположников школы, изучающей заболевания с повышением температуры тела. Всю свою жизнь он посвятил спасению и лечению людей, писал мало: после него остался только 1 том «Теории о лихорадочных заболеваниях» и записи, которые делали его ученики под диктовку, позднее эти записи были систематизированы и стали одним из классических произведений китайской медицины.

叶桂是清初一位卓有成就的温病学家，创立了温病卫气营血辨证论治体系，系统阐述了温病的病因、病机、感染途径、邪侵部位、传变规律和治疗大法，发展了温病的诊断方法，极大地丰富了温病学的诊断内容，为温病学的形成和发展作出了重大贡献。

Е Гуй считается одним из самых выдающихся врачей эпохи ранней Цин. Он сформулировал теоретическую систему комплексной диагностики и лечения заболеваний через исследование защитной и питательной энергии крови организма. В этой системе объясняются все причины, ход развития, пути передачи и закономерности изменений в организме при вирусных заболеваниях. Данная система значительно расширила знания китайской медицины о комплексной диагностике и внесла весомый вклад в развитие исследований заболеваний с повышением температуры тела.

（1）阐明温病的发病机理和治疗大法　叶桂在《温热论》开篇即提出：邪从口鼻而入，指出了温邪的感染途径。温病的病变部位首先是肺脏，温病有顺传与逆传两种转归。温病和伤寒的病因有寒温不同，病理特点各异，所以治法就各不相同。叶桂从温病的病因、病位、感染途径、传变趋势、治疗特点等方面阐明了温病的发病机理与治疗大法，使温病彻底从"皆伤寒之类"的概念中脱离出来，自成体系，是继《伤寒论》以来在外感热病史上的又一次飞跃。

(1) Объяснения основных методов лечения данных заболеваний представлены в «Теории о лихорадочных заболеваниях»: болезнь попадает в организм через рот и нос и сразу ведет к повышению температуры в организме. Сперва вирус поражает легкие, а затем распространяется по организму двумя способами: последовательно и непоследовательно. Причины возникновения, ход течения и лечение лихорадочных вирусных болезней и заболеваний от воздействия холода различны. Е Гуй пояснил причины возникновения, расположение в организме, пути распространения и основные методы лечения лихорадочных болезней, полностью отделяя их от концепции заболеваний «от патогенного холода», и сформулировал теоретическую систему, которая стала настоящим научным прорывом после «Суждений о вреде холода».

（2）创立卫气营血的辨治纲领　叶桂温热理论的核心即卫气营血辨证，其揭示了温病由表入里、由浅入深的一般发展规律，精辟地概括了卫、气、营、血四个阶段的证候特点和治疗原则，是继张仲景六经辨证学说以后，又一个新的外感热病的辨证纲领。

(2) Создание системы о питательных жизненных силах организма и крови.　Основой теории Е Гуя о лихорадочных заболеваниях является глубокое исследование питательных

жизненных сил организма и крови, через которые заболевания обычно попадают в организм человека; Е Гуй систематизировал понятия защитных, питательных сил организма, энергии ци и крови, сформулировав концепцию диагностики заболеваний на основе исследования этих четырех компонентов, ставшую новым методом диагностики после доктрины Чжан Чжунцзина.

（3）对中医诊断学的其他贡献　叶桂对温病诊断独具匠心，其察舌之法既详且精，验齿之法尤为独到，辨斑疹白㾦切合实用。上述方法不仅对诊断温病的轻重、浅深及预后具有重要的价值，而且大大丰富和发展了中医诊断学的内容。

(3) Другие достижения и вклад в развитие диагностики китайской медицины.　В ходе комплексной диагностики лихорадочных заболеваний Е Гуй также применял такие методы, как диагностика симптомов по языку, по состоянию зубов и кожного покрова пациента. Данные методы не только имеют важное значение для диагностики и прогнозирования заболеваний, но и значительно обогащают учение о комплексной диагностике в китайской медицине.

叶桂所创温热病的辨证体系及治疗大法，促进了温病学的形成与发展，并对后世产生了深远影响。叶桂又是辨治杂病的大师，他博采众长，遵古不泥，理论联系实践，在杂病辨治方面独树一帜，对中医学术发展亦作出了重要贡献。

Методы лечения лихорадочных заболеваний на основе комплексной диагностики Е Гуя способствовали значительному расширению теоретических и практических знаний о заболеваниях и оказали большое влияние на развитие будущих поколений. Е Гуй был настоящим специалистом по диагностике сложных заболеваний, он перенял лучшие знания своих предшественников, применил древние теории на практике, сделал свои открытия в лечении разнообразных болезней и внес неоценимый вклад в развитие китайской медицины.

第七章　中医趣闻

Глава 7 Интересные истории традиционной китайской медицины

第一节 名医轶事
Раздел 1 Популярные истории китайской медицины

一、神农氏

1 Шэньнун

神农氏，后世称为炎帝，与黄帝同被奉为中华民族的祖先。神农氏是中国传统药学的创始人之一，还发明了农耕技术。《史记纲鉴》载："神农尝百草，始有医药。"

Шэньнун, позднее именуемый Огненным императором, считается прародителем всей китайской нации. Шэньнун является одним из основателей традиционной китайской фармацевтики, он также изобрел методы возделывания земли. В «Исторических записках» говорится: «Шэньнун попробовал разные травы и положил начало китайской фармацевтике».

文明伊始，混沌初开，先民以采食野果、猎食野兽为生，过着茹毛饮血的生活，医药知识匮乏。生冷腥臊之物易伤脾胃脏腑，久而百病丛生，故民众常夭殁于疾，寿命很短。神农悲疾苦之莫救，惜至重之天命，乃决心宣药疗疾，以救人性命，使百姓益寿延年。于是他跋山涉水，行遍三湘大地，亲尝百草，察其寒、温、平、热之性，辨其君、臣、佐、使之义。汉代淮南王刘安等撰写的《淮南子·修务训》中记述了神农尝百草的传说："神农……尝百草之滋味，水泉之甘苦，令民知所避就。当此之时，一日而遇七十毒。"药有祛病延年、养生防病之功，亦有性猛攻伐、损伤正气之弊。神农尝百草，识其酸、苦、甘、辛、咸、淡之药味，审其平、毒、补益、戕伐之药性，由此使民众有所避就，不复为疾病所害，故百姓誉其为"药神"。传说炎帝晚年南巡途中因误尝毒草死亡，死后葬在湖南炎陵县白鹿原，今为炎帝陵所在之处。

В начале цивилизации, когда царил хаос, люди питались дикими фруктами, охотились на зверей, жили примитивной жизнью без огня и страдали от нехватки знаний о медицине. Сырая и холодная пища плохо влияли на состояние желудка и селезенки, поэтому люди часто умирали от разных болезней, продолжительность жизни была очень короткой. Шэньнун был опечален, что столько людей умирают от тяжелой жизни, и решил подарить человечеству лекарства, чтобы спасти его и продлить годы жизни. Для этого он путешествовал по горам и рекам, обошел всю землю 3 раза, попробовал сотни разных трав, разделил их по свойствам (холодные, теплые, нейтральные и горячие) и по лечебным характеристикам. В трактате династии Хань «Хуайнань-цзы», написанном Чжунь Наньваном и Лю Анем, описана легенда: « Шэньнун... попробовал сотни трав, и полезных, и вредных, чтобы поведать о них народу. Однажды, за один день он вкусил 70 разных ядов». Лекарства могут устранить заболевания, улучшить состояние организма, а могут нанести человеку большой вред. Пробуя травы, Шэньнун узнал, что они бывают кислыми, горькими, острыми, солеными и пресными, а также нейтральными, ядовитыми, тонизирующими и вредными, люди узнали об этих лекарствах и назвали Шэньнуна «Богом лекарств». Согласно преданию, Огненный император скончался в ходе поездки на юг, из-за отравления ядовитой травой. Он был похоронен на равнине Байлу, уезд Яньлин, провинция Хунань, где в настоящее время находится мавзолей Яньди.

神农亲验本草药理，是中药的重要起源。随着时间的推移，后人药物知识逐渐积累，且以书籍的形式固定下来，这便是《神农本草经》。

Травник Шэньнуна с информацией об испробованных травах стал важнейшим источником формирования фармакологии китайской медицины. С течением времени знания о препаратах накапливались и собирались в сборники, как «Травник Шэньнуна».

二、扁鹊　　　　　　　2 Бяньцюэ

《史记·扁鹊仓公列传》记载了扁鹊（图7-1）高超的医疗技术。有一次，扁鹊行医至虢国，看到全国上下都在举行祈祷活动，就询问一个略知方术的宫中侍从。侍从告诉他："太子的病是血气紊乱，郁结不通，突然发病，正不胜邪，邪气蓄积而不得泄，导致阳气衰微，阴邪猖獗，所以突然晕倒，不省人事而死。"扁鹊进一步得知死亡不过半天，尚未掩埋，就请求让自己进去看看，或许能将太子挽救过来。侍从说道："先生该不会是开玩笑吧！我听说上古时期的名医俞跗有用汤剂、药酒、石针、导引、按摩、外敷及各种手术等方法使患者回生的本领，你若有他那样的本事，太子或许有生的可能；否则，连小孩儿也不

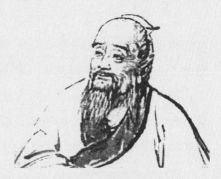

图7-1　扁鹊像

Рисунок 7-1　Портрет Бяньцюэ

会相信的。"

В «Исторических записках - Биография Бяньцюэ» описана уникальная методика лечения целителя Бяньцюэ (Рис. 7-1). Однажды врач княжества Го - Бяньцюэ - обратил внимание на то, что весь народ молится, и спросил об этом у одного из придворных. Придворный тут же ответил: «Наследник престола болен, он долгое время был в печали, а затем внезапно заболел, Ян в упадке, и Инь в избытке, болезнь никак не покидала его тело, он упал в обморок и умер.» Бяньцюэ узнал, что его еще не похоронили и попросил позволить ему посмотреть, сможет ли он помочь наследнику. Придворный сказал: «Да вы шутите! Говорят, что в древности целитель Ю Фу мог оживить мертвого с помощью особых отваров, настоек, иголок, массажа и компрессов, если вы владеете такими навыками, то может быть наследник и оживет; а иначе - вам даже дети не поверят».

扁鹊见侍从不相信自己，便跟他讲了许多道理，最后对他说："你要不相信我的话，请进去看一看，太子的鼻翼还在扇动，他的两大腿内侧至阴部还是温暖的。"

Бяньцюэ увидел, что придворный ему не верит, и сказал ему: «Если вы мне не верите, впустите меня посмотреть, вдруг его ноздри еще шевелятся, а внутренние стороны бедер еще теплые».

侍从十分惊奇并将情况告诉了虢国君王，虢君连忙出宫迎接扁鹊，将其领入宫中，诚恳地对扁鹊说："久闻您医术高明，今日有幸路过小国出手相救，不然，我儿子的命就算彻底完了。"

Придворный был очень удивлен и доложил об этом государю княжества Го, государь тотчас же велел привести Бяньцюэ, когда тот вошел, государь сказал: «Мы наслышаны о ваших лечебных достижениях, прошу, помогите нам, или мой сын погибнет».

扁鹊一面安慰虢君，一面认真仔细地检查，说道："太子的病是突然昏仆，还没有死亡。"便命徒弟子阳磨利石针，针刺太子的百会穴，太子竟渐渐地苏醒过来，扁鹊又让弟子子豹煎汤药内灌，并用药物在两胁下热熨，太子便能慢慢地坐起来。再用中药调理了二十多天，太子完全康复了。这件事很快传遍天下，都认为扁鹊能使死去的人回生。扁鹊却谦虚地说："我哪里能使死人回生，太子所患的是一种'尸厥'证，本来就没有死，我只不过使他苏醒过来罢了。"

Бяньцюэ тут же успокоил государя, осмотрев наследника: «У вашего сына резкий упадок сил, но он еще жив. Тогда ученик Цзыян наточил свои иглы и уколол наследника в точке на темени - наследник немного пришел в сознание; Бяньцюэ также велел ученику приготовить согревающий отвар, который он нанес наследнику на бока - и тогда наследник мог медленно сесть. После 20 дней лечения целебными травами наследник полностью исцелился. Эта история быстро переходила из уст в уста, и все считали, что Бяньцюэ смог оживить мертвого. Бяньцюэ только скромно говорил: «Как же я мог оживить мертвого, ведь наследник всего лишь упал в обморок, а не умер. Я всего лишь помог ему прийти в чувство».

从此以后，人们常用"起死回生"来形容一个医生高超的医技。

С тех пор люди используют выражение «вернуть к жизни», чтобы описать мастерство лечащего врача.

三、华佗　　　　　3 Xya To

华佗（图7-2），名旉，字元化，东汉末年杰出的医学家，尤以外科更加突出。华佗医术高超，精于方药，疗疾处方用药不过几味；取药不用称量，心中有数，伸手一抓就准；熬成汤药给患者服用，并告诉患者注意事项，使患者很快痊愈。一位李姓将军的夫人病得很重，请华佗诊脉。华佗诊后说："夫人怀孕期间受了伤，可是胎儿没有下来。"将军说："听说确实受了伤，可已经小产（现代称流产）了。"华佗说："根据脉象，胎儿没有排下来。"李将军认为不是这样，华佗也不便多说，就离开了。过了一百多天，夫人又感腹痛，于是再请华佗来诊治。经切脉后，华佗认为腹内还是有胎。原来将军夫人怀的是双胞胎，前些时候虽已生下一胎，但

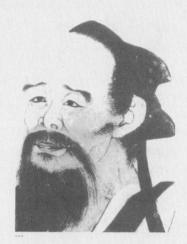

图7-2　华佗像
Рисунок 7-2　Портрет Xya To

还有一胎未生下来。由于产妇和接生婆都没有想到会是双胞胎，所以就没再助产。华佗给产妇服了汤药，并针刺一处穴位，产妇痛得像要生产一样，但是就是生不下来。华佗让接生婆用手探取，果然得到一个死胎，一尺多长，手足已成形，色黑。

Xya To (Рис. 7-2) - самый известный и выдающийся врач конца эпохи Восточной Хань, добившийся особых успехов в хирургии. Xya To был большим знатоком медицины, прекрасно разбирался в препаратах и методиках лечения различных заболеваний; использовал препараты без замера количества, на глаз; варил для пациентов лекарственные отвары и рассказывал о мерах предосторожности, и его пациенты очень быстро выздоравливали. Однажды супруга одного воеводы Ли тяжело заболела, и тот попросил Xya To помочь ей. После осмотра Xya To сказал: «Ваша жена получила травму во время беременности, поэтому возможно, родить она не сможет». Воевода ответил: «Да, она действительно получила травму, но у нее уже случился выкидыш» (преждевременные роды). На что Хуа То сказал: «Судя по пульсу вашей жены, плод еще не появился на свет». Ли ему не поверил, но Хуа То, не сказав больше ни слова, удалился. Прошло 100 дней, у жены снова возникли боли в животе, и они снова попросили Хуа То о помощи. После ощупывания пульса, Хуа То снова заявил, что женщина беременна. Оказалось, что до этого женщина была беременна близнецами, одного она потеряла, а второй - сохранился. Поскольку ни она сама, ни акушерка не знали, что может родиться двойня, то они закончили роды. Хуа То дал женщине лекарственный отвар и поставил иглы на несколько точек так, что у женщины возникли боли, как при родах, но родить сама она не могла. Тогда Хуа То велел акушерке достать плод руками, в результате акушерка извлекла мертвый плод длиной в 1 чи со сформировавшимися руками и ногами, черного цвета.

四、张仲景　　4 Чжан Чжунцзин

古代的医生行医不像现在在医院，有的是被请至患者家中，有的是自己走街串村为人治病。端坐在固定场所为人诊病者称为"坐堂行医"，这一形式是源自"医圣"张仲景（图7-3）。

В древности врачи работали не так, как сейчас в больницах: некоторых приглашали на дом, а некоторые сами ходили по улицам деревни и лечили больных. Место для осмотра и диагностики пациентов называлось «залом для лечения», оно появилось еще во времена «врача от Бога» - Чжан Чжунцзина (Рис. 7-3).

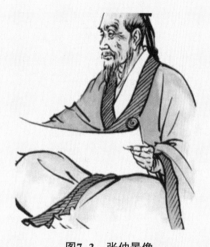

图7-3　张仲景像

Рис.7-3　Портрет Чжан Чжунцзина

东汉建安七至十年（202—205），张仲景官至长沙太守。当时战乱频仍，民不聊生，疫疾流行。张仲景身为父母官很痛心，于是打破阶层界限，放下官架，特地规定每月农历初一、十五日停止公务，专门在大堂之中设案为百姓看病。张仲景医术高明，又便利患者，其行为深受百姓好评。许多药店亦纷纷效仿，请医生在店内行医，并称为"坐堂医生"，其行医方式称为"坐堂行医"。这一习惯一直延续至今。

С 7-го по 10-ый годы периода Цзянь-Ань династии Восточная Хань (202-205), Чжан Чжунцзин руководил округом Чанша. В то время царила военная смута, люди жили в плохих условиях, поэтому болезни распространялись очень быстро. Чжан Чжунцзину, как руководителю округа, было больно смотреть на народные бедствия, он распорядился 1-го и 15-го числа каждого месяца освобождать всех от службы и организовывать медицинские осмотры пациентов в большом зале. Чжан Чжунцзин прекрасно разбирался в искусстве врачевания и пользовался популярностью среди пациентов, поэтому эта мера была воспринята очень положительно. Многие аптеки последовали этому примеру и приглашали к себе врачей, которых называли «врач аптеки», а место врачевания назвали «зал для лечения в аптеке». Эта особенность дошла и до наших дней.

第二节　中药奇说
Раздел 2 Интересные факты о лекарствах китайской медицины

一、枸杞子	1 Ягоды годжи

枸杞子，味甘，性平，归肝、肾、肺经，具有养肝、滋肾、润肺的作用。

Ягоды годжи, сладкие по вкусу, относятся к нейтральным препаратам, соответствуют меридианам печени, почек и легких, выполняют функции питания печени, тонизирования почек и увлажнения легких.

《太平圣惠方》载有服枸杞益寿延年，长生不老的故事。有一使者去西河办事，见一青年妇女正责打一个耄耋之年的老者。使者惊怒交加，质问女子："这老者是你何人？"女子说："他是我曾孙，令其服药不肯，所以责打他。"路人大惊，问女子年龄。回答说："三百七十二岁了。"使者感到万分惊讶，就问她如何养身并服何药。女子回答说："药只有一种，但是有五个名字，春天叫天精，夏天叫枸杞，秋天叫地骨，冬天叫仙人杖，也称作西王母杖。一年四季经常服用，可使人与天地同寿。这种传说中的仙药，就是枸杞子。

В «Рецептах великого благоденствия» содержится информация о том, что ягоды годжи способствуют сохранению долголетия. Один странник, проходя мимо Западной реки, увидел, как молодая девушка наказывает и избивает старика. Возмущенный, он спросил у нее: «Кем тебе приходится этот старик»? Девушка ответила: «Это мой правнук, он отказывается принять лекарство, которое я ему даю, вот я его и наказываю». Мужчина был удивлен, он спросил, сколько девушке лет. «372 года», - ответила она. Пораженный странник спросил, как ей удалось сохранить такой молодой вид. На что девушка ответила: «Лекарство одно, но имеет 5 имен, весной — это «тяньцзин», летом - ягоды годжи, осенью - дереза китайская, зимой - дереза обыкновенная, а еще его называют «посохом Сиванму». Принимая это лекарство круглый год, можно сохранить здоровье на долгие годы. Это легендарное снадобье - и есть ягоды годжи.

二、牵牛子　　　　　2 Высушенные семена ипомеи

牵牛子是一味古老中药，其味苦，性寒，有毒，有泻下、逐水、去积、杀虫之功效，多用于治水肿、痰饮、脚气、虫积食滞、大便秘结等。

Ипомея — это древнее китайское лекарство, горькое по вкусу, относится к холодным, ядовитым, оказывает слабительное, мочегонное, дезинфицирующее действие на организм, применяется для лечения отеков, отхождения мокроты из легких, дерматомикоза ног, кишечных инфекций и расстройств, запора и др.

关于其名称的由来，有一典故，早在1400多年前在《名医别录》已有记载："本品始出田野人牵牛谢药，故以名之。"传说河南伏牛山区有个名叫李虎的小伙子，身体一向结实。一年秋天，突然患了臌胀病，虽然到处求医，没有半点成效。他的父亲很担心，后来遇一老郎中说，煎服野喇叭花子可治。家人便采来煎服。半个月后，小伙子腹部臌胀消掉了。为了感谢老郎中救命之恩，他牵来了一头牛，想送给老郎中，并问："老先生，您给我治病吃的是一种什么药呀？"老郎中一时难以回答。他心想：这种花子能治好李虎的不治之症，今日患者又牵牛上门，不如就叫"牵牛花"吧。想到这里，他指着门口的野喇叭花说："它叫牵牛花，给你吃的是牵牛花子（牵牛子）。"从此，野喇叭花就有了"牵牛花"这个名字。

О происхождении названия этого лекарства существует запись в «Записках известных врачей», сделанная более 1400 лет назад: «Это лекарство называется в честь бычка, которого привели врачу в благодарность за исцеление». Согласно легенде, в горах Фуниу, провинции Хэнань, жил молодой парень по имени Ли Ху, он был здоровым и крепким. Однажды осенью он внезапно заболел метеоризмом, и хотя он обращался к врачам, результата не было. Его родители были очень обеспокоены, и один старый целитель посоветовал им приготовить отвар из цветков петуньи. Они так и сделали - и дали отвар сыну. Через 2 недели болезнь полностью исчезла. Чтобы отблагодарить целителя за спасение сына, Ли Ху привел бычка и хотел подарить его врачу, и спросил: «Господин, что это было за лекарство?» Но врач не мог ответить на этот вопрос. Он подумал: «Если этот цветок помог парню вылечиться, и он привел мне бычка, то пусть называется ипомеей (дословный перевод - «цветок бычка на поводке»)». Подумав так, он показал на цветки петуньи, растущие рядом с его домом и сказал: «Это цветки бычка на поводке, ты принимал семена этого цветка (ипомеи)». С тех пор полевые петунии получили название ипомеи (цветка бычка на поводке).

三、甘草   3 Корень солодки

甘草，"甘，平，无毒"。《神农本草经》将其列为上品，治五脏六腑寒热邪气，坚筋骨，长肌肉，倍气力，解毒，久服轻身延年。

Корень солодки - «сладкий, нейтральный, неядовитый». По «Трактату Шэньнуна о корнях и травах», корень солодки относится к лекарствам высшей категории, лечит заболевания внутренних органов от воздействия холода или жара, укрепляет сухожилия, кости и мышцы, питает внутреннюю ци, выводит токсины, поддерживает ощущение легкости в теле и хорошее самочувствие.

相传，在偏远的山村居住着一对郎中夫妇。有一天，郎中出诊去了，家里却来了好多患者。郎中的妻子左等右等不见丈夫回家，而有些患者不断催促她为他们开药，情急之下她想起地上的一堆干草棍，暗自琢磨：丈夫不知从哪里挖得这些干草，尝起来甜甜的，要不每人包上一包，先让他们回家，过后再来看病，免得耽误大家的时间。于是她就把这些干草棍切成小片，用纸包好，分发给病者。几天过后，竟然有几个患者拎着礼品来答谢郎中。郎中十分不解，妻子悄悄地把他拉到一边，一番窃窃私语后，郎中这才恍然大悟。询问后郎中得知，患者中有脾胃虚弱者，有咳嗽痰多者，有咽喉肿痛者，有痈肿疮毒者，可现在他们的病全部好了。从那时起，郎中便把"干草"当中药使用，并命名为"甘草"。不单如此，郎中每剂药都加一两钱进去，用它调和百药，号为"国老"。

По легенде, в далекой горной деревне жил-был врач со своей женой. Однажды муж отправился на работу, а к дому пришло много пациентов. Его жена никак не могла дождаться его возвращения, а некоторые больные подгоняли ее и просили дать им лекарство, и тогда, от безысходности, женщина вспомнила, что у нее на полу лежит куча сена: муж не узнает о том, что это за сено, сладкое на вкус, и она решила дать каждому больному по свитку этого сена, чтобы они пока вернулись домой, а потом повторно пришли к мужу на прием. Она порезала соломинки на мелкие кусочки, завернула их в бумагу и раздала больным. Через несколько дней эти пациенты пришли к дому врача с подарками, чтобы поблагодарить его. Врач был озадачен, тогда жена тихонько отвела его в сторону и рассказала, что произошло - тогда врача осенило. После разговора с пациентами - он узнал, что они страдали от недостаточности селезенки и желудка, мокрого кашля, боли в горле и гнойных опухолей, а после приема лекарства все болезни прошли. С тех времен врач стал активно использовать то «сено» в лечебной практике, и назвал его «сладким сеном» (препарат известен как солодка). Кроме того, врач добавлял к каждому рецепту с солодкой 1 монету, чтобы уравновесить свойства разных трав, и назвал солодку «заслуженным чиновником».

四、三七   4 Ложный женьшень («три-семь»)

三七，伞形目五加科植物，味微甘而苦，颇似人参之味。《本草新编》云："三七根，止血之神药也。"有活血散瘀、消肿定痛之功效，主治跌打损伤、崩漏、金疮，亦名"金不换"。

Ложный женьшень относится к зонтикоцветным растениям семейства аралиевых, вкус - сладковатый и горький, напоминает женьшень. В отредактированном издании «Травника» говорится: «Корни ложного женьшеня останавливают кровотечение.» Этот препарат устраняет кровоподтеки, снимает отечность, используется для заживления ушибов, ран и язв, также известен как «бесценное лекарство».

相传曾有两青年结拜为兄弟。一日，义弟得病，口鼻出血，大小便亦有血。不出两日，面无血色。其义兄忙从自家后院挖了一棵药草，送义弟煎汤服用。义弟连吃几剂，血止病愈。义弟知此药为义兄祖传之止血药草，便瞒着义兄挖走小苗，带回家中种植。一年后，义弟培育的小苗甚为茂盛。不久，在离义弟家不远的地方，有位财主的儿子患上"出血病"，吃任何药都止不住血，生命危在旦夕。财主以五十两银子和一百担白米作为赏金，寻人救命。义弟闻听，便把自家后院培植的药草挖出来，送给财主煎汤。不料，财主的儿子吃罢几剂，仍不见效，最后竟血尽身亡。财主将义弟抓去见官，要其偿命。义弟在堂上招来义兄询问，得知那草药才长一年，未有药性：要三到七年，其药力才最强。义弟这才明白，自己未弄清草药的状况便使用，悔不该贪财。从此以后，人们为牢记此种药草的药力在三到七年最好，长在三年之内的药草不能止血，便为其取名"三七"。

По легенде, когда-то жили 2 молодых парня, которые стали named братьями. Однажды младший брат заболел - у него шла кровь из носа, в моче также были примеси крови. Не прошло и двух дней, как лицо его стало бледным. Старший брат тут же выкопал на заднем дворе лекарственные травы, сделал из них отвар и дал его больному брату. После нескольких приемов кровотечение прекратилось. Младший брат знал, что эти травы могут останавливать кровотечение, и втайне от старшего брата выкопал саженцы и посадил их у дома. Через год у младшего брата выросли пышные клумбы этой лекарственной травы. Вскоре, недалеко от его дома, сын одного богача заболел, у него открылось кровотечение, и никакие лекарства ему не помогали, его жизнь находилась в опасности. Богач назначил награду в 50 лянов серебра и 100 центнеров белого риса за спасение своего сына. Об этом узнал младший брат, выкопал травы у своего дома, приготовил отвар и отнес богачу. Сын богача сделал несколько глотков, но отвар не подействовал, и он умер от потери крови. Богач осудил младшего брата и хотел казнить его. В суде младший брат спросил старшего, почему отвар этой травы не подействовал, и узнал, что его трава росла всего 1 год, поэтому она не обладает целебными свойствами: только если она растет от 3 до 7 лет, то ее можно использовать как лекарство. Тогда младший брат понял, почему трава была бесполезной, и горько раскаялся в своей жадности. С тех пор люди знают, что эту траву можно использовать как лекарство, только если она растет от 3 до 7 лет, если же ей меньше 3-х лет - она не сможет остановить кровь, поэтому в китайском языке она называется «Три-семь».

五、杜仲   5 Эвкоммия вязовидная

杜仲，《神农本草经》将其列为上品，味甘而辛，其性温平，具有补肝肾、强筋骨的功效，主治腰脊酸痛、足膝痿弱等症。

По «Трактату Шэньнуна о корнях и травах» эвкоммия относится к высшей категории препаратов, по вкусу - сладко-острая, по свойствам - теплая и нейтральная, способствует восполнению печени и почек, укрепляет мышцы и сухожилия, используется при лечении ноющей боли поясничного отдела позвоночника, слабости коленных суставов и др.

传说华山山麓住着一户人家，母亲操持家务，儿子为人忠厚孝顺，名叫李厚孝。一天其母突患重病不起，请来大夫，大夫告知华山山崖上的草灵芝可以治疗母疾。李厚孝遂上山采药，皇天不负有心人，他终于在峭壁上采到草灵芝，却在下山的途中不慎跌落崖底摔伤了腰。虽然草灵芝还在，但李厚孝腰腿疼得已经爬不起来，想起母亲还等着药治病，十分着急。等到黄昏时，他隐约听见鹤鸣，见一老者腰间悬葫而来，于是向其求救。老者从不远处的树上剥下一块树皮放入葫芦，摇了摇，树皮便化成药水。李厚孝服下之后，顷刻间腰竟然不疼了，千恩万谢后欲知恩人姓名，老者却指着大树说："此木土里长，人中亦平常。扶危祛病魔，何须把名扬！"说罢，乘鹤而去。厚孝不解，但一想到母亲便立即回家。几天后，他又找到那棵树，只见树上长满了椭圆状有锯齿的绿叶，他认得这树，名叫杜仲。回想起老者留下的诗句，"此木土里长"是"杜"，"人中亦平常"指"仲"，诗中所指不正是"杜仲"吗？原来杜仲树皮可治腰伤。

По преданию, в предгорьях Хуашань жила семья: мать - домохозяйка и сын - послушный и великодушный Ли Хоусяо. Однажды мать внезапно тяжело заболела и обратилась к врачу, и врач сказал, что ей может помочь гриб долголетия, растущий на вершине Хуашань. Ли Хоусяо поднялся на гору и нашел гриб долголетия, но когда спускался вниз, сорвался со скалы и ушиб поясницу. И хотя гриб долголетия он не потерял, но от боли в пояснице он не мог подняться, и, зная о том, что мать ждет его, сильно переживал. Когда наступил вечер, он услышал крик журавля и увидел старца с тыквой за пазухой, он позвал его и попросил о помощи. Старец отломил от ближайшего дерева кусок коры, положил его в тыкву, потряс немного - и кора превратилась в жидкое лекарство. После того как Ли Хоусяо его принял, боль тут же исчезла, он искренне поблагодарил старца за спасение, а тот ответил: «Это дерево растет в земле, распространено среди людей. Помоги другим исцелиться от недуга - и ты прославишься!» - сказав это, он тут же сел на журавля и улетел. Озадаченный Хоусяо вспомнил, что мать ждет его дома. Через несколько дней он нашел это дерево, увидел его овальные узорные листья и узнал, что это была эвкоммия. Он вспомнил слова старца о том, что «Дерево растет в земле» соответствует иероглифу «杜» (木 - дерево, 土 - земля), а «Распространено среди людей» соответствует иероглифу «仲» (人 - человек, 中 - среди, середина), а сочетание этих иероглифов «杜仲» - и есть эвкоммия вязовидная. Так оказалось, что с помощью коры эвкоммии можно вылечить боли в поясничном отделе.

第三节　典故妙谈
Раздел 3 Легенды и сказания

一、悬壶济世 | **1 Медицина на благо народа («Вывешивать кувшин в помощь людям»)**

我们时常见到一些医文典籍里称行医为悬壶，听起来颇为神秘文雅。行医为何又叫悬壶呢？原来这有一个美丽的传说。

В некоторых классических текстах по медицине мы сталкивается с выражением «занимаясь медициной, вывешивать кувшин», и звучит оно довольно загадочно. Что же оно означает? Оказалось, что на этот счет существует прекрасная легенда.

据《汉书·费长房传》记载，古代有一位管理街市的小官吏叫费长房。他见一位白发老翁每日在街市上行医卖药，治病颇为神验。这位老者在行医之处悬挂一壶（葫芦），白天诊病卖药，晚上则跳入壶中休息。费长房猜想此老翁绝非凡人，于是他百般亲近照顾老翁，并希望自己能学到他的医术。老翁经过考察，认为费长房为可托之人，便将医术悉数传授。费长房从此以老者为榜样，悬壶行医，济世为民。从此以后，有许多行医者也仿此行为，或在行医之所高挂一个葫芦，或装一些急救药物于葫芦中悬于腰间以备急用，久而久之，人们便称行医为悬壶。

Согласно записям в «Книге Хань - Линия рода Фэй», в древние времена жил-был смотритель торговых кварталов города по имени Фэй Чжанфан. Он часто видел седовласого старика, который каждый день поднимался по улице, продавал лекарства и лечил людей. В месте, где он принимал пациентов, он повесил кувшин (горлянку). Днем он лечил людей и продавал лекарства, а ночью забирался в этот кувшин и отдыхал. Фэй Чжанфан догадывался, что это необычный старик, поэтому всячески заботился о нем и надеялся научиться у старика искусству врачевания. Старик это понял и решил передать Фэй Чжанфану свои врачебные знания. Старик стал для Фэй Чжанфана настоящим образцом, человеком, который «вывешивает кувшин для помощи людям», то есть занимается медициной на благо народа. С тех пор многие врачи использовали этот знак - вывешивали кувшин или тыкву-горлянку, или складывали в тыкву лекарства для оказания первой медицинской помощи и крепили к поясу, чтобы при первой необходимости все было под рукой; и так в народе закрепилось выражение «вывешивать кувшин для помощи людям».

二、橘井泉香　　　2 Мандариновое дерево и колодец

古代在一些药店或诊所常有以龙蟠橘井为内容的书法、对联等，表示该处提供高质量的药材、高超的医疗技术，以此招徕患者。

В древние времена в аптеках и местах осмотра пациентов были популярны каллиграфические и парные надписи о мандариновом дереве и колодце - это означало, что в аптеке продают лекарства высшего качества и предоставляется самое эффективное лечение, и использовалось для привлечения пациентов.

西汉刘向所撰的《列仙传》中记载，有一位得道成仙之人，此人是西汉文帝时期湖南郴州人，名叫苏耽，此人笃好神仙养生之术，且心地善良，乐于助人。人们敬他，称他为“苏仙”。在他得道成仙之际，对其母亲言道：“明年这里将有一场大疫流行，只有咱家院内的井水和院中的橘树叶才能治疗。若有患病之人，可给他一升井水，数片橘叶，煎汤服之，立可痊愈。”第二年，果如苏耽所言，当地发生了瘟疫，凡用井水、橘叶者，即刻痊愈，因而来求之者络绎不绝，饮之者皆取佳效。当瘟疫得到完全控制后，人们看到有一条龙从井中飞腾而出，直冲云霄。当地的百姓都认为这是苏耽所化之蟠龙，在此专为救民之疾苦。从此以后，“橘井”一词也就成为中医药的代名词。

В записях Ля Сян «Предания о святых» (эпоха Западной Хань) есть история о том, что во времена императора Хань Вэнь-ди в округе Чэньчжоу провинции Хунань жил провидец и целитель по имени Су Дань. Он был очень добрым и охотно приходил людям на помощь. В народе его очень уважали и даже прозвали «Су Сянь» - «Святым Су». Когда он достиг просветления, он сказал своей матери: «В следующем году придет большая эпидемия, и только вода из колодца в нашем дворе и листья нашего мандаринового дерева смогут исцелить всех больных. Если человек заболеет, то нужно дать ему глоток воды из нашего колодца и сделать отвар из листьев мандаринового дерева - и он сразу исцелится. На следующий год, как и предсказывал Су Дань, пришла чума, и только те, кто пил воду из его колодца и принимал отвар из мандариновых листьев, могли исцелиться. Люди шли к колодцу бесконечным потоком, и всем удалось вылечить недуг. Когда болезнь отступила, люди увидели дракона, который выбрался из колодца и улетел в небо. Местные жители считали, что это был Су Дань в облике дракона, который явился для спасения людей от болезней. Таким образом, «мандариновое дерево и ко-лодец» стали использоваться для обозначения всех лекарств китайской медицины.

三、对证下药   3 Назначение лекарства согласно показаниям

《后汉书·华佗传》记载：府吏倪寻和李延两个人都患了头痛、发热之疾，一同去请名医华佗诊治。华佗经过仔细地望、闻、问、切，开出了两个完全不同的处方，让患者取药回家煎服。两人一看处方，给倪寻开的消导泻下药，而给李延开的解表发散之药。二人不解：我俩患的病表现一样，为什么开的方药却大不相同呢？是不是华佗搞错了，于是去向华佗请教。华佗解释道："倪寻所患之疾是饮食不节所致，其病在内，当服消导泻下药，病才能好；而李延所患之病是受凉感冒，其病在表，当用解表剂，使风寒之邪随汗而出，病就能好。这就是对证下药。"两个人听后非常信服，回家各自按法煎好服下，果然二人的病很快都痊愈了。

В «Истории династии Поздняя Хань - Сказания Хуа То» встречается следующая история: как-то раз у двух чиновников, Ни Сюнь и Ли Янь, заболела голова, поднялась температура и они обратились к Хуа То за помощью. После тщательного осмотра, прослушивания, опроса и ощупывания пульса он выписал два абсолютно разных рецепта, дал пациентам лекарства и отправил домой делать отвар. Чиновники посмотрели свои рецепты: Ни Сюнь было назначено слабительное средство, а Ли Янь - средство для потоотделения. Они были в замешательстве: если симптомы у нас одинаковые, то почему рецепты разные? Они подумали, что Хуа То, вероятно, ошибся, и пошли к нему, чтобы разобраться. Хуа То объяснил так: «Заболевание Ни Сюнь вызвано несварением желудка, заболевание внутреннее, поэтому для облегчения состояния нужно принимать слабительное средство; а заболевание Ли Янь вызвано простудой, это внешняя болезнь, поэтому для лечения нужно принимать средство, стимулирующее потоотделение. Это и есть «назначение лечения согласно показаниям.» Это прозвучало для чиновников очень убедительно, они вернулись домой, приготовили отвары, и уже очень скоро избавились от своих недугов».

这个故事体现的就是中医辨证论治精神，患者的表现虽同，但病因病机不同，故用药也就不一样。

Эта история показывает суть комплексного подхода в диагностике китайской медицины: хотя симптомы пациентов были схожими, но причины заболеваний отличались, поэтому и лечение было назначено разное.

四、病入膏肓 4 Неизлечимая болезнь

《左传》中记载：晋国的君主晋景公生病，经治不愈，心生疑惧，便向秦国请求派医为其看病。秦桓公于是派了一位叫医缓的名医去给他治病。当医缓在赶往晋国的路途上时，晋景公做了一个梦，梦见他的病变成了两个小人。其中一个说道："医缓是一个医术高明的医生，恐怕要伤害到我们，我们该逃到哪里呢？"另一个回答说："我们到肓（膈肌）的上面，膏（心尖脂肪）的下面，看他拿我们怎么办。"医缓到了晋国，认真给晋景公诊断后说："这个病不可治了，病在膏肓，采取攻伐的办法不行，针刺也不能到达，药物也不能到那里发挥药效，没有办法治疗了。"结果晋景公不久便去世了。

В книге «Цзо-чжуань» встречается запись о том, что однажды государь княжества Цзинь Цзин-гун заболел, и ничего ему не помогало, поэтому по всему княжеству стали искать врача, который смог бы помочь государю. Цинь Хуань-гун послал ему на помощь известного врача по имени И Хуань. Пока И Хуань был в пути, Цзин-гун увидел сон, в котором его болезнь предстала в виде двух злых человечков. Один из них сказал: «Говорят, что И Хуань - настоящий мастер врачевания, боюсь, что он хочет навредить нам, куда же нам деваться?» Второй ответил: «Давай сбежим в нутро между сердцем и диафрагмой, в нижнюю часть сердца, посмотрим, что он сможет сделать». И Хуань прибыл в княжество Цзинь и после осмотра государя сказал: «Это неизлечимая болезнь, она проникла в самое нутро, и я не могу найти метод, чтобы устранить ее, никакие лекарства не смогут добраться до нее». В конце-концов, через некоторое время Цзинь Цзин-гун скончался.

后来，人们就常用"病入膏肓"来说明病情严重，很难医治。这一典故进一步被引申为形容一个人犯了错误或一件事办得很糟，到了不可挽救的地步。

С тех пор люди используют выражение «болезнь проникла в самое нутро», чтобы сказать, что заболевание очень серьезное и трудноизлечимое. Впоследствии это выражение стало также использоваться для характеристики безнадежной ситуации, возникшей из-за ошибки или плохой работы какого-либо человека.

五、刮骨疗毒 5 Скобление кости для удаления яда

刮骨疗毒是中国古代一项外科手术的具体疗法。刮骨疗毒的典故，源于《三国志·关羽传》，提起关羽，尽人皆知。其人身长八尺有余，有拔山举鼎之力，过关斩将之勇，骁骑善战，威震四方。蜀魏交战之际，樊城一战，关羽不幸为曹军弩箭所中，伤及右臂。虽然当时箭已取出，但伤处疼痛，右臂青肿，辗转不利，活动不得，更谈不上挥戈上阵，剿灭曹军了。于是，他遣人四方寻求名医医治箭伤。一天，名医华佗远道而来，毛遂自荐，愿为关羽将军治伤。看过伤势，华佗确认关羽中了毒箭。毒箭伤人，虽经拔出，但箭毒滞留人体，腐败肌肉，深蕴骨间。如今疼痛青紫，尚属毒在局部，如再迟疑，迁延失治，毒邪势必扩散，右臂难以保全。倘若成为独臂将军，那青龙偃月刀不就毫无用武之地了吗？关羽忧心如焚，急切地询问根治之法。华佗提出，必须刮骨疗毒，免留后患，只是担心关羽难以忍受刮骨疗毒的痛苦。关羽听罢，吩咐摆设酒席，一面与部将饮酒对弈，一面袒露右臂，要求华佗在酒席之中做手术。华佗取出尖刀，剖开关羽右臂，剜除陈腐的肌肉，刮掉染毒的骨膜，直至洗涤、缝合、敷药、包扎，一丝不苟，技术炉火纯青。而关羽自始至终，谈笑风生，泰然自若，面无痛苦之色。不久，关羽的伤就痊愈了。

Скобление кости для удаления яда — это уникальный хирургический метод лечения в Древнем Китае. Истоки этого метода проистекают из «Записей о Трёх царствах - Сказания Гуань Юя», известного военачальника эпохи Троецарствия. Гуань Юй был ростом больше 8 футов, он был сильным и бравым воином, доблестным полководцем, известным во всем мире. В то время царства Шу и Вэй находились в состоянии войны, и в сражении при Фаньчэн Гуань Юй получил ранение арбалетной стрелой в правую руку. Стрелу вытащили, и рука сильно болела, она вся посинела, и Гуань Юй не мог даже пошевелить ею, не говоря уже о том, чтобы продолжить сражаться. Поэтому он послал гонцов во все концы, чтобы найти лекарство для исцеления раны. Неподалеку находился известный врач Хуа То, который вызвался помочь полководцу. Осмотрев ранение, Хуа То сказал Гуань Юю, что стрела была отравлена. Хотя стрелу и вытащили, но яд успел попасть в организм, ослабляя мышцы и проникая в кости. Рука была синяя и болела, и если бы лечение было отложено, то яд распространится бы дальше, и полководец мог лишиться правой руки. А если бы он стал одноруким полководцем, как бы он мог стрелять из алебарды? Гуань Юй очень обеспокоился и просил применить самый радикальный метод лечения. Хуа То заявил, что нужно скоблить кость, чтобы извлечь яд и избежать печальных последствий его воздействия, только он переживал, сможет ли Гуань Юй вынести сильнейшую боль при процедуре скобления. Гуань Юй его выслушал и приказал накрыть стол с вином, чтобы пить и играть в шахматы; он раскрыл правую руку и велел Хуа То делать во время пира операцию. Хуа То достал свой нож, разрезал правую руку Гуань Юя, вытащил поврежденные мышцы и соскоблил пораженную ядом надкостницу, затем промыл рану, наложил швы, сделал повязку и тщательно перебинтовал руку. Техника исполнения процедуры была на высшем уровне. От начала и до конца операции Гуань Юй вел оживленные беседы с сослуживцами, смеялся и сохранял спокойствие, на его лице не было ни намека на боль. Вскоре рана Гуань Юя зажила.